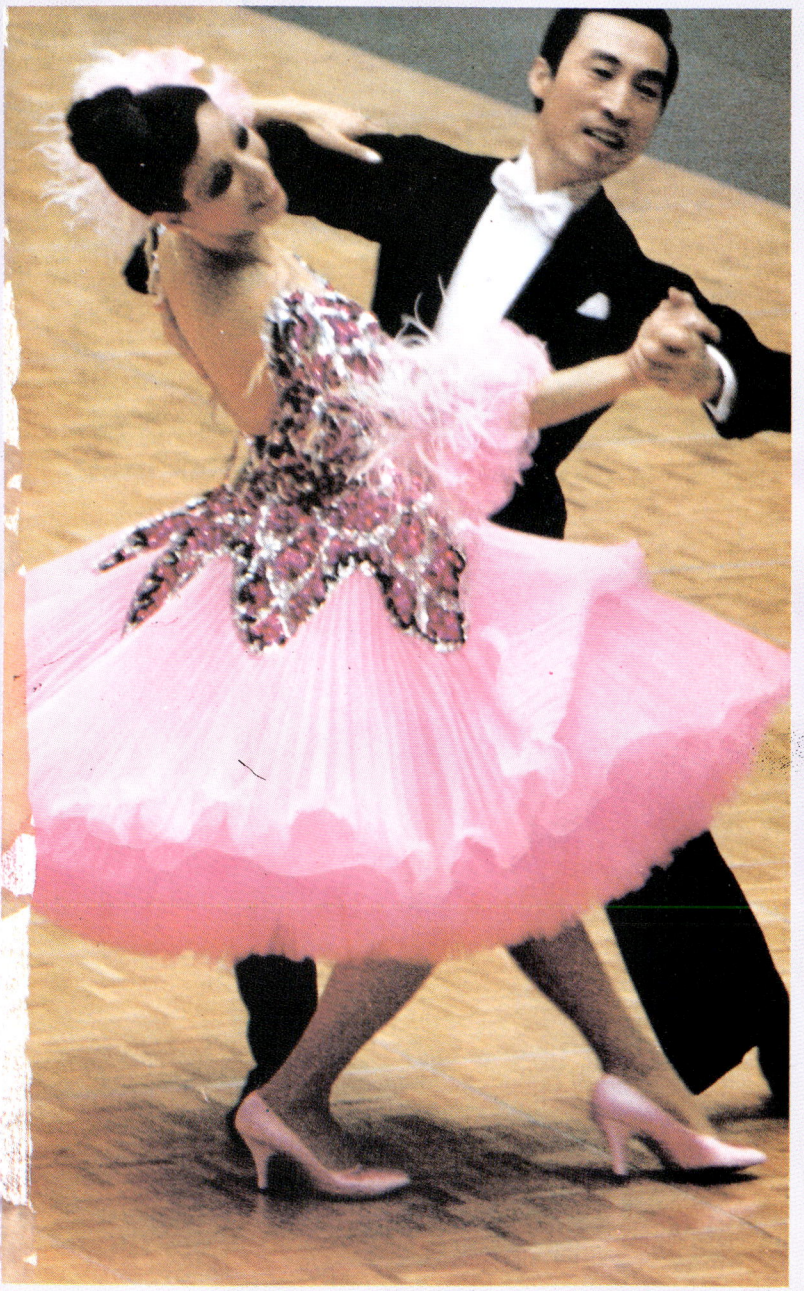

최신판 초보자를 위한 사교댄스교본

▲ 경쾌한 스텝은 일상의 스트레스를 말끔히 해소시켜 준다.

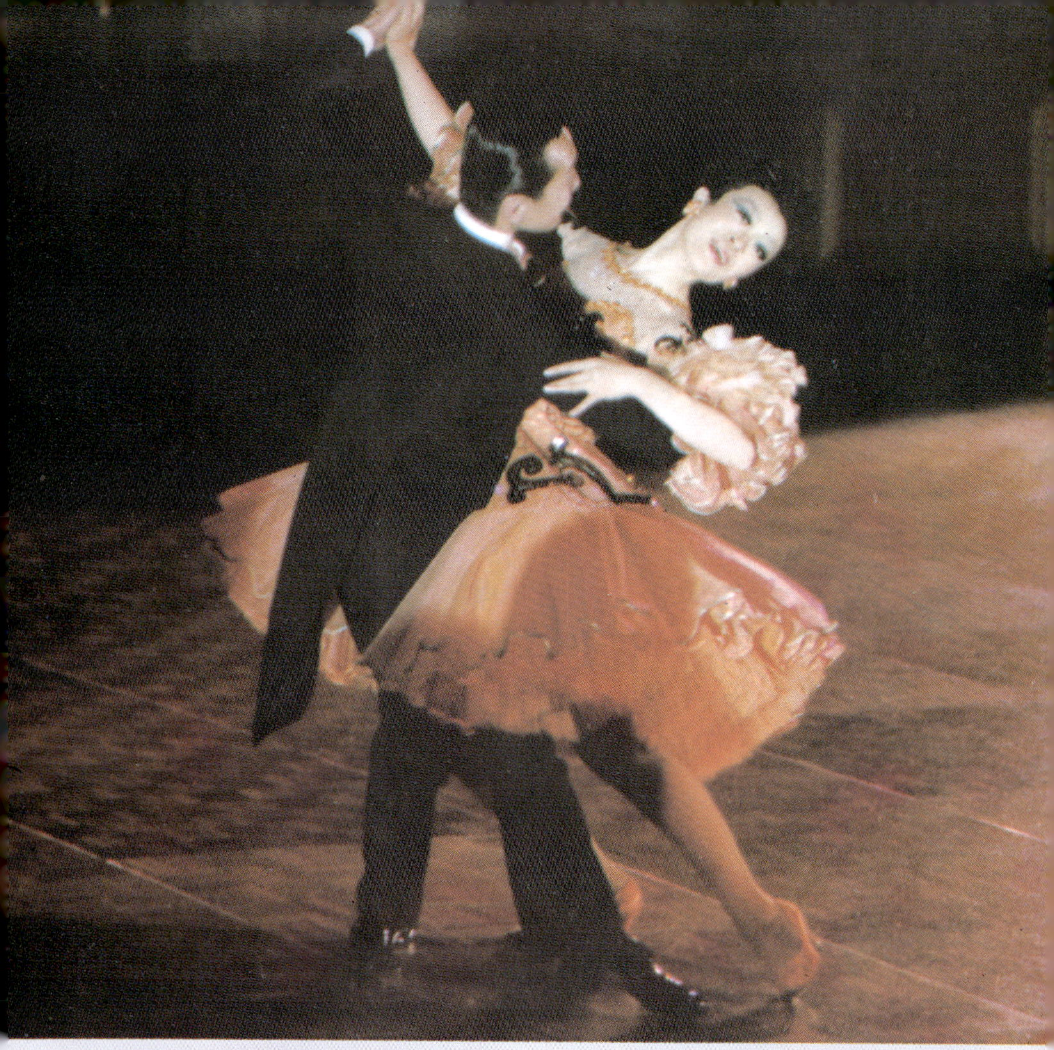

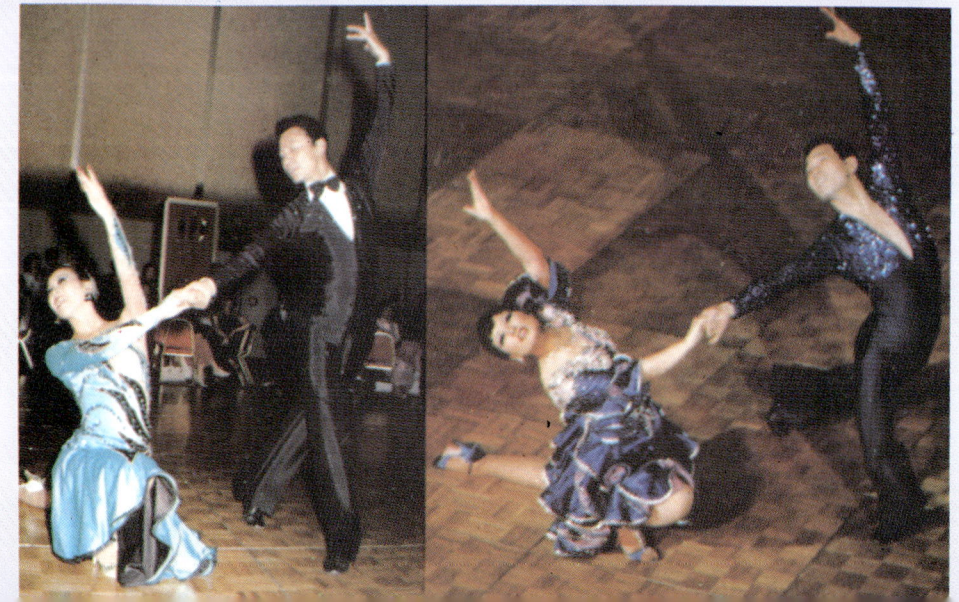

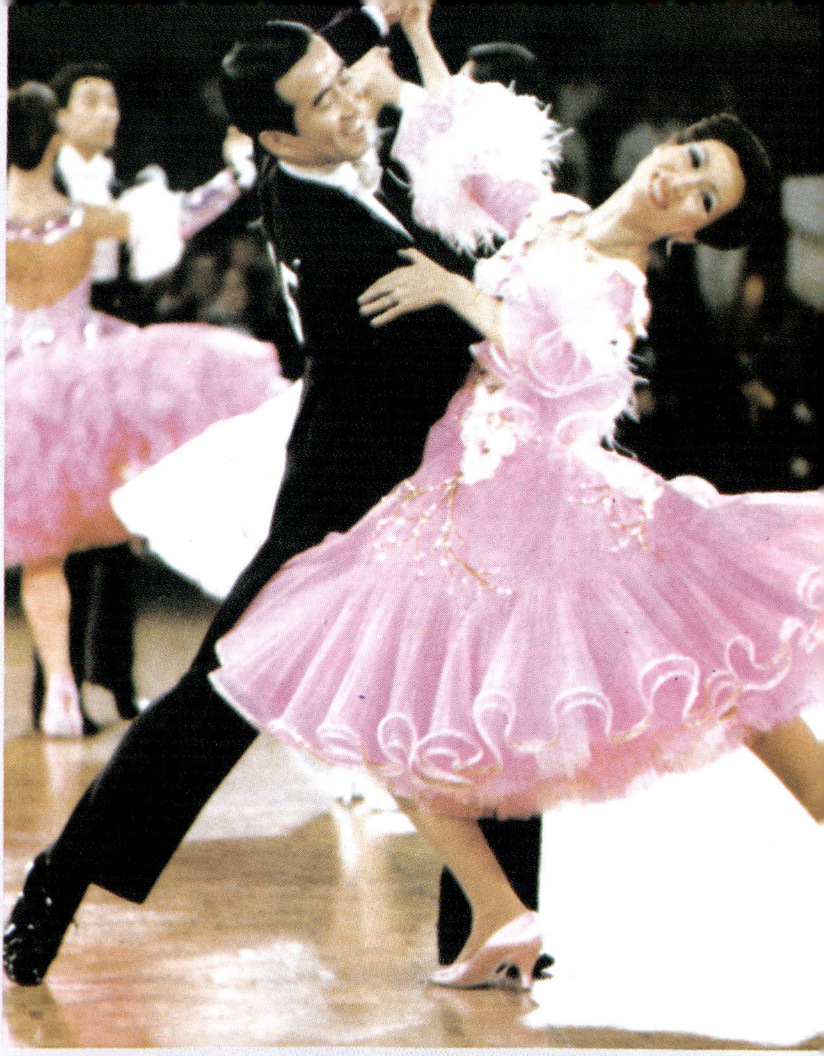

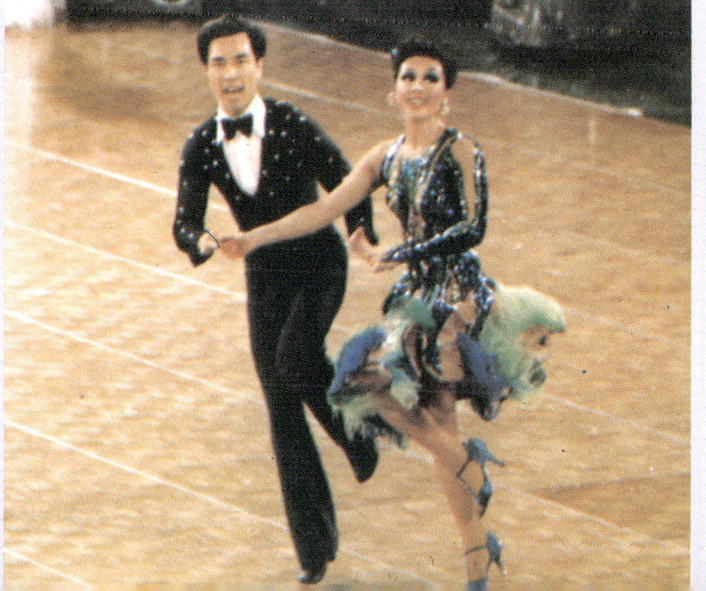

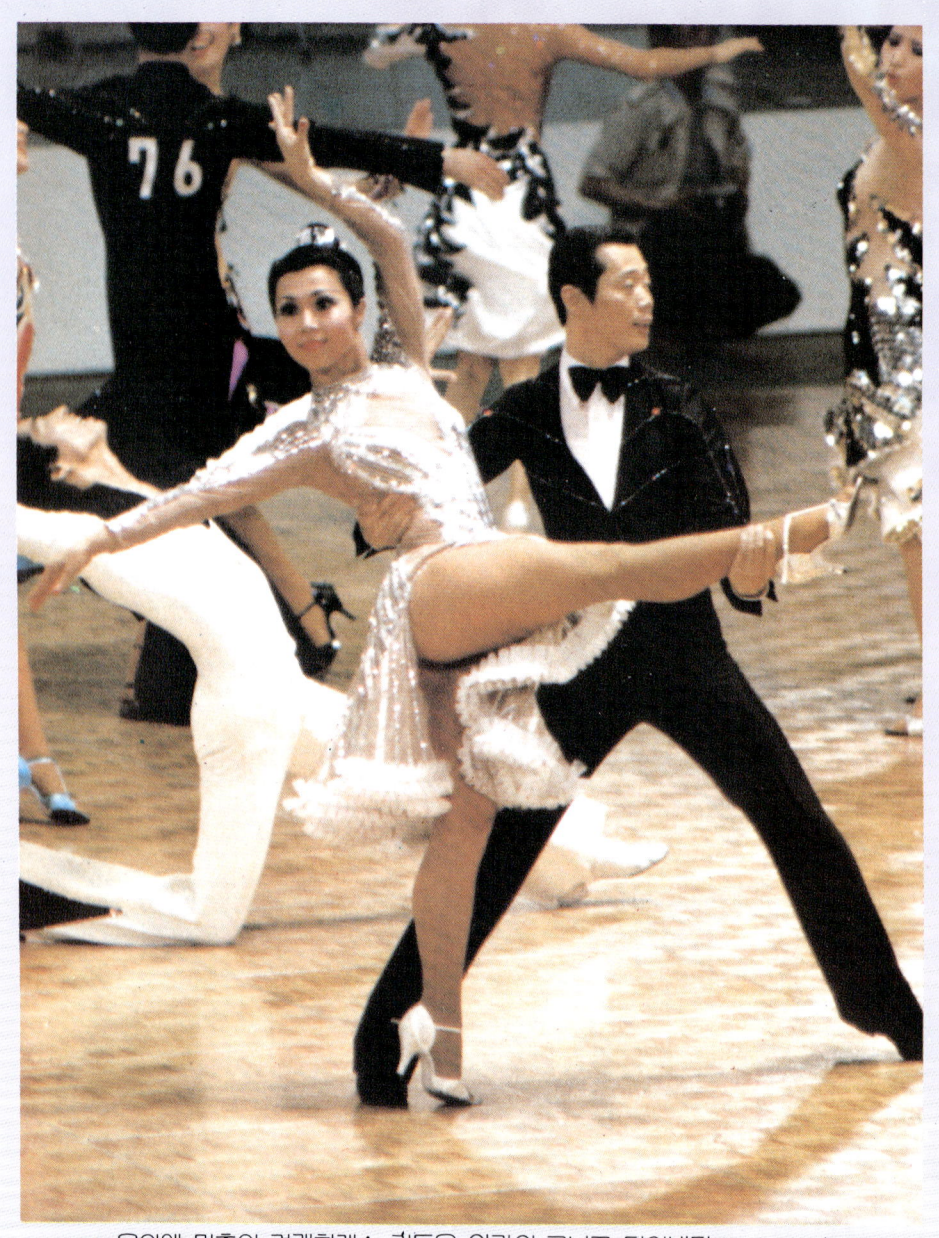

▲ 음악에 맞추어 경쾌하게! 리듬은 인간의 고뇌를 덜어낸다!

초보자도 혼자서 쉽게 배울 수 있다!

현대 사교댄스교본

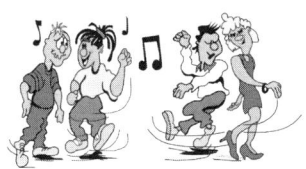

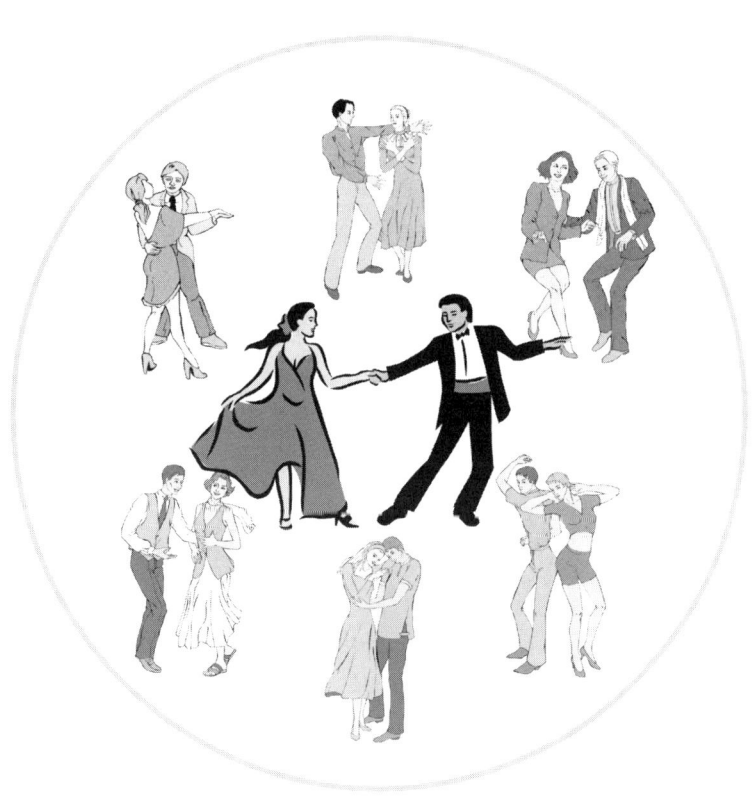

太乙出版社

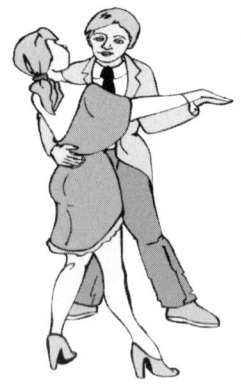

우리 나라에서도 사교댄스는 제2차 세계대전 전부터 어느 정도 추어지고 있었으나, 전국적으로 확산된 것은 역시 전후의 일입니다.

해방 전후에 걸쳐 일대 댄스붐이 일어나 폭넓은 연령층에게 사랑을 받았습니다. 그 후 열광적인 붐은 사라졌지만 넓은 계층에 댄스팬이 정착하였고, 동시에 국내 댄스 기술도 해가 거듭될수록 상승해 왔습니다. 그리고 최근에는 건강 관리를 위한 스포츠 붐을 타고 이 사교댄스도 중요한 붐을 일으키고 있는 것 같습니다.

소위 문화 서클의 댄스 과목에는 주부나 중년분들이, 또 밤의 댄스홀에는 회사에서 퇴근한 셀러리맨이나 OL이 참여함으로써 성황을 누리고 있습니다.

특히 디스코에 열중해 있던 학생들 사이에서도 사교댄스를 배우기 시작하는 경향이 눈에 띄고 있습니다.

어떤 대학의 사교댄스 클럽에서는 10명도 채 되지않던 회원 수가 지금은 100여명에 가까운 수로 불어 폭발 직전이라는 학생의 이야기를 들었고, 일반 댄스 교실에서도 학생층이 늘고 있습니다. 이와 같이 다시 사교댄스는 젊은 층에서 중년 층에 걸친 넓은 팬을 가지기에 이른 것입니다.

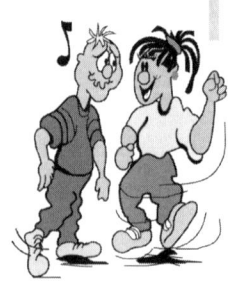

이와 같은 상황 속에서 지금까지 많은 댄스 입문서가 쓰여졌습니다. 그러나 입문서를 산 분들이 1~2 주간 정도 애독하다가 치워버린다는 얘기를 자

주 들었습니다. 분명 혼자, 혹은 부부가 되는지도 모르지만 독학으로 계속하기란 매우 힘든 일입니다.

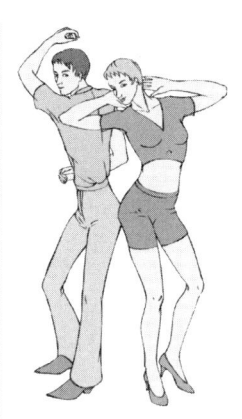

10분 정도의 연습이라 하더라도 하루 이틀 거르게 되고 다시 마음을 잡고 책을 찾으면 이미 입문서는 방 구석에 먼지가 뽀얗게 싸여 있기 마련입니다.

그러나 저는 그런 이유 뿐만이 아니고 초보자에게 적합하게 만들어진 지도서가, 즉 초보자가 이해하기 쉽도록 쓰여진 책이 없는 것이 아닌가 하는 생각을 했습니다.

사교댄스도 하나의 스타일을 가지고 있기 때문에 그것을 충분히 설명하려 하면 할수록 초보자들에게는 그것이 더 이해하기 어려운 복잡한 설명이 되어버리는 경향이 있습니다.

그래서 이 책은 종래의 입문서를 거울삼아 사교댄스의 초보를 한발한발 이해하기 쉽게 설명하고자 가능한의 노력을 기울였습니다.

이 책의 큰 특색으로서는 체계적인 편집을 들 수가 있으며, 풍부한 사진과 그림을 첨가하여 이해를 돕는 한편 누구나 한눈에 척 보고서도 연습할 수 있도록 하였으므로 초보자에게 매우 유익한 책이 될 것입니다.

이 책이 조금이나마 독자 여러분에게 도움이 된다면 편자로서는 더 이상의 기쁨이 없겠습니다.

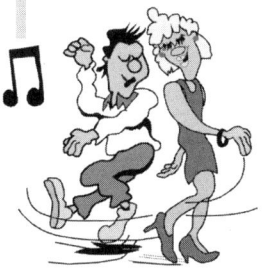

●목 차●

- ●참고 사진
- ●머리말 ··· 2

●사교 댄스의 기초 지식 ·················· 6
1. 사교 댄스의 종류 2. 스텝과 후트웍 3. L·O·D 4. 댄스 용어에 관해서 5. 댄스와 음악 6. 복장의 에티켓

●사교 댄스의 기초 운동 ················ 14
1. 포이즈, 2. 워어크, 3. 호울드, 4. 리드와 팔로우, 5. 연습 방법과 발 모양의 보는 방법

●블루우스 ································· 23
1. 기본 동작1, 2. 기본 동작2, 3. 기본 동작3, 4. 쿼터 턴스, 5. 체크백, 6. 내츄럴 턴, 7. 리버어스 턴

●맘보 ······································· 61
1. 기본 동작, 2. 하프턴, 3. 풀턴, 4. 뉴욕, 5. 위스크

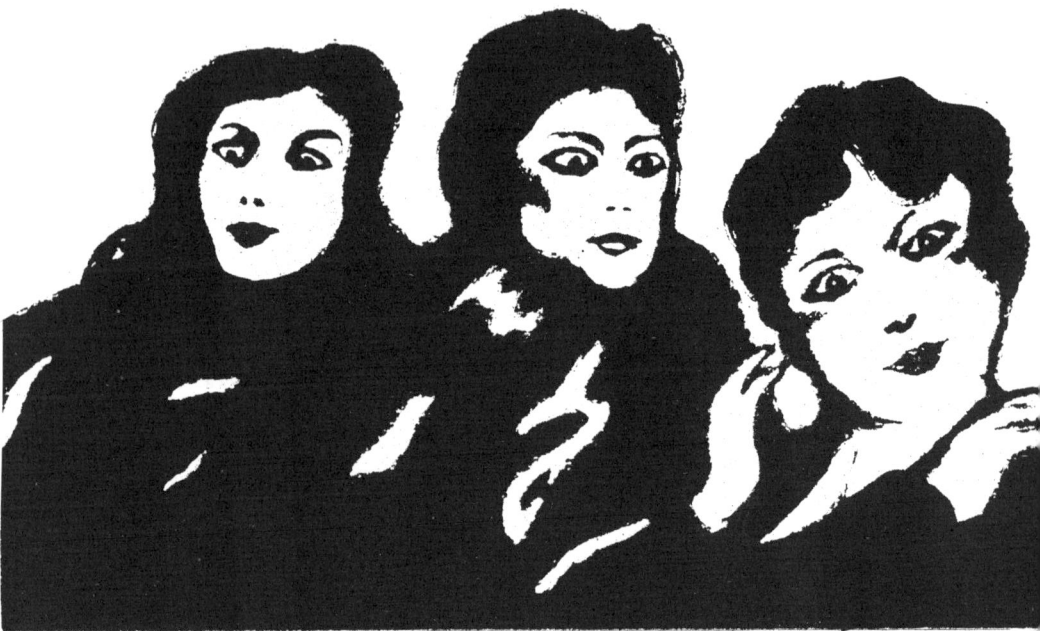

- ●룸바 ··· **89**
  1. 기본 동작1, 2. 기본 동작2, 3. 사이드 스텝, 4. 레이디스 솔로 턴, 5. 레프트 복스, 6. 라이트 복스, 7. 지그재그
- ●지르박 ·· **129**
  1. 기본 동작1, 2. 기본 동작2, 3. 레이디스 라이트 턴, 4. 레이디스 레프트 턴, 5. 핸드 체인지
- ●왈츠 ··· **153**
  1. 기본 동작1, 2. 기본 동작2, 3. 내츄럴 턴, 4. 리버어스 턴, 5. 코너 체인지, 6. 크로즈드 체인지·내츄럴 턴, 7. 크로즈드 체인지·리버어스 턴, 8. 코너 체인지
- ●탱고 ··· **199**
  1. 전진 워어크, 2. 크로즈드 프롬나아드, 3. 백 콜테 No.1, 4. 백 콜테 No.2
- ●댄스 용어 해설 ································ **220**

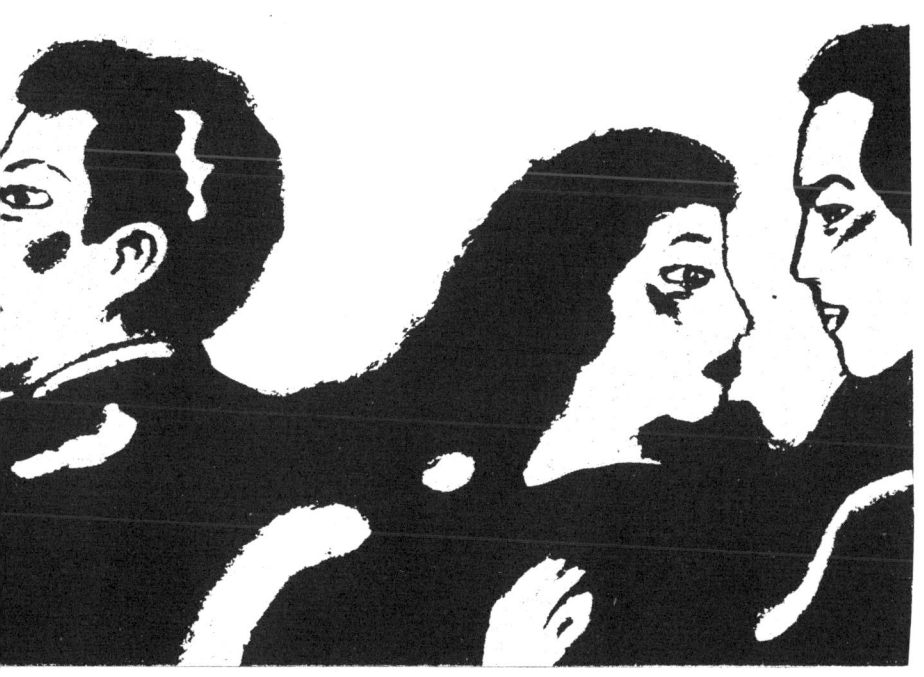

사교 댄스의 기초 지식

1. 사교 댄스의 종류

사교 댄스에는 많은 종류가 있으나 크게 '모던·댄스'와 '라틴·댄스'의 두 계통으로 나눌 수 있다. '모던·댄스'라는 것은 유럽 등에서 오래 전부터 추어져 내려온 왈츠나 탱고 등을 가리킨다.

한편 룸바나 삼바 등과 같이 라틴 음악에 맞추어 추는 것을 라틴·댄스라고 하며 그 대부분은 전후에 유행되었다.

이 모던·댄스와 라틴·댄스의 2계통은 매우 대조적인 특징을 가지고 있다.

모던·댄스의 경우에는,

1. 일정한 방향으로 전진해 간다.
2. 단단한 호울드(남녀가 잡는 방법)로 해야 한다.

라는 룰이 정해져 있다. 이에 비해 라틴·댄스에서는,

1. 전진해 가는 방향은 정해져 있지 않고 어느 방향으로 추어도 괜찮다.
2. 호울드 방법도 매우 자유롭고 한손으로 잡거나 두손을 다 놓고 춤을 추는 스타일도 있다.

이와 같이 비교적 자유로운 방법으로 추어진다.

즉 룸에 의해 구속을 받는 것이 '모던·댄스'이고 자유로운 스타일로 추는 것이 '라틴·댄스'라고 할 수 있는 것이다.

그래서 이 책에서는 이 특징을 가지고 라틴·댄스를 프리·댄스라고 부르는 한편 모던·댄스를 룰·댄스라고 부르기로 하겠다.

다음 이 룰·댄스, 프리·댄스에 속하는 수많은 스타일 중에서 현재 일반적으로 추어지고 있는 종목을 소개하겠다.

룰·댄스
★<u>왈츠</u> ★<u>탱고</u> ★<u>블루우스</u> ★<u>폭스트롯트</u>
★<u>퀵스텝</u> ★윈너 왈츠

프리·댄스
☆<u>지르박</u> ☆<u>룸바</u> ☆<u>맘보</u> ☆파소드블 ☆삼바 ☆<u>차차차</u> ☆큐밤쿰바

이 책에서는 위의 밑줄친 6개 종목을 들어 설명하겠다.

2. 스텝과 후트웍

　댄스의 스텝이란 발을 전후좌우 방향으로 한발 내디디는 것을 말한다.
　예를들면 왼발을 앞으로 내디디거나 오른발을 옆으로 벌리거나 하는 한발한발이 스텝인 것이다.
　그런데 스텝하는 방향에 따라 바닥에 대는 발바닥의 위치가 다르게 되어 있다. 보통 전진할 때의 경우는 뒤꿈치(힐)부터 바닥에 붙이고 후퇴의 경우에는 발끝(토우)에서 부터 붙인다. 또 옆으로 스텝을 밟는 경우에는 발가락이 구부러지는 부분에서부터 바닥에 대어간다 (이 부분을 댄스에서는 보울이라고 부르며 회전 작용을 비롯하여 사교 댄스에

발바닥의 명칭

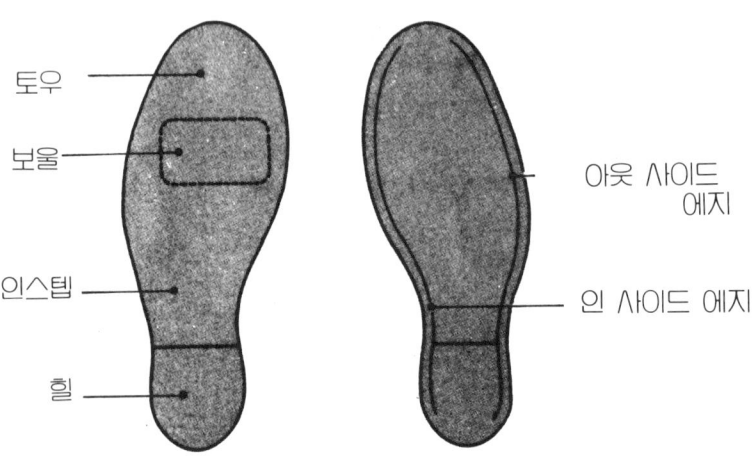

서는 가장 많이 쓰이는 부분이다. 아래 그림 참조).

　이와 같은 발의 각부분의 사용 방법을 후트웍이라고 한다.

　댄스 교실 등에서는 힐·투·프랫트(Heel to Flat) 등도 쓰고 있는데 이것은 우선 뒤꿈치를 바닥에 붙이고 다음에 발바닥 전체를 붙인다는 의미 이다. 입문서인 이 책에서는 이와 같은 복잡한 설명은 하지 않겠다.

　여기에서는 특별한 지정이 없는 한 전진은 뒤꿈치에서 부터, 후퇴는 발끝에서부터, 옆으로는 보울부터 하는 것으로 하겠다.

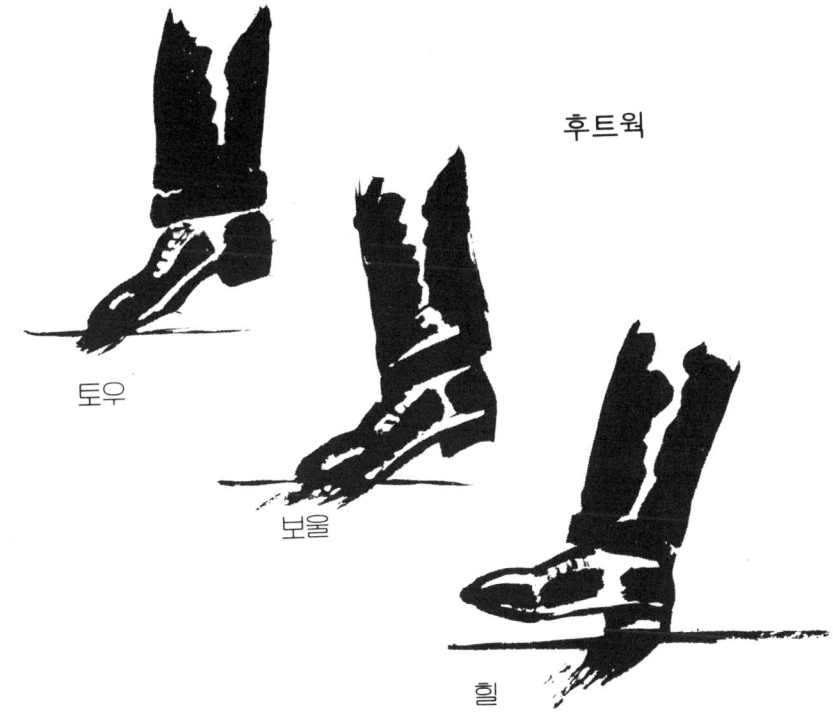

후트웍

토우

보울

힐

3. L·O·D

방향선(方向線)이라고 하며 룰·댄스를 추는 경우의 방향을 가리킨다.

사교 댄스는 정해진 페이스(공간)에서 많은 사람들이 추기 때문에 각각 모두가 멋대로 방향을 움직이면 곧 부딪치게 된다.

그래서 움직이는 방향을 벽을 따라 왼쪽 방향 즉 왼쪽으로 돌도록 결정되어 있다 (아래 그림 참조). 이것을 라인·어브·댄스(Line of dance)라고 부르며 일반적으로 머리 글자를 따서 L·O·D 라고 한다.

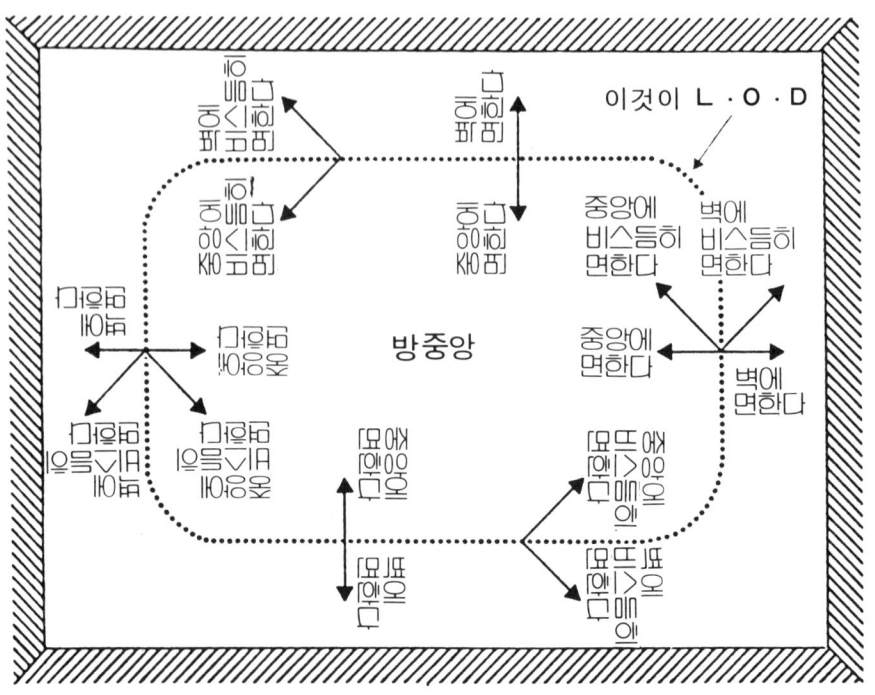

4. 댄스 용어에 관해서

사교 댄스에서는 L·O·D 외에도 여러가지 전문 용어가 쓰인다.

그중에서도 자주 쓰이는 말은 휘거(Figure)라는 용어이다.

이것은 운동에 의해 만들어지는 도형(図形)이라는 의미로 댄스에서는 하나하나의 운동에 따른 발 모양을 가리키는 것 외에도 그 운동 자체를 포함하여 사용된다.

또 이 책에서는 전문 용어 사용에 따른 개개의 설명을 첨가하고 있으나 끝부분(巻末)에도 전문 용어를 정리해 수록해 두었다.

5. 댄스와 음악

음악에 맞추어 몸을 움직이는 것이 댄스의 시작이므로 댄스와 음악을 떼어 놓을 수는 없다. 이 댄스 음악은 리듬, 템포, 타임에 의해 구성되어 있다. 그럼 이 각각을 간단히 설명해 보기로 하겠다.

리듬

예를들면 왈츠에서는 쿵·짝·짝 강약이 처음부터 끝까지 반복되고 있다. 이와같은 음의 강약이나 장단에 의해 만들어지는 것이 리듬이다. 댄스의 스텝으로써는 왈츠는 원·투·스리로 같은 속도가 된다. 단 다른 종목에서는 하나의 4분 음표가 쿽(Q), 그 두배인 2분 음표가 스로우(S)가 된다.

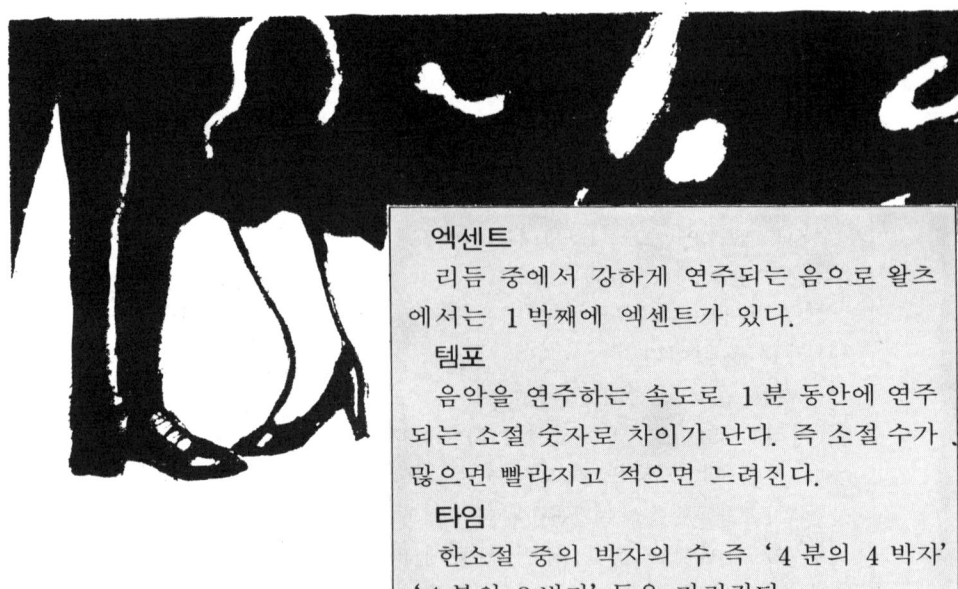

엑센트
리듬 중에서 강하게 연주되는 음으로 왈츠에서는 1박째에 엑센트가 있다.

템포
음악을 연주하는 속도로 1분 동안에 연주되는 소절 숫자로 차이가 난다. 즉 소절 수가 많으면 빨라지고 적으면 느려진다.

타임
한소절 중의 박자의 수 즉 '4분의 4박자' '4분의 3박자' 등을 가리킨다.

6. 복장과 에티켓

사교 댄스의 복장에는 정식과 약식이 있다. 정식이란 남성은 턱시이도우(남자의 야외용 예복) 여성은 이브닝 드레스를 착용하는 것이다.

그러나 여러분은 아직 댄스 파티에서 정식 복장을 갖추고 멋지게 춤을 출 수 없으니 우선 무엇 보다도 레슨에 지장이 없는 복장을 갖추어야 할 것이다. 그래서 댄스 교실 등에서는 편안한 복장으로, 근무하는 사람은 근무복 스타일, 주부들은 보통옷 스타일로 레슨을 하고 있다. 그것이 무방할 것이다. 단 다음과 같은 기본적인 것에는 주의하기 바란다.

1. 움직이기에 편안한 복장을 선택한다

말할 것도 없이 댄스는 오른쪽 왼쪽으로 움직이는 스포츠이므로 발을 충분히 벌릴 수 있는 옷이어야지 그렇지 않고 통이 좁은 스커트나 한복 등은 피해야 할 것이다.

2. 청결히 하자

남녀 모두 너무 땀에 젖은 셔츠나 브라우스는 피하도록 한다. 한여름의 더위가 기승을 부릴 때는 갈아입을 옷을 준비하는 것이 좋을 것이다.

또 복장만이 아니고 머리나 입안도 파트너에게 불쾌감을 주지 않도록 주의 한다.

3. 미끄러지기에 좋은 신발을 신는다

이 잘 미끄러지는 신발을 신는 것은 댄스 숙달의 기본 조건이다. 그를 위해서는 가죽으로 바닥이 되어 있는 신발이 적합하다. 고무나 비닐제로 바닥이 되어있는 신발은 플로어에 밀착하여 잘 미끄러지지 않고, 가죽 바닥에 쇠로 굽이 되어있는 신발은 반대로 너무 미끄러워 넘어져 버리는 일이 생긴다. 여성은 바닥이 가죽으로 되어있는 보통 하이힐을 신는 것이 좋을 것이다. 때때로 샌들을 신고 춤을 추는 사람을 볼 수 있는데 그것은 후퇴 동작 때에 빠지기 쉬우므로 피하도록 한다.

또 가능하면 신발은 댄스 전용의 것을 준비해 두는 것이 좋다. 댄스 교실에서도 단골 구두방을 소개해 줄 것이므로 상담하는 것이 좋을 것이다. 일반적으로 맞춤이 기성화 보다 비쌀 것이다.

사교 댄스의 기초 운동

1. 포이즈(Poise)

사교 댄스는 무리 없이 자연스러운 상태에서 스텝을 내디디는 것에서부터 시작된다. 스텝을 파트너와 기분 좋게 밟으며 물 흐르듯이 움직이기 위해서는 몸을 정확하게 포이즈 하는 것이 매우 중요하다. 포이즈(Poise)란 평형, 안정이라는 의미로 댄스에서는 발과 상체의 밸런스가 잘 잡힌 자세를 가리킨다.

우선 두발을 벌리고 발끝과 뒤꿈치를 각각 맞추고 무릎이 너무 굳지 않도록 주의하며 똑바로 선다. 이때 양 어깨는 허리 위에 허리는 양 무릎 위에 직각이 되도록 놓는다.

다음에 크게 숨을 들이마셔본다. 횡격막이 긴장해갈 것이다. 그리고 이번에는 그 자세를 유지하면서 숨을 내뱉으며 어깨의 힘을 빼고 릴렉스 시킨다.

이 자세가 춤을 출 때의 기본 이므로 잘 기억해 두어야 한다.

그럼 다음으로 움직임을 시작하기 직전의 포즈를 설명하겠다. 남성은 먼저의 자세에서 체중을 오른발에 충분히 이동시킨다. 그리고 몸을 약간 앞쪽으로 이동한다. 그때 발바닥의 보울 부분에 상체가 오는 느낌이 들 것이다.

여성은 반대로 왼발에 체중을 충분히 싣고 약간 뒤로 제치는 듯한 자세를 취한다. 이 자세가 실제 춤을 추는 경우의 스타아트 준비이다.

2. 워어크

▼남성의 전진 워어크

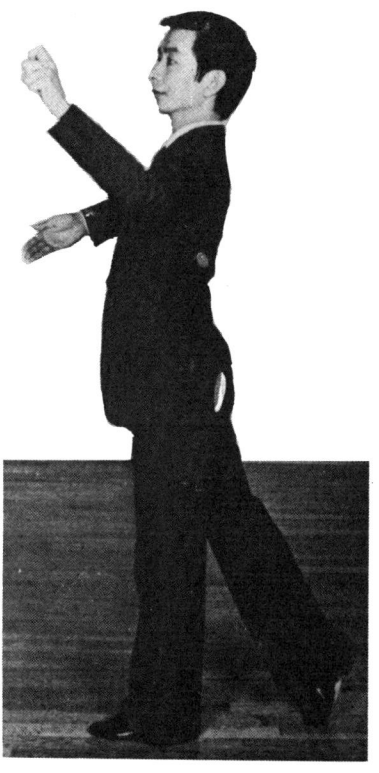

포이즈가 되었으면 워어크로 넘어간다.

남성은 자신의 포이즈와 체중 배분이 바르게 되었으면 왼발은 보울 부분으로 바닥을 가볍게 문지르면서 앞쪽으로 움직일 수 있을 것이다. 즉 이것은 몸이 항상 발 보다 먼저 움직이기 시작한다는 뜻이다. 다음, 보통 걸을 때처럼 체중을 왼쪽 힐에서 발바닥 전체에 실어간다.

그때 오른발의 힐은 자연스럽게 바닥을 떨어져 간다.

그럼 잠시 아래를 보자. 만일 왼발이 보이면 보이지 않게 될 때까지 몸을 앞쪽으로 이동시킨다. 이 체중 이동의 감각을 잘 익혀야 한다.

다음 보통 걸을 때처럼 오른발을 당겨 붙여 왼발의 스텝과 마찬가지 요령으로 앞으로 낸다. 이때 두발의 발끝을 똑바로 하고 발 안쪽이 가볍게 스치도록 한다. 또 무릎은 조금 구부려 편안한 상태가 되도록 한다.

다음은 여성의 후퇴 스텝이다. 이것은 자연스러운 움직임이 아니기 때문에 전진 보다도 어려울 것 같지만 실제로는 남성에게 리드를 받기 때문에 결코 어렵지 않다.

우선 두발을 모아 똑바로 서서 체중을 왼발에 충분히 얹는다. 그리고 오른발의 보울로 바닥을 비비면서 뒤로 움직인다.

발바닥을 뒤에 있는 사람에게 전부 보이듯이 충분한 보폭을 디딘다. 다음에 오른발의

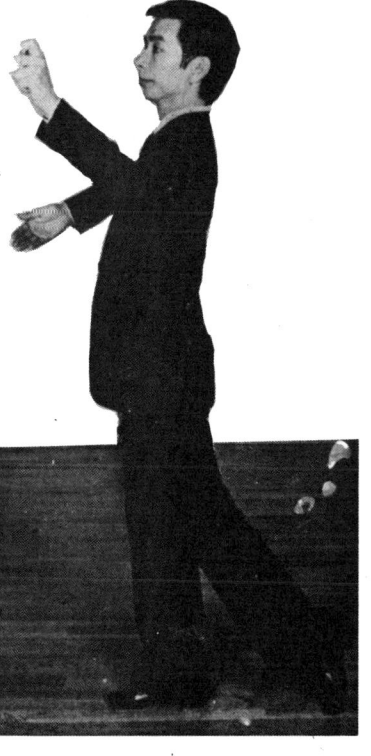

▼여성의 후퇴 워어크

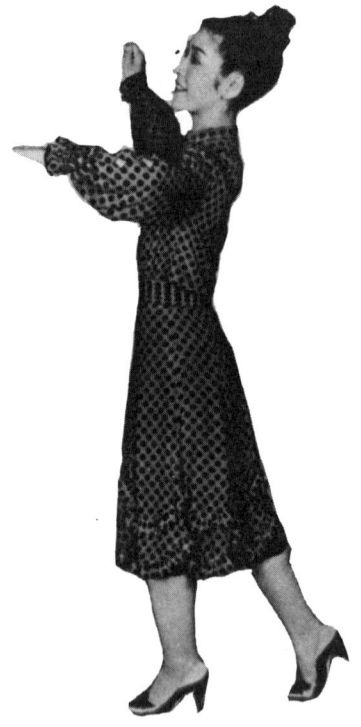

힐을 조금 바닥에 내리고 왼발의 토우를 바닥에서 뗀다. 이때 체중은 오른발의 보울과 왼발의 힐 중간에 있다. 다음에 왼발을 오른발쪽으로 후퇴시킨다. 이때 오른발의 힐도 서서히 바닥에 붙여가는데 체중을 힐에 급격히 옮기면 안된다. 중심이 뒤로 너무 옮겨지면 밸런스가 깨져 서 있을 수 없게 된다.

그리고 오른발에 나란해 진 왼발은 그대로 뒤로 뻗어 오른발 때와 마찬가지로 후퇴한다. 이상의 동작이 워어크의 기본이다. 처음에는 손으로 가볍게 벽을 만지면서 벽을 따라 걸어보는 것이 좋을 것이다. 자신이 생긴 다음 4보 6보 8보 점점 늘려가며 전진 후퇴를 하도록 한다. 만일 파트너가 있는 경우에는 조금 익숙해진 다음 서로의 어깨에 가볍게 손을 얹고 연습해 본다.

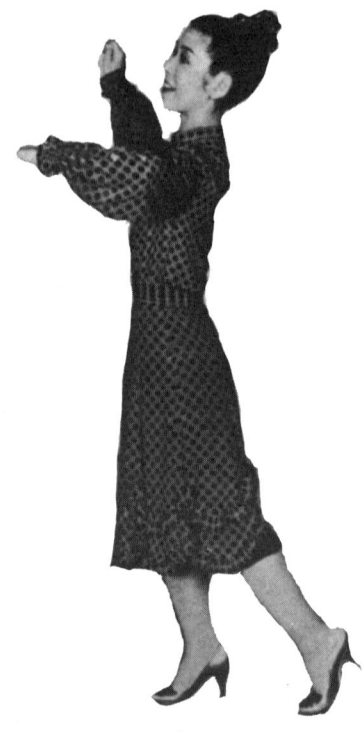

3. 호울드

다음은 호울드의 연습이다. 포이즈가 아무리 잘 되어 있어도 잡는 방법이 나쁘면 아무 것도 되지 않는다. 무리없는 아름다운 호울드는 경쾌한 스텝을 내디디기 위한 제1조건이다. 이 스타일은 댄스의 종류에 따라 달라지는데 여기에서는 룰·댄스의 표준이 되고 있는 크로즈드 호울드에 관해 설명하겠다. 그 외의 호울드는 각각의 댄스 편에서 다루도록 하겠다.

우선 발 끝을 5㎝ 정도 벌리고 서로의 오른발이 파트너의 두발 사이에 위치하도록 한다. 남성은 왼손으로 여성의 오른손을 가볍게 쥐고 서로의 팔꿈치를 몸과 평행하게 위치시킨다. 쥔 손은 두 사람 몸의 바로 옆에

▼바른 호울드▼

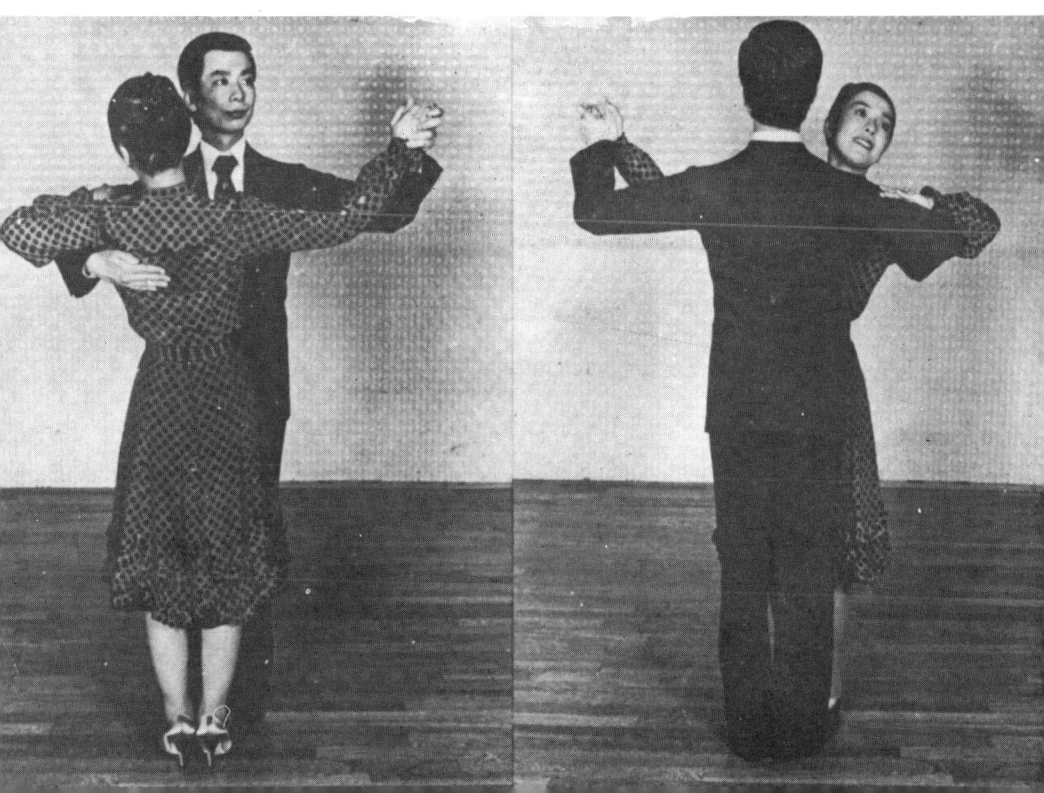

놓고 높이를 남성의 귀 근처로 잡는다. 남성의 오른손은 여성의 어깨뼈 바로 아래에 손가락을 모아 비스듬히 아래도 향하며 가볍게 댄다. 이때 팔꿈치의 위치를 왼쪽 팔꿈치와 같은 높이로 한다. 여성의 왼손은 손가락을 모아 남성의 오른팔 어깻죽지 부근에 가볍게 두고 팔 전체도 상대의 오른팔에 가볍게 얹는다. 이와같은 자세로 서로 바른 포이즈를 취하면 자연히 상체가 밀착되어 간다.

다음에 얼굴을 똑바로 들고 파트너의 오른쪽 어깨에서 앞쪽 약간 왼쪽으로 정면을 본다. 이로써 호울드 스타일이 완성된다.

그럼 이 호울드로 전진 후진을 해보자. 좀 어렵겠지만 두 사람이 기분 좋게 스무스하게 움직일 수 있게 될 때까지 잘 연습하도록 하자. 또 전진후퇴 그 어느 때이건 항상 체중을 앞으로 유지하고 절대로 힐에 몸을 얹지 않도록 주의한다.

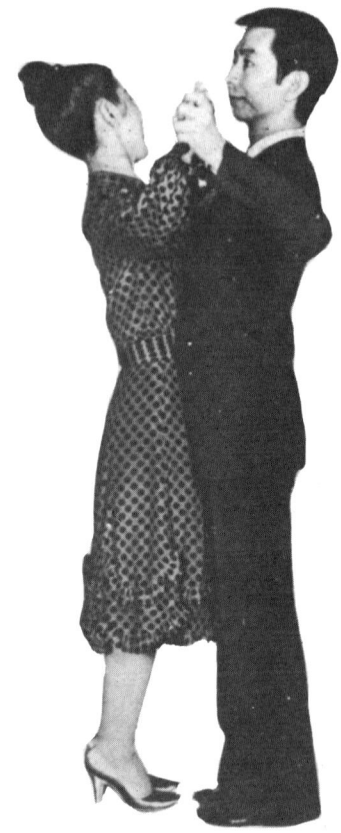

◀옆에서 본 바른 호울드
▼바르게 손 잡는 방법

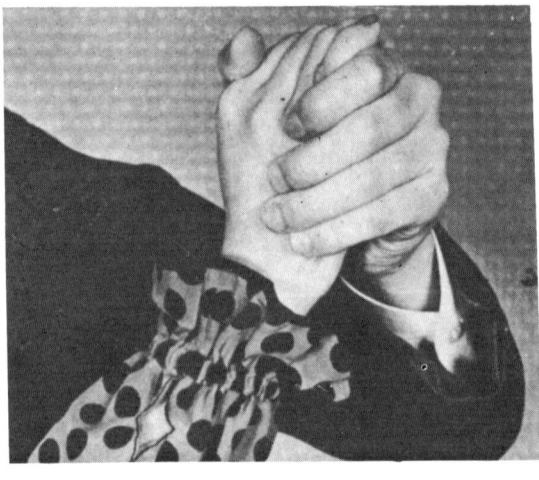

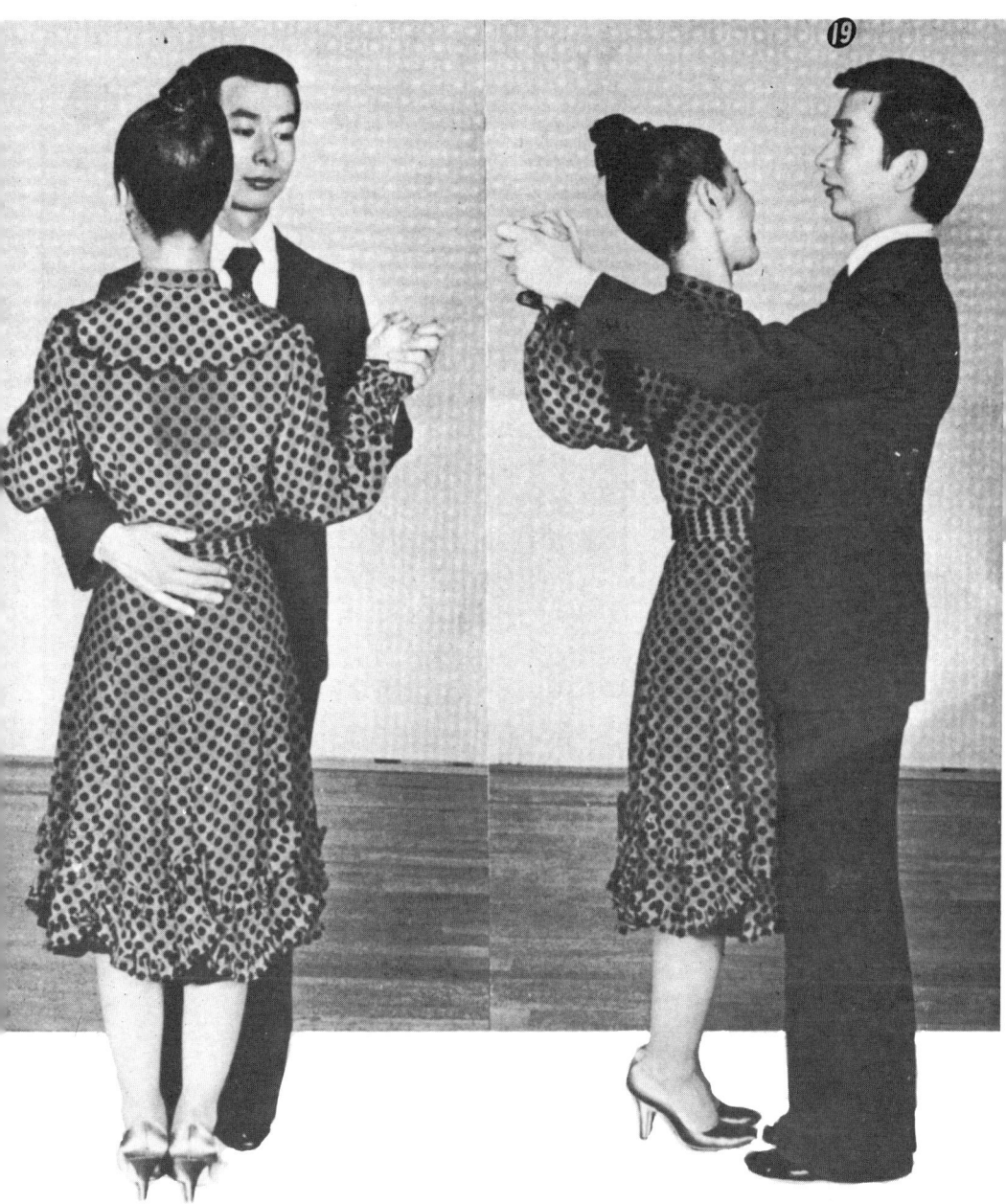

▲너무 작다 　　　　　▲마주 잡은 손이 치우쳐 있다

전형적으로 나쁜 호울드

4. 리드와 팔로우

사교 댄스는 어느 종목에서나 남성이 리드하고 여성이 팔로우 한다. 그 관계를 스무스하게 연결하기 위하여서는 다음과 같은 점에 주의한다.

1. 우선 스타트이다. 만일 남성이 왼발부터 시작하려 생각한다면 체중을 오른발에 얹으면 안된다. 여성은 남성의 체중 이동을 자연스럽게 알아채고 자신의 체중을 왼발에 얹는다. 이와같이 여성이 준비하지 않으면 남성은 스타트 할 수가 없다.

2. 남성은 우선 자신의 스텝을 혼자서 충분히 연습한다. 실제 댄스에서 만일 리더가 우물쭈물 하거나 하면 팔로우하는 여성을 불안하게 한다. 팔로우하는 여성을 잘 이끌기 위해서는 남성은 완전히 스텝을 익혀 자신을 붙일 필요가 있다.

3. 남성은 리드를 하기 위하여 '힘'으로 밀거나 당겨서는 안된다. 호울드와 포이즈가

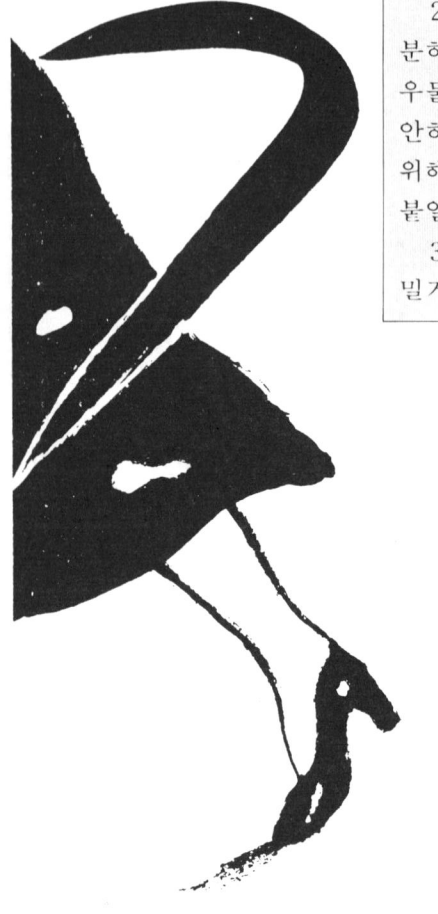

정확하고 남성이 자신을 갖고 스텝을 밟으면 여성은 간단히 팔로우할 수가 있다.

4. 여성은 정확하게 포이즈함으로써 리더에게서 멀어지지 않고 가볍게 스텝을 밟을 수 있고 동시에 상대인 리드를 쉽게 돕는 것이다. 이것을 잘 기억하기 바란다.

5. 여성은 남성 보다 먼저 스텝을 밟아서는 안된다. 다음 스텝을 잘 알고 있다 해도 상대의 리드에 맞추어 움직여야 하는 것이다.

6. 여성은 머리와 두 어깨를 조금 뒤로 향한다. 그러나 아주 약간이다. 만일 힐에 체중을 얹어버리면 상대를 끌어당기게 되어 리드를 어렵게 만든다. 또 여성 자신도 남성으로부터 멀어져 버려 상대의 체중 이동을 느낄 수 있게 된다.

7. 남녀 모두 상대의 팔을 밀거나 당기거나 해서는 안된다. 파트너를 움직이기 어렵게 만들지 않도록 주의한다.

5. 연습 방법과 발 모양의 보는 방법

스텝의 연습은 실제 스타트 위치가 '남성은 벽 비스듬히 면하며 여성은 벽 비스듬히 등지고 시작한다.'라고 지정되어 있더라도 처음에는 벽과 평행한 위치 즉 남성은 벽에 면하여 여자는 벽을 등지고 연습하도록 한다.

이렇게 하는 이유는 모든 휘거를 같은 방향으로 향하여 연습 함으로써 스텝의 차이점을 쉽게 익히고 회전 각도를 잘 잡기 위해서이다. 그러므로 우선은 벽과 평행한 상태에서 연습하고 스텝을 잘 익힌 다음 각각의 지정 위치에 따라 연습 하도록 한다.

마지막으로 발 모양 보는 방법을 설명하겠다. 이 책에서는 다음과 같이 실었다.

1. 남성의 발 모양과 여성의 발 모양을 각각 표시하였다.

2. 스텝 번호는 각각 발 모양 옆에 1, 2, 3…… 과 같이 숫자로 표시한다.

3. 리듬은 스텝의 순번 숫자 아래에 (S) (Q)로 기록했다. 왈츠만은 모두 같은 리듬이기 때문에 기록하지 않았다.

4. 회전 동작의 부분에는 점선의 발 모양 그림을 사용했다.

5. 진행 방향은 화살표←로 나타내었다.

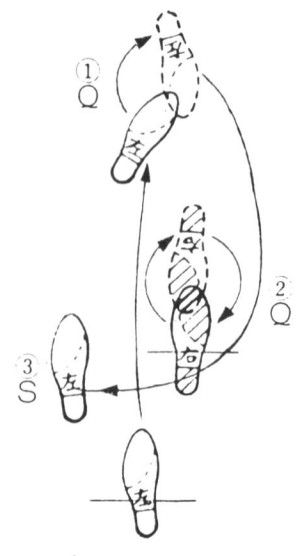

블루우스
Blues

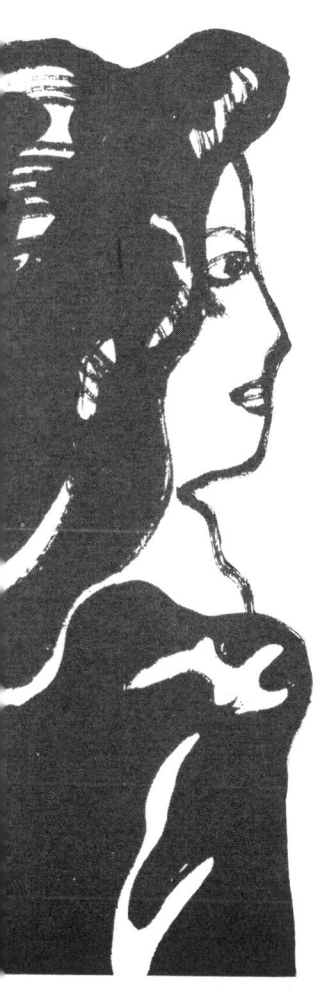
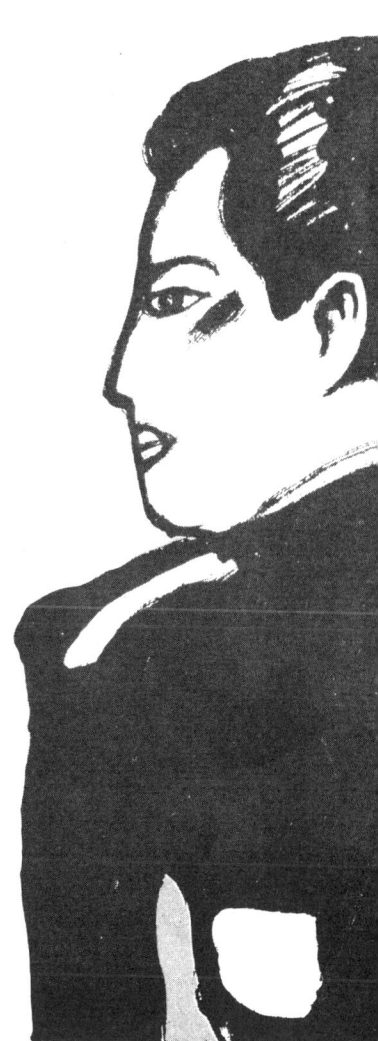

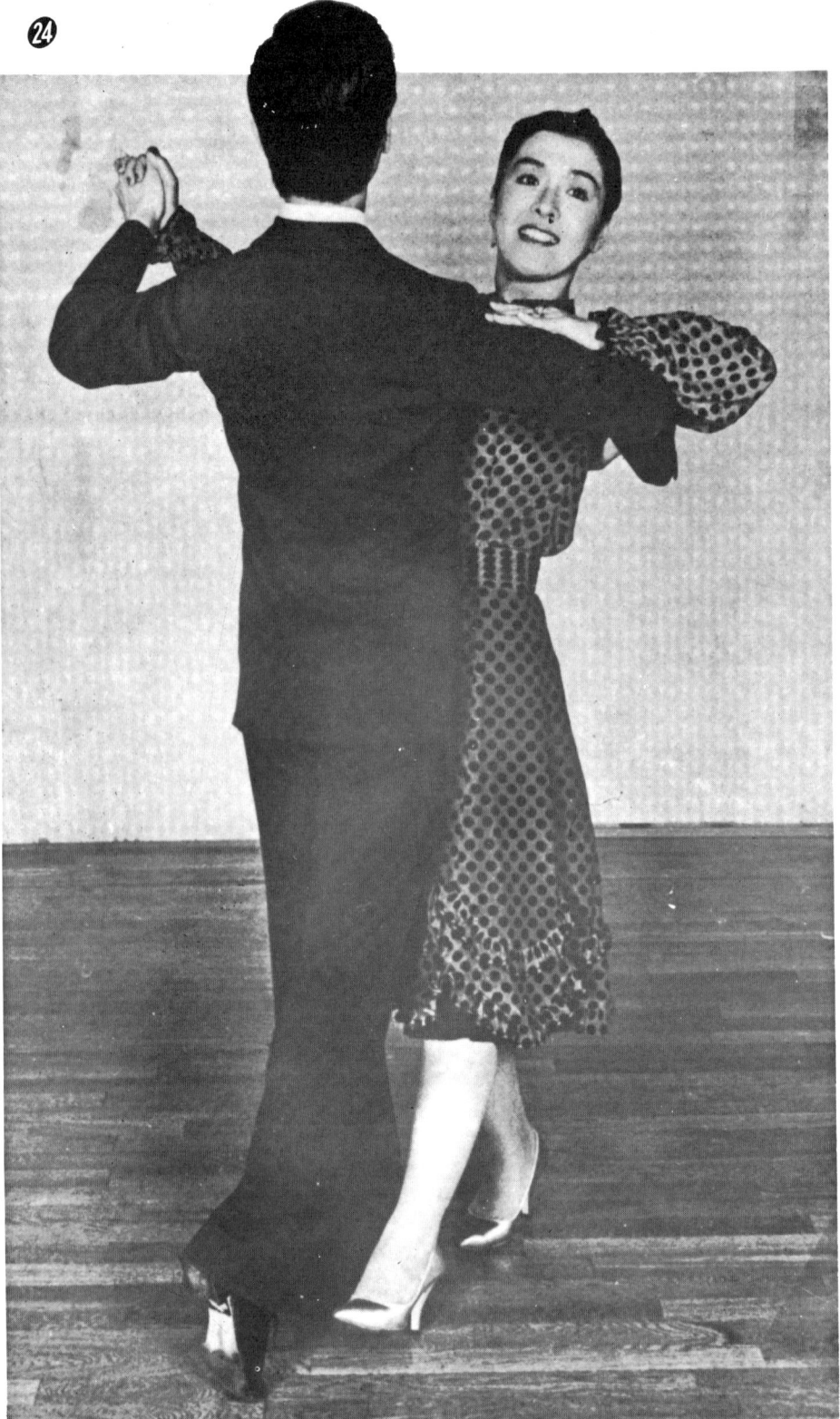

블루우스란…

　블루우스가 미국의 흑인 노예 음악에 그 기원을 두고 있다는 것은 여러분 모두 알고 있을 것이다. 애수를 띤 그 곡조는 널리 사랑받고 있다. 블루우스 음악은 처음 비이트에 엑센트가 있는 4분의 3박자이며 1분간에 30~32 소절이 들어있는 여유있는 템포의 곡이다. 댄스에 있어서는 이 여유있는 템포와 부드러운 스텝이 잘 맞을 수가 있으므로 초보자에게 적합한 춤이다. 또 전통 가요에도 블루우스조의 곡이 많기 때문에 이 스텝을 익히기만 하면 충분히 즐길 수가 있는 것이다.

　호울드는 처음에 설명한 크로즈드 호울드를 사용한다.

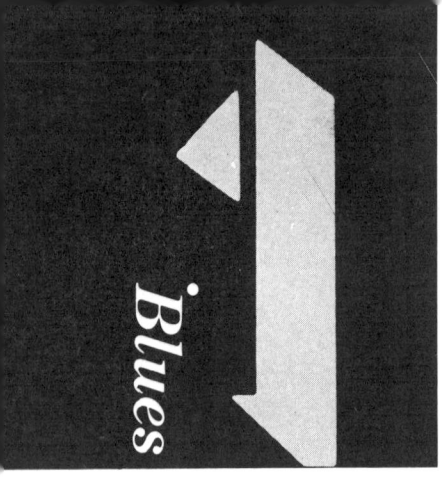
Blues

기본 동작 1

스타아트
남성은 벽에 면하여 여성은 벽을 등지고 시작한다.

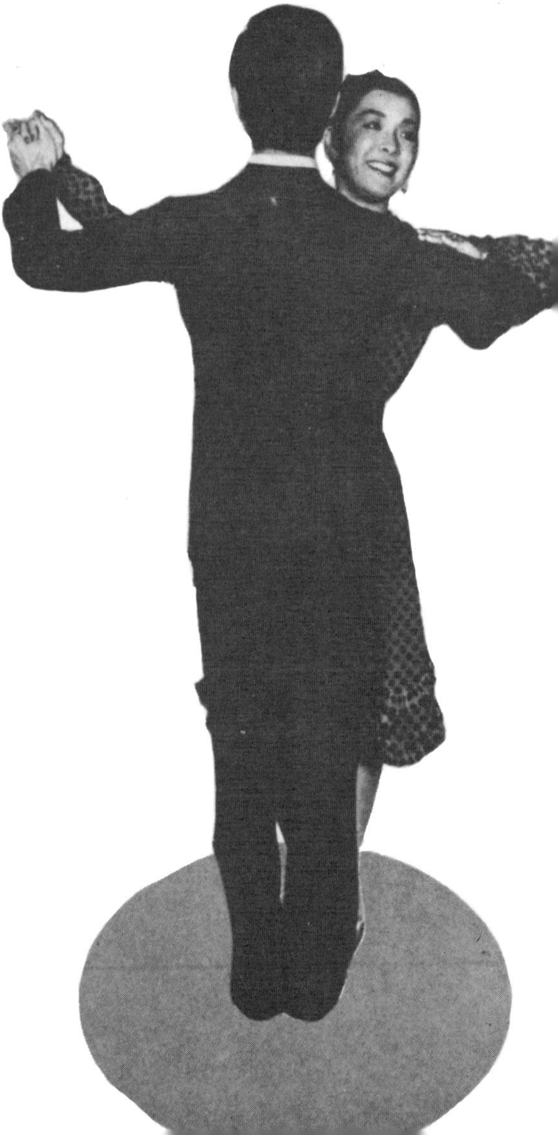

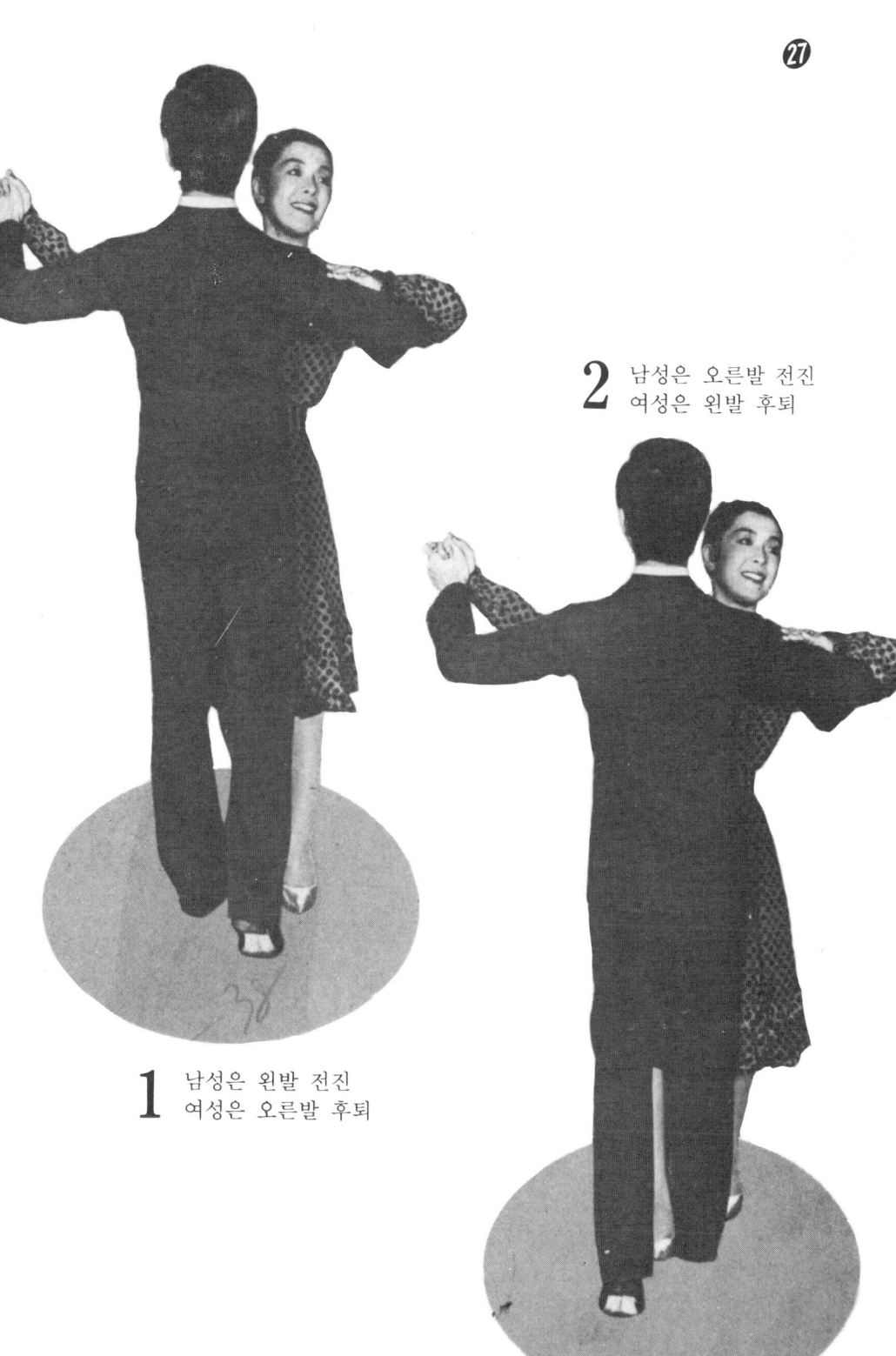

2 남성은 오른발 전진
여성은 왼발 후퇴

1 남성은 왼발 전진
여성은 오른발 후퇴

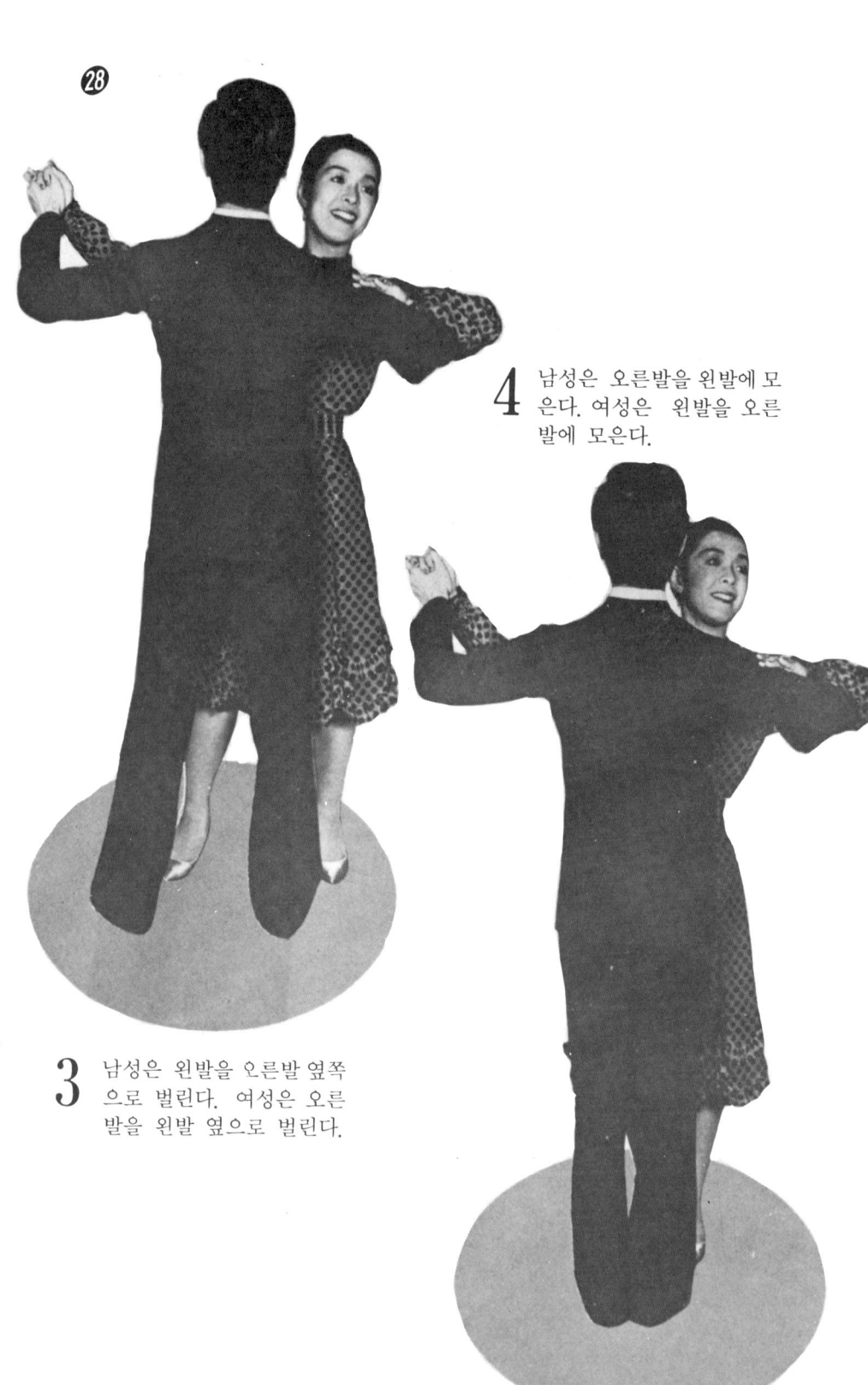

4 남성은 오른발을 왼발에 모은다. 여성은 왼발을 오른발에 모은다.

3 남성은 왼발을 오른발 옆쪽으로 벌린다. 여성은 오른발을 왼발 옆으로 벌린다.

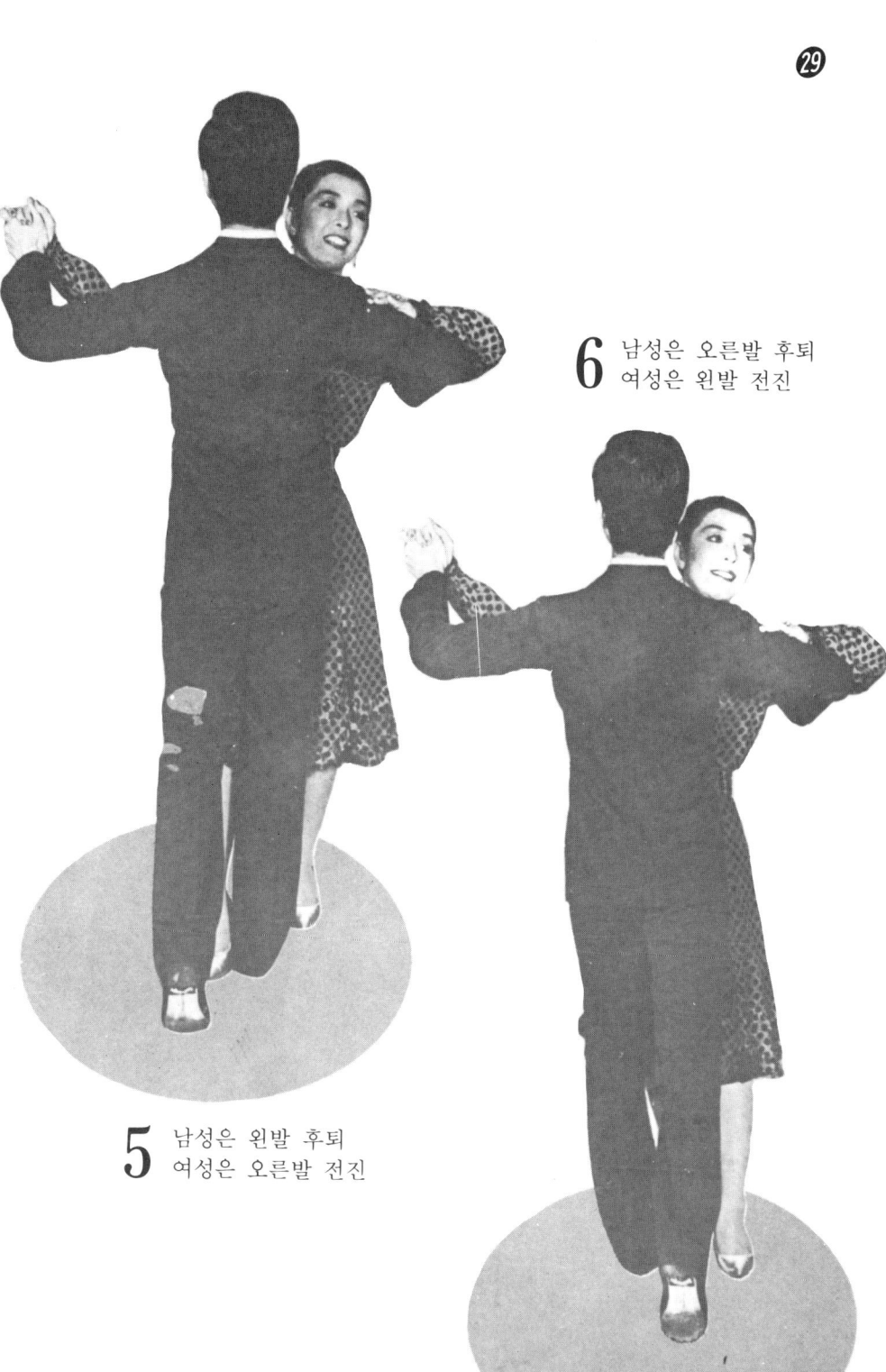

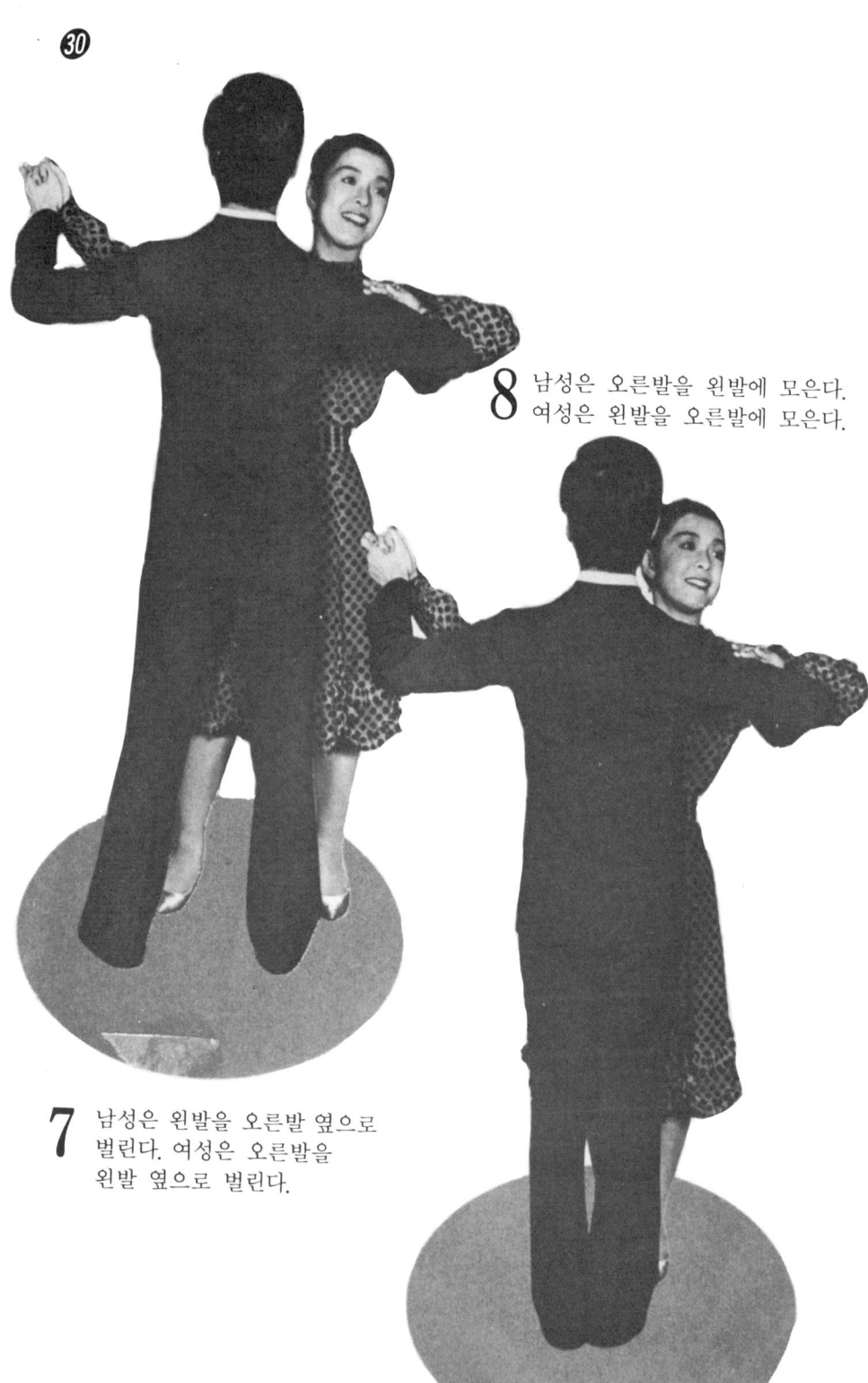

8 남성은 오른발을 왼발에 모은다.
여성은 왼발을 오른발에 모은다.

7 남성은 왼발을 오른발 옆으로 벌린다. 여성은 오른발을 왼발 옆으로 벌린다.

기본 동작 1

③ ④
Q Q
L・O・D
② S
⑤ S
① S
⑥ S
⑦ ⑧
Q Q
여성의 스타아트
③ ④
Q Q
② S
⑤ S
① S
⑥ S
L・O・D
남성의 스타아트
⑦ ⑧
Q Q

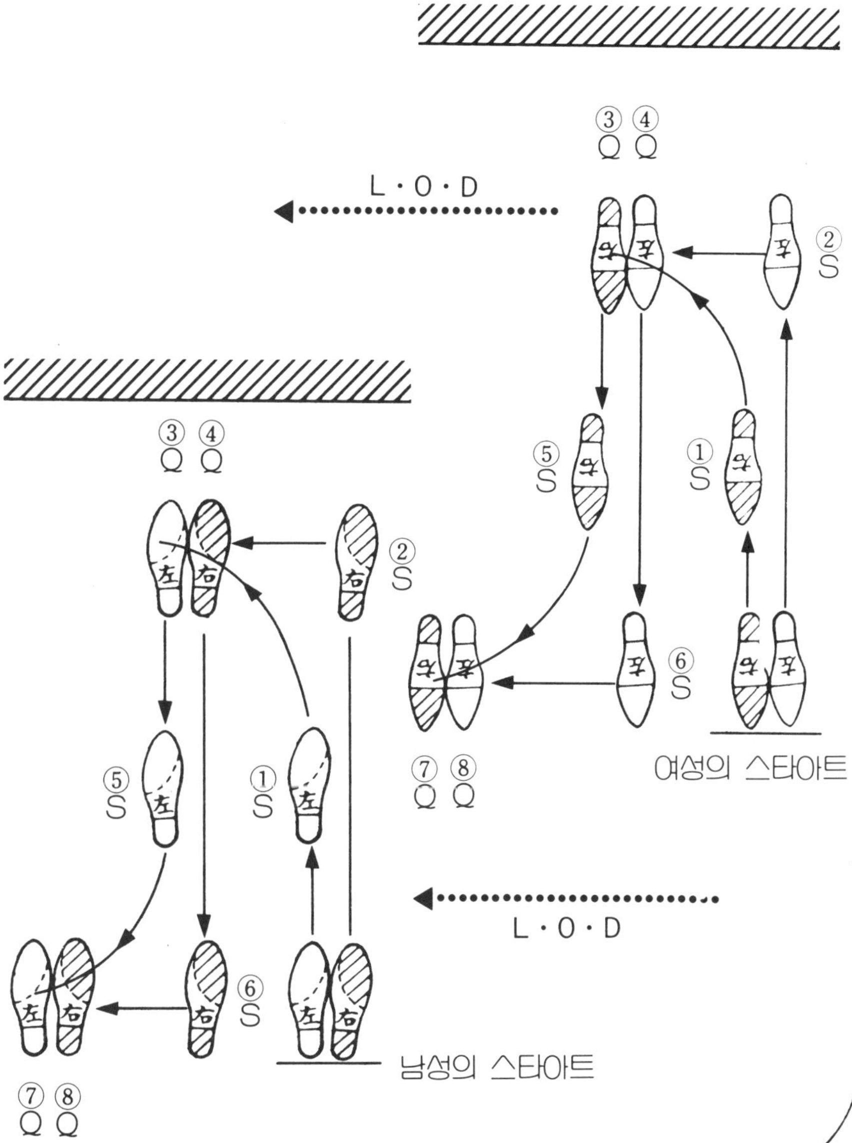

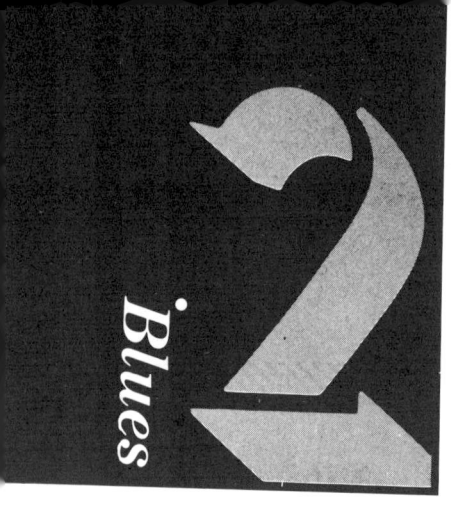

기본 동작 2

스타아트
남성은 벽에 면하여
여성은 벽을 등지고 시작한다.

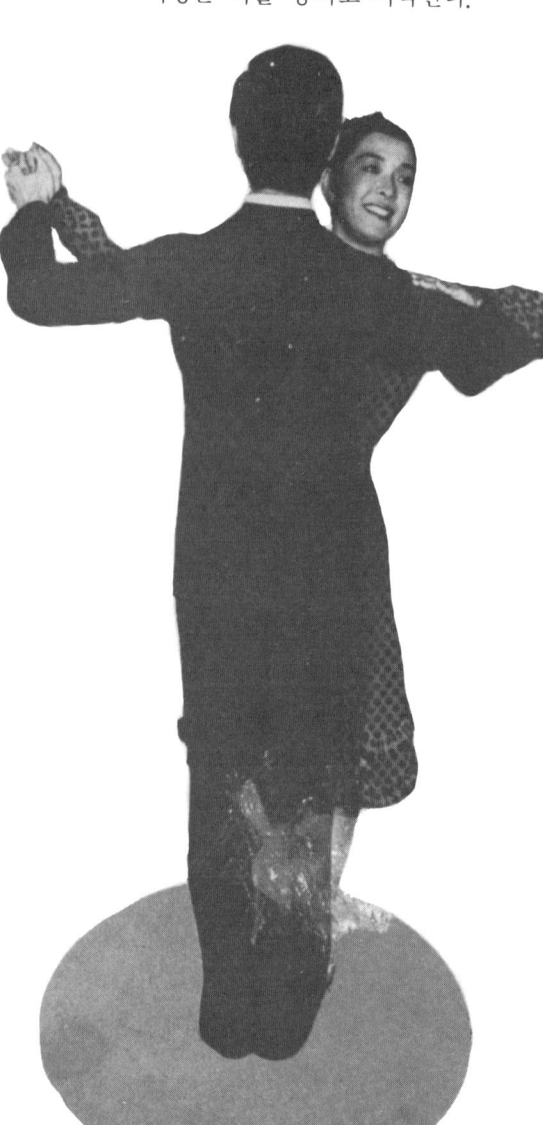

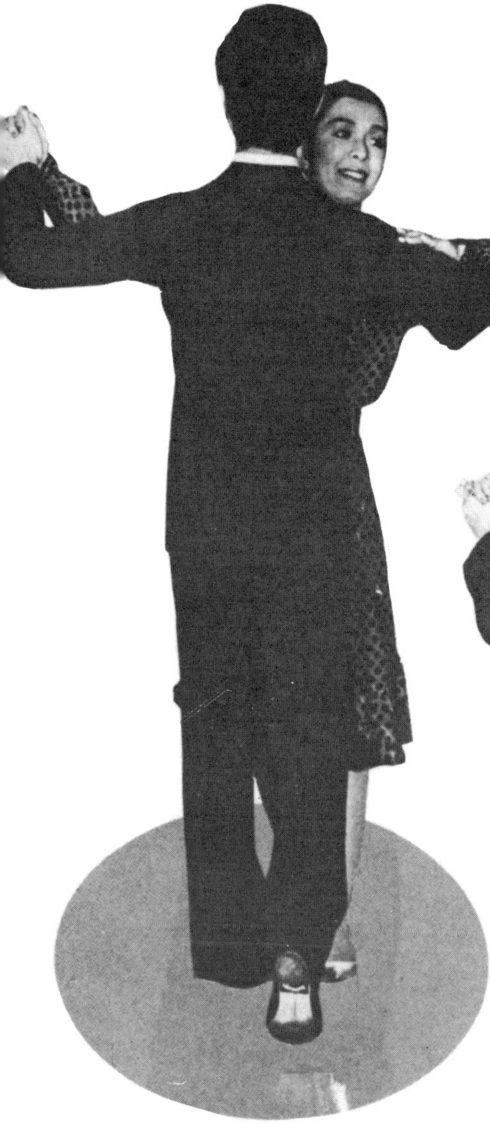

2 남성은 오른발에 체중을 둔다.
여성은 왼발에 체중을 둔다.

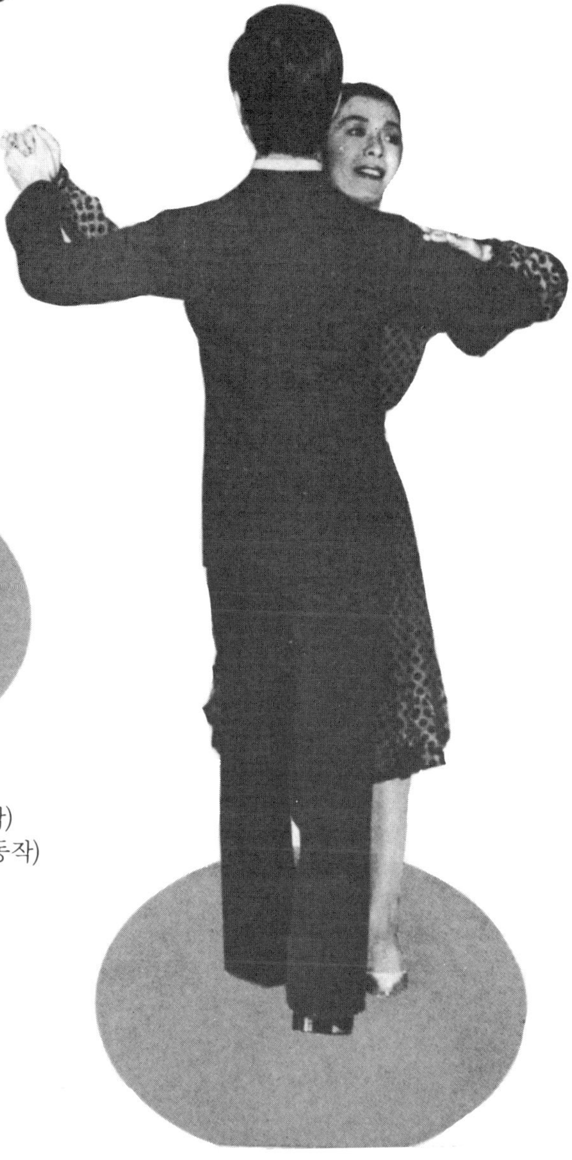

1 남성은 왼발 전진 (멈춤 동작)
여성은 오른발 후퇴 (멈춤 동작)

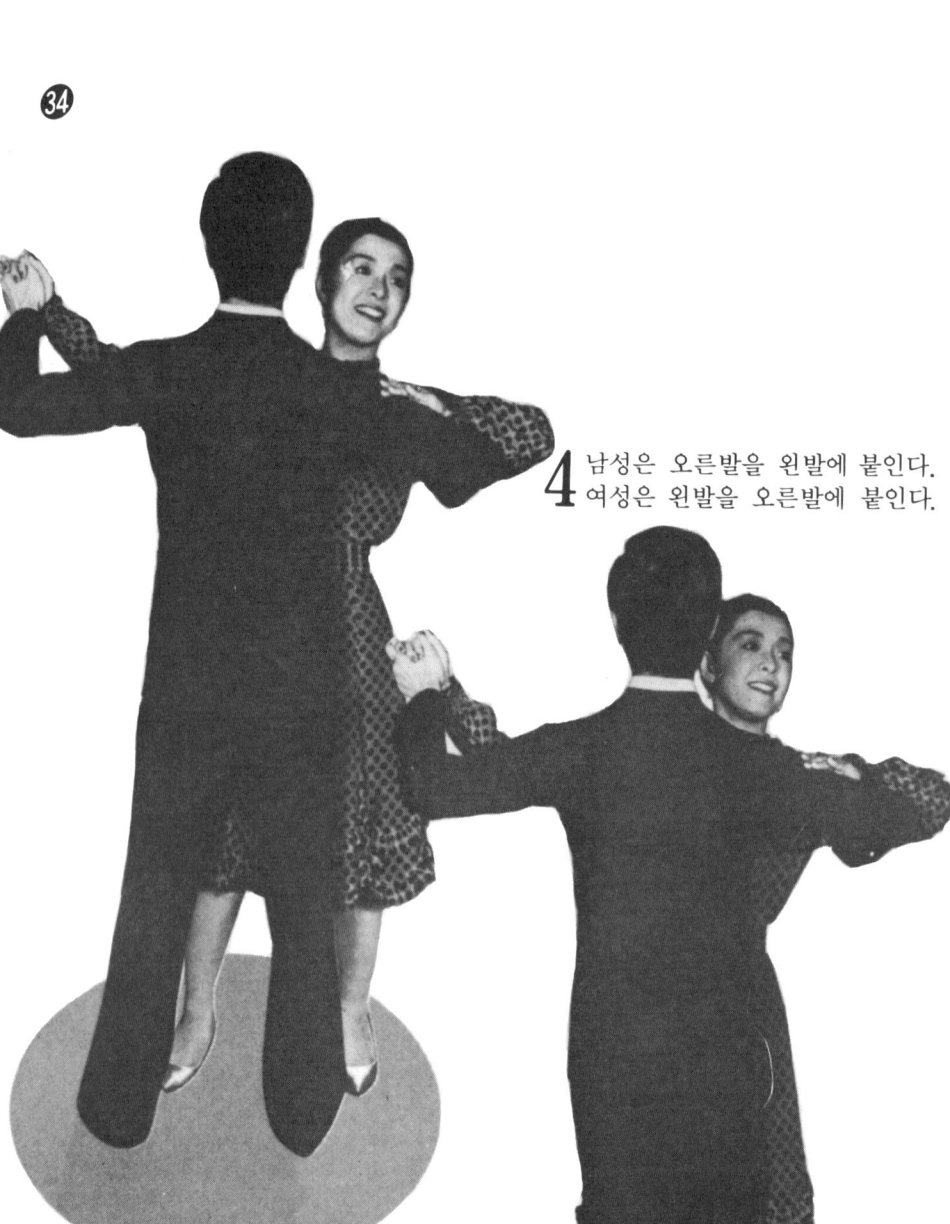

4 남성은 오른발을 왼발에 붙인다.
여성은 왼발을 오른발에 붙인다.

3 남성은 왼발을 오른발 옆으로 벌린다. 여성은 오른발을 왼발 옆으로 벌린다.

기본 동작 2

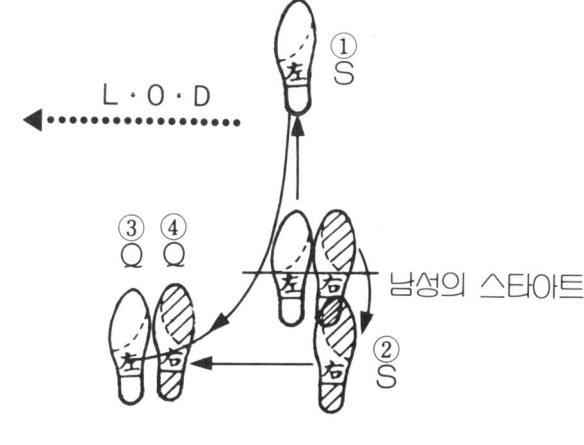

Blues

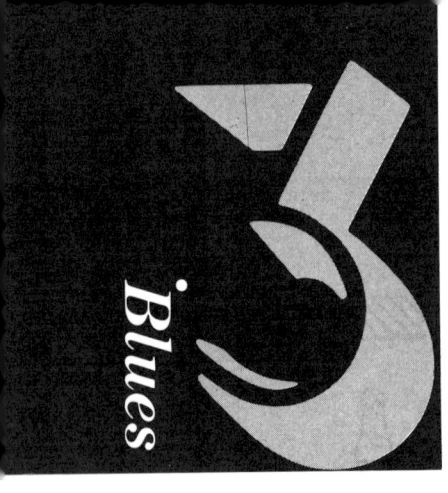

기본 동작 3

스타아트

남성은 벽에 면하여
여성은 벽을 등지고 시작한다.

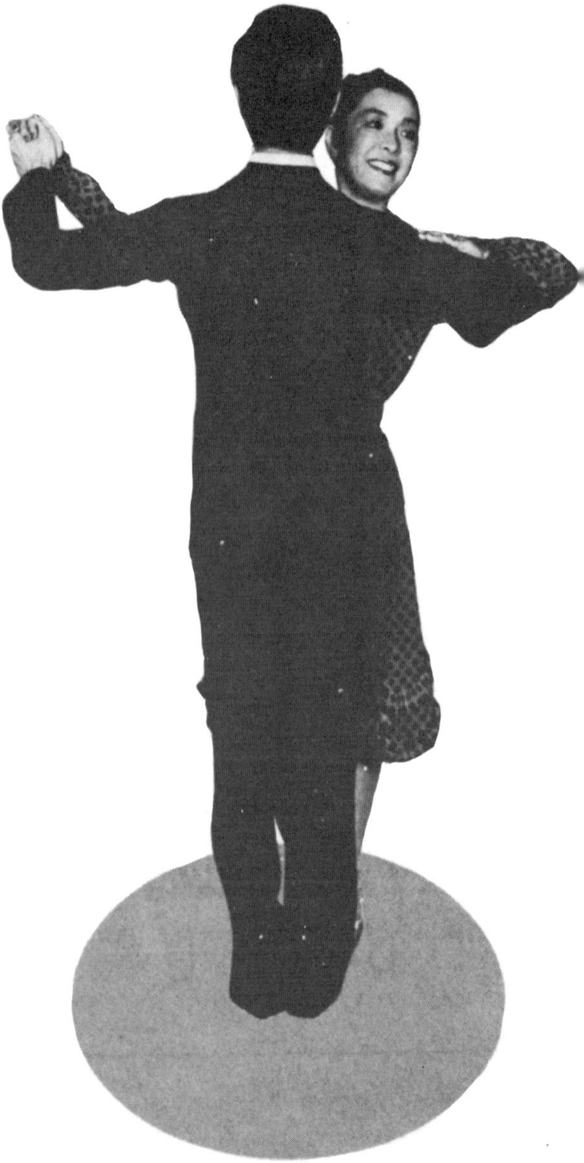

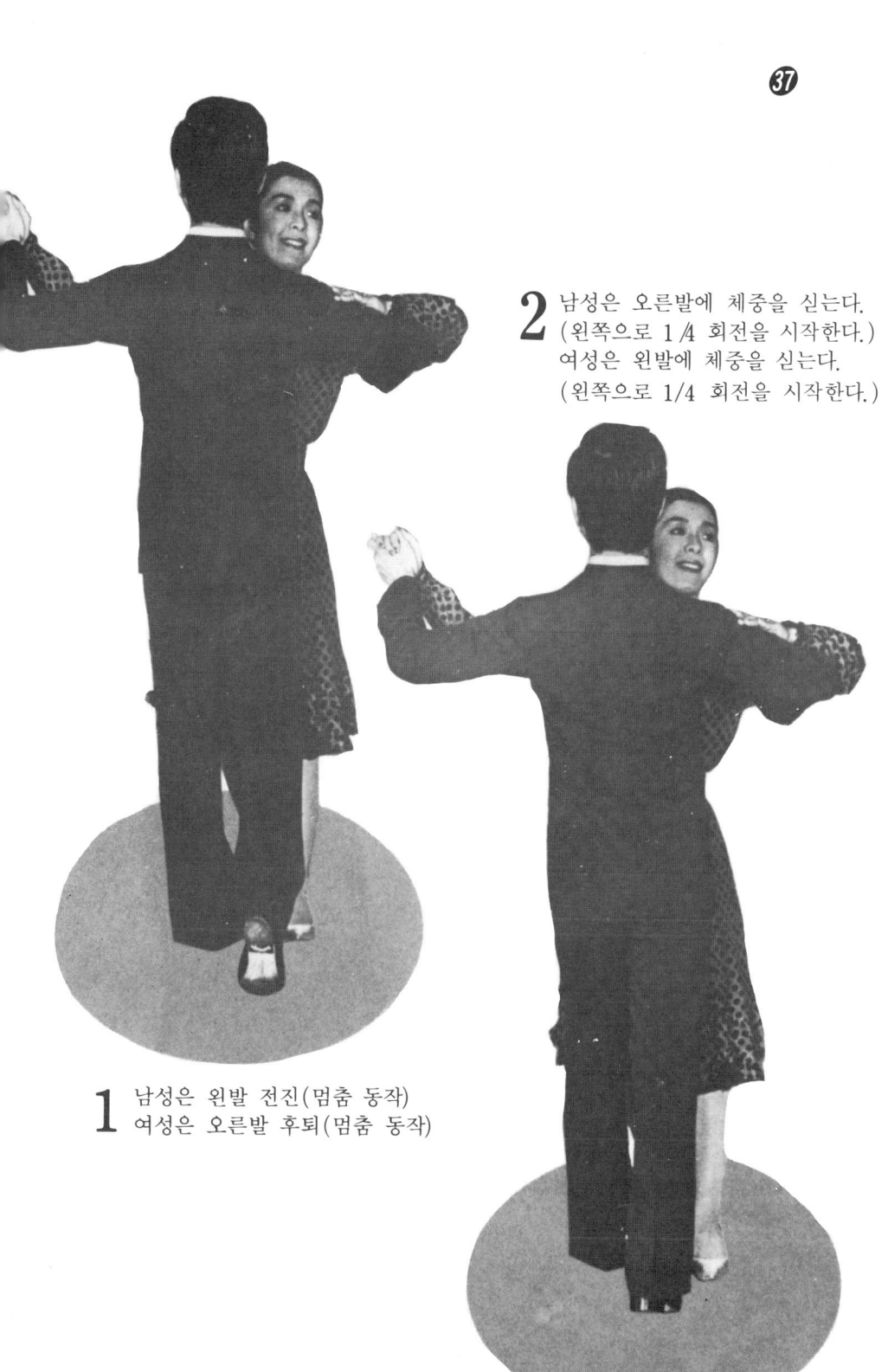

2 남성은 오른발에 체중을 싣는다.
(왼쪽으로 1/4 회전을 시작한다.)
여성은 왼발에 체중을 싣는다.
(왼쪽으로 1/4 회전을 시작한다.)

1 남성은 왼발 전진(멈춤 동작)
여성은 오른발 후퇴(멈춤 동작)

㊳

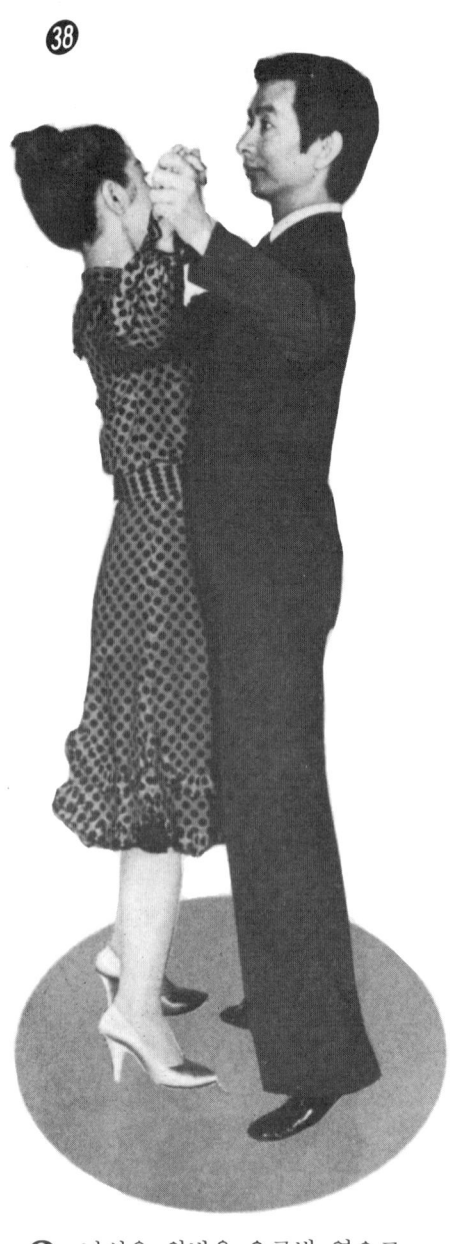

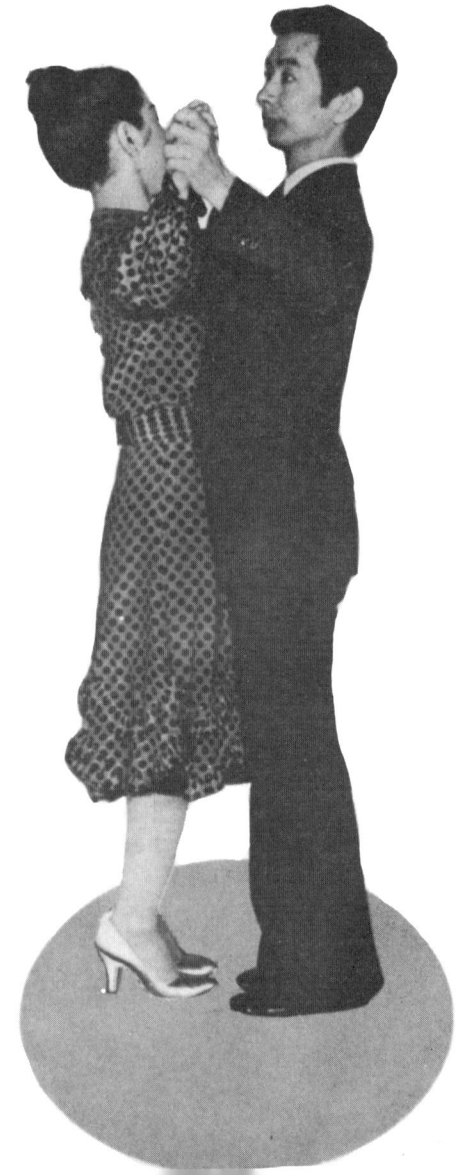

4 남성은 오른발을 왼발에 모은다. 새로이 LOD의 벽에 면한 상태가 된다. 여성은 왼발을 오른발에 모은다. 새로이 LOD의 벽을 등진 상태가 된다.

3 남성은 왼발을 오른발 옆으로 작게 벌린다. (회전 종료) 여성은 오른발을 왼발 옆으로 작게 벌린다. (회전 종료)

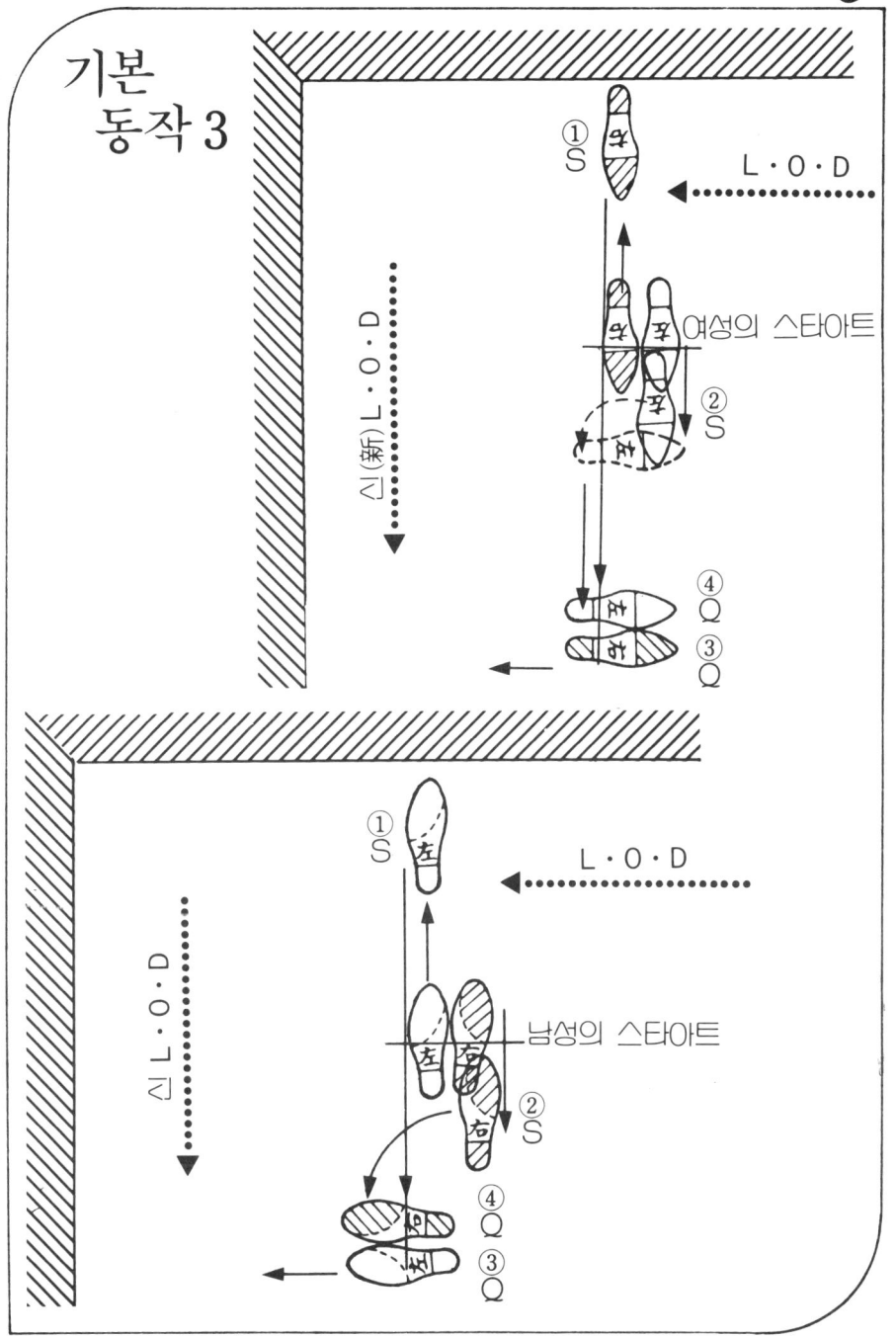

4 Blues

스타아트
남성은 벽 비스듬히 면하여 여성은 벽을 비스듬히 등지고 시작한다.

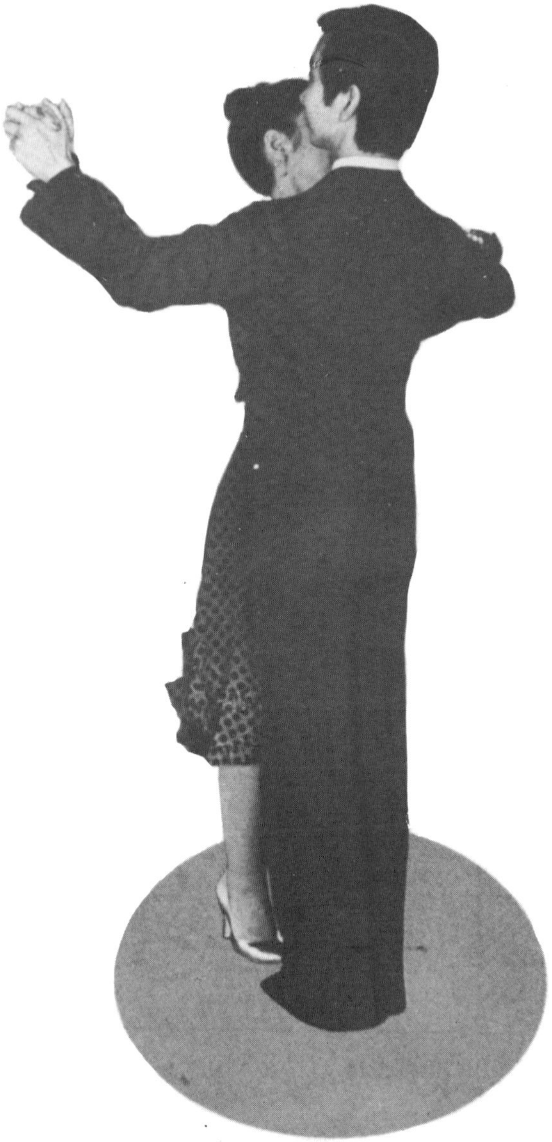

쿼터·턴스

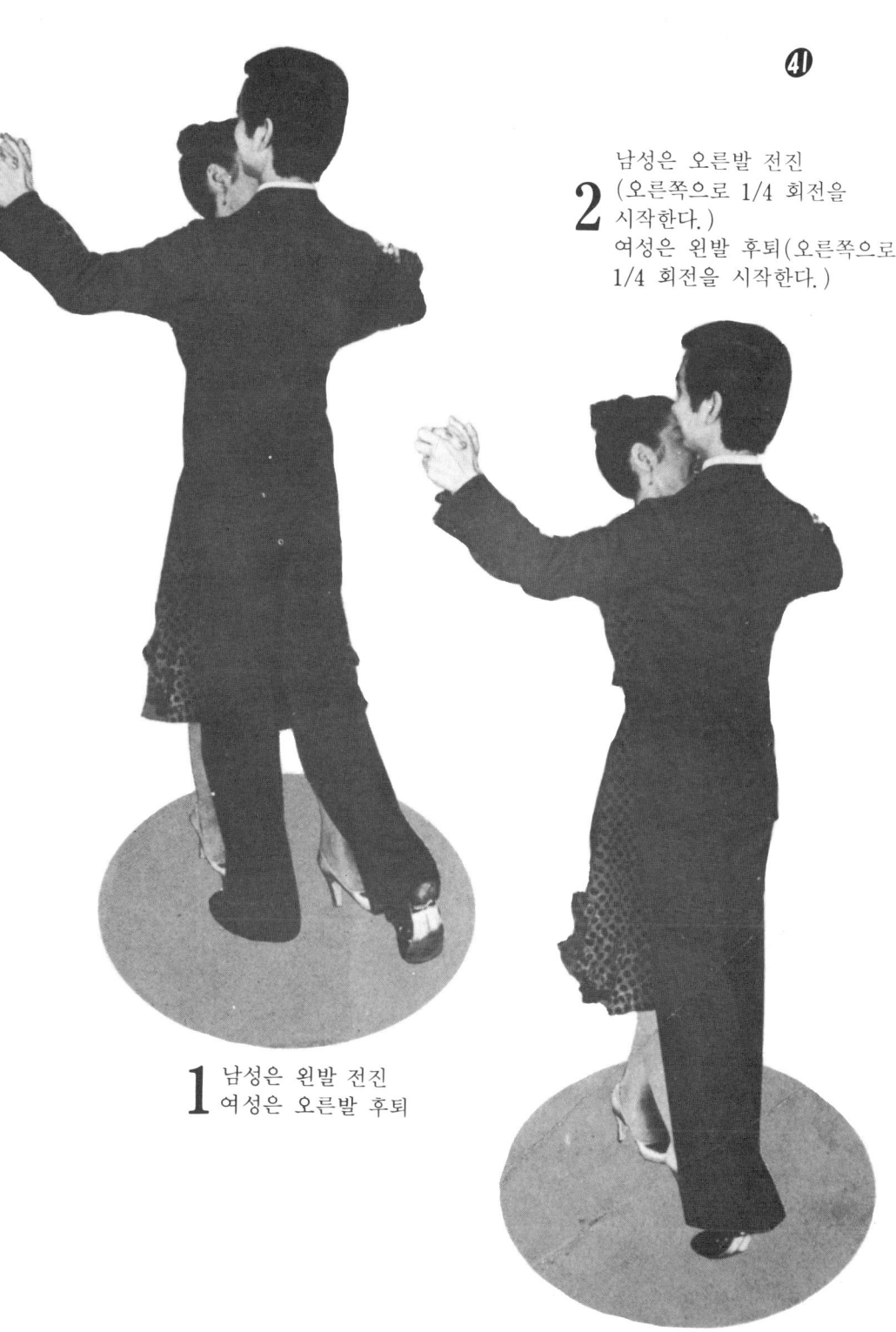

2 남성은 오른발 전진
(오른쪽으로 1/4 회전을 시작한다.)
여성은 왼발 후퇴(오른쪽으로 1/4 회전을 시작한다.)

1 남성은 왼발 전진
여성은 오른발 후퇴

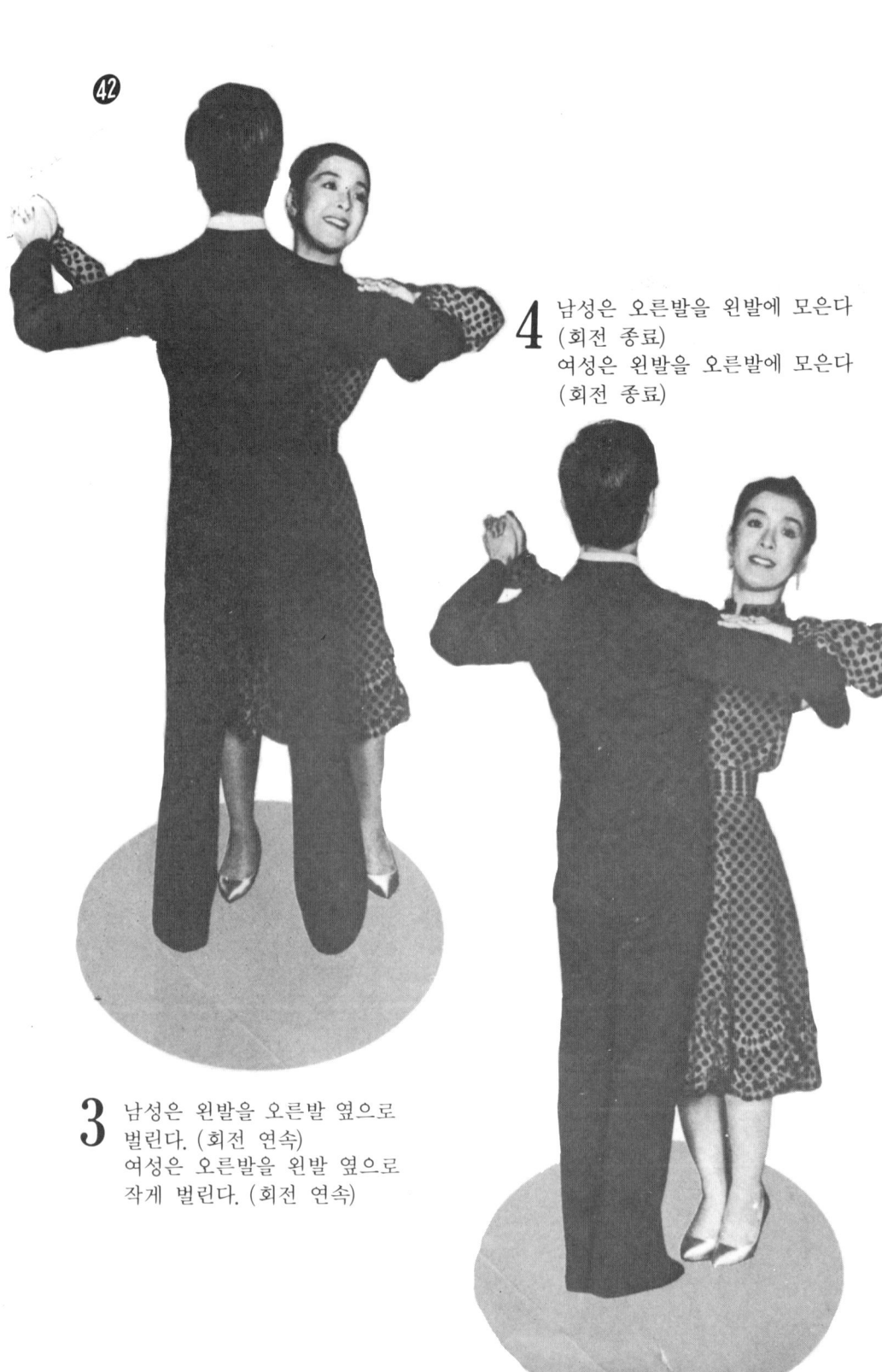

4 남성은 오른발을 왼발에 모은다 (회전 종료)
여성은 왼발을 오른발에 모은다 (회전 종료)

3 남성은 왼발을 오른발 옆으로 벌린다. (회전 연속)
여성은 오른발을 왼발 옆으로 작게 벌린다. (회전 연속)

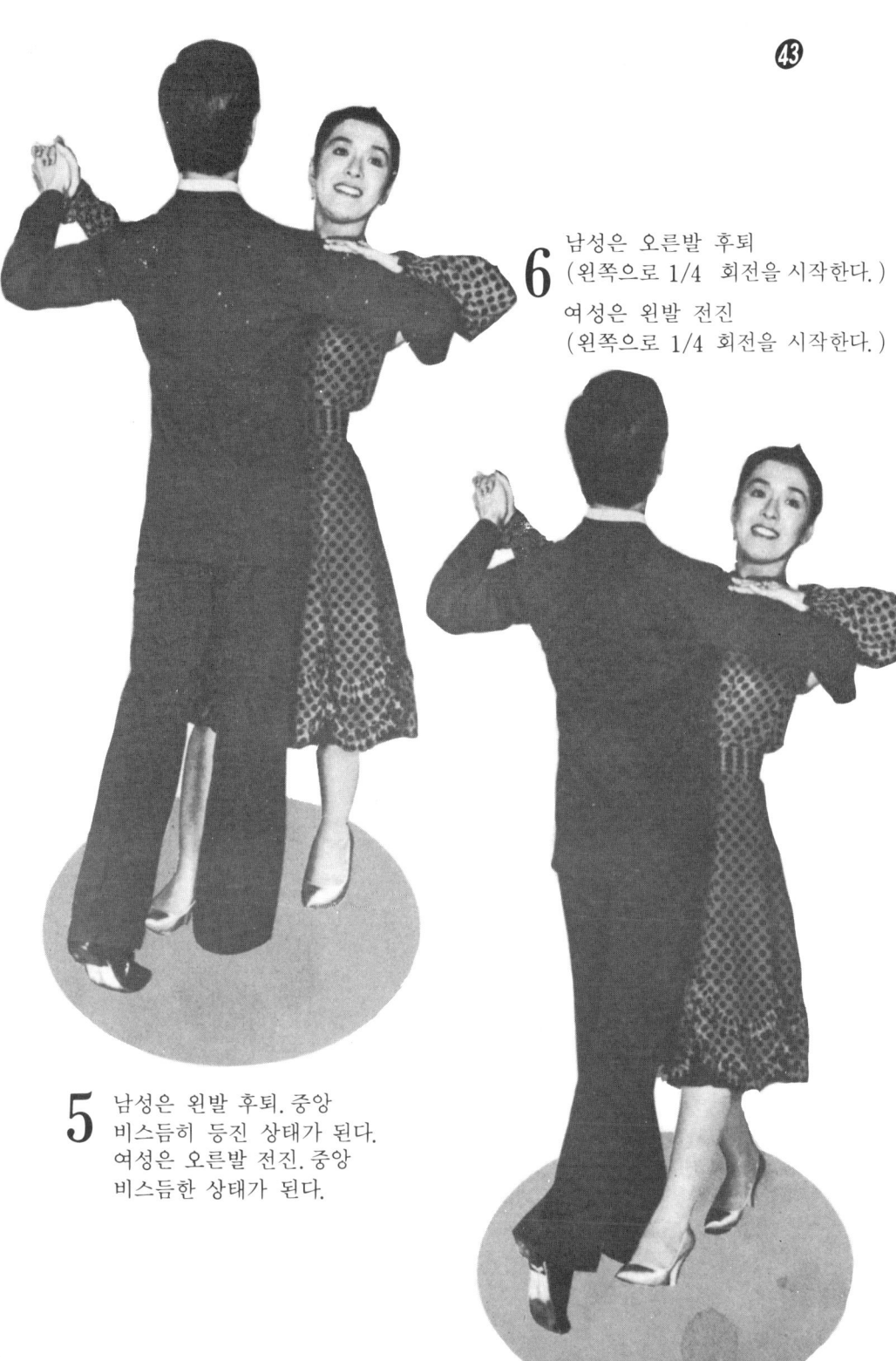

6 남성은 오른발 후퇴
(왼쪽으로 1/4 회전을 시작한다.)
여성은 왼발 전진
(왼쪽으로 1/4 회전을 시작한다.)

5 남성은 왼발 후퇴. 중앙
비스듬히 등진 상태가 된다.
여성은 오른발 전진. 중앙
비스듬한 상태가 된다.

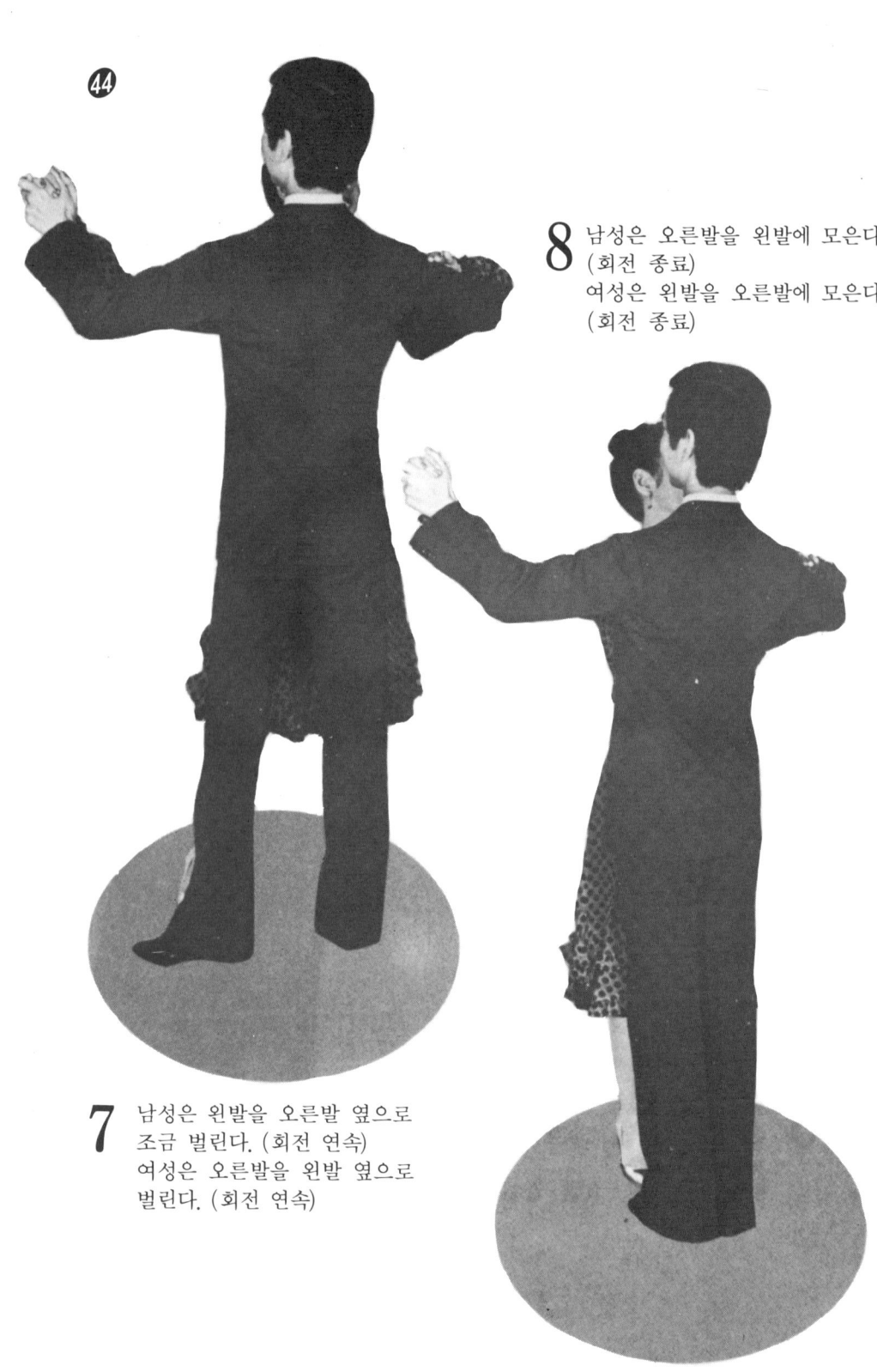

8 남성은 오른발을 왼발에 모은다
(회전 종료)
여성은 왼발을 오른발에 모은다
(회전 종료)

7 남성은 왼발을 오른발 옆으로 조금 벌린다. (회전 연속)
여성은 오른발을 왼발 옆으로 벌린다. (회전 연속)

쿼터·턴스

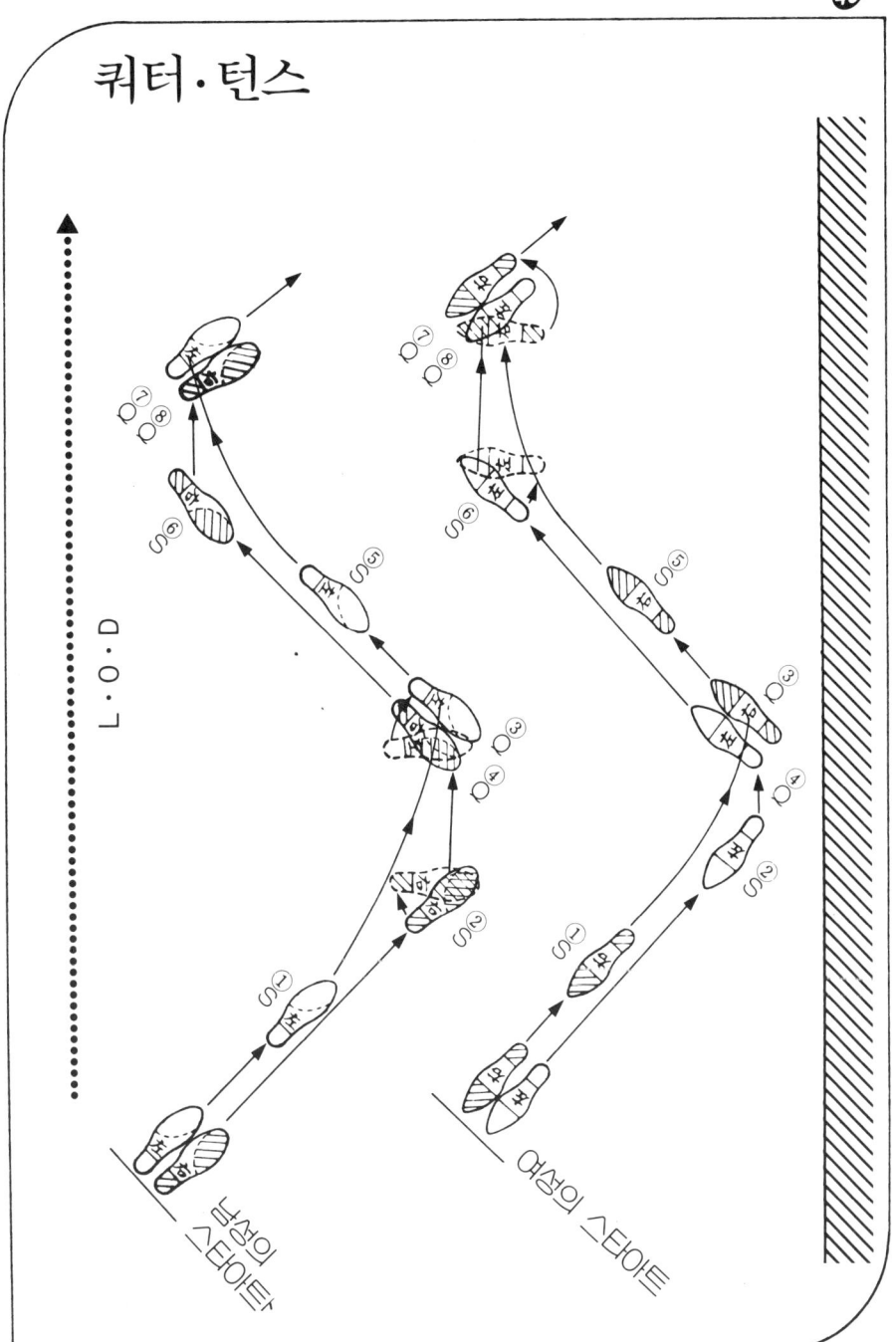

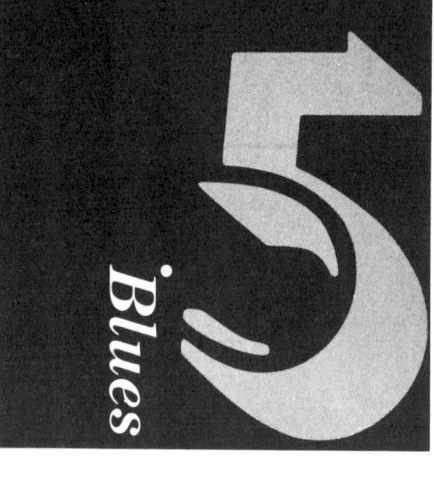

5 Blues

체크백

스타아트
남성은 벽 비스듬히 면하고, 여성은 벽 비스듬히 등지고 시작한다.

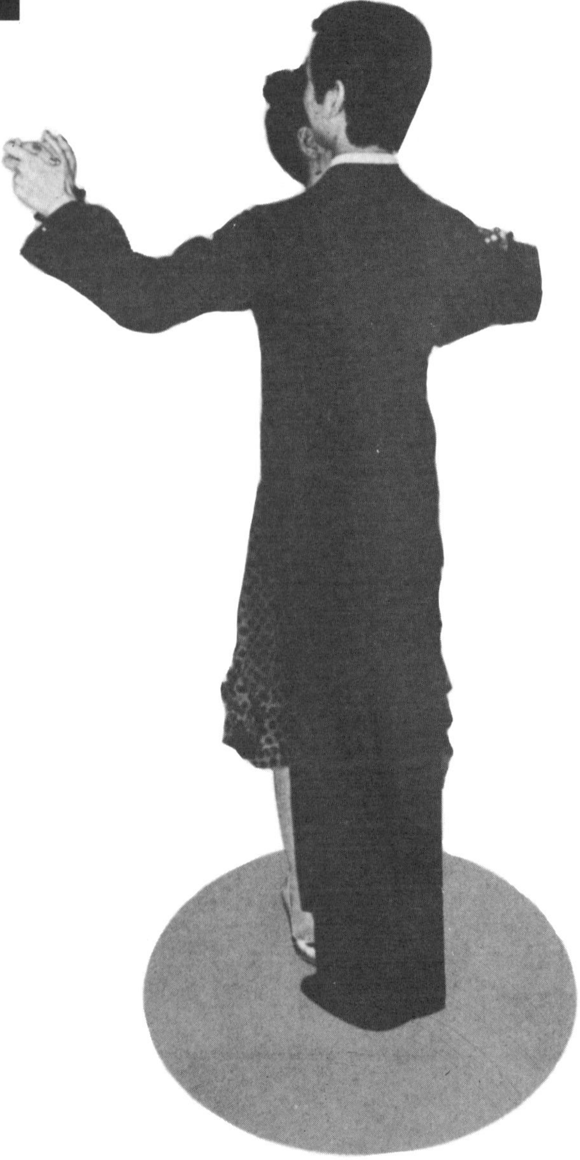

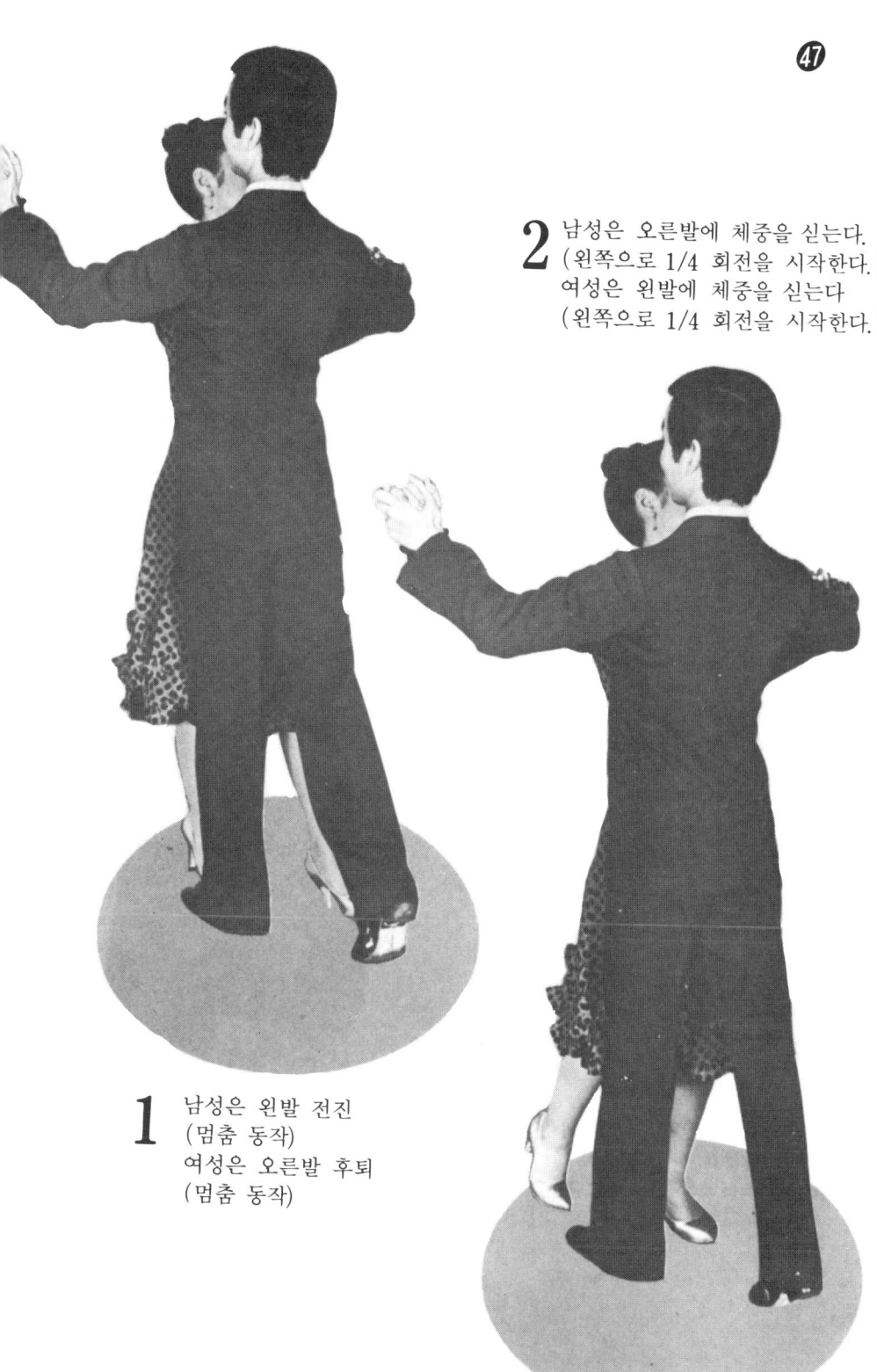

2 남성은 오른발에 체중을 싣는다.
(왼쪽으로 1/4 회전을 시작한다.)
여성은 왼발에 체중을 싣는다
(왼쪽으로 1/4 회전을 시작한다.)

1 남성은 왼발 전진
(멈춤 동작)
여성은 오른발 후퇴
(멈춤 동작)

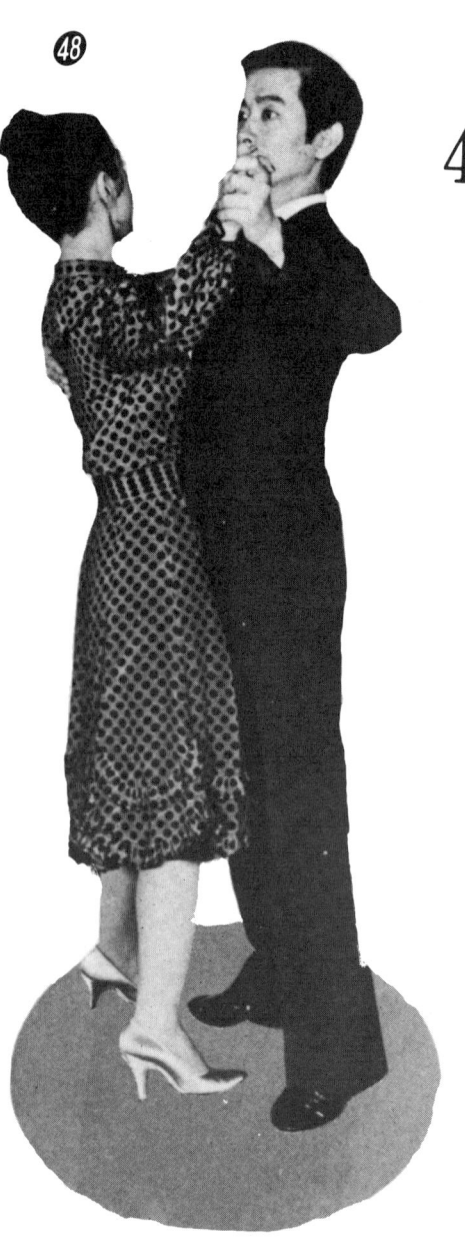

4 남성은 오른발을 왼발에 모은다
(회전 완료)
신(新) LOD의 벽 비스듬히
면한 상태가 된다.
여성은 왼발을 오른발에 모은다
(회전 종료)
신(新) LOD의 벽 비스듬히
등진 상태가 된다.

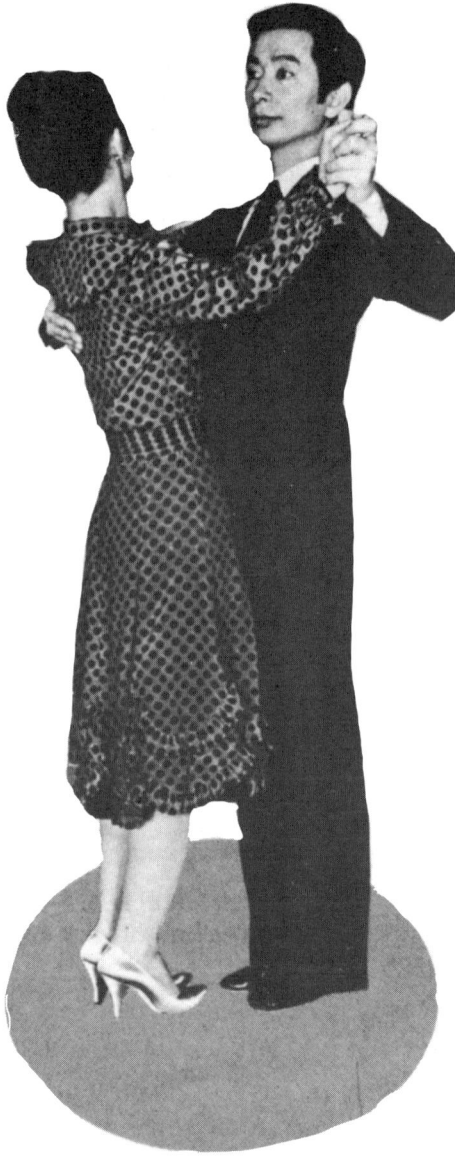

3 남성은 왼발을 오른발 옆으로
조금 벌린다. (회전 연속)
여성은 오른발을 왼발 옆으로
벌린다. (회전 연속)

체크백

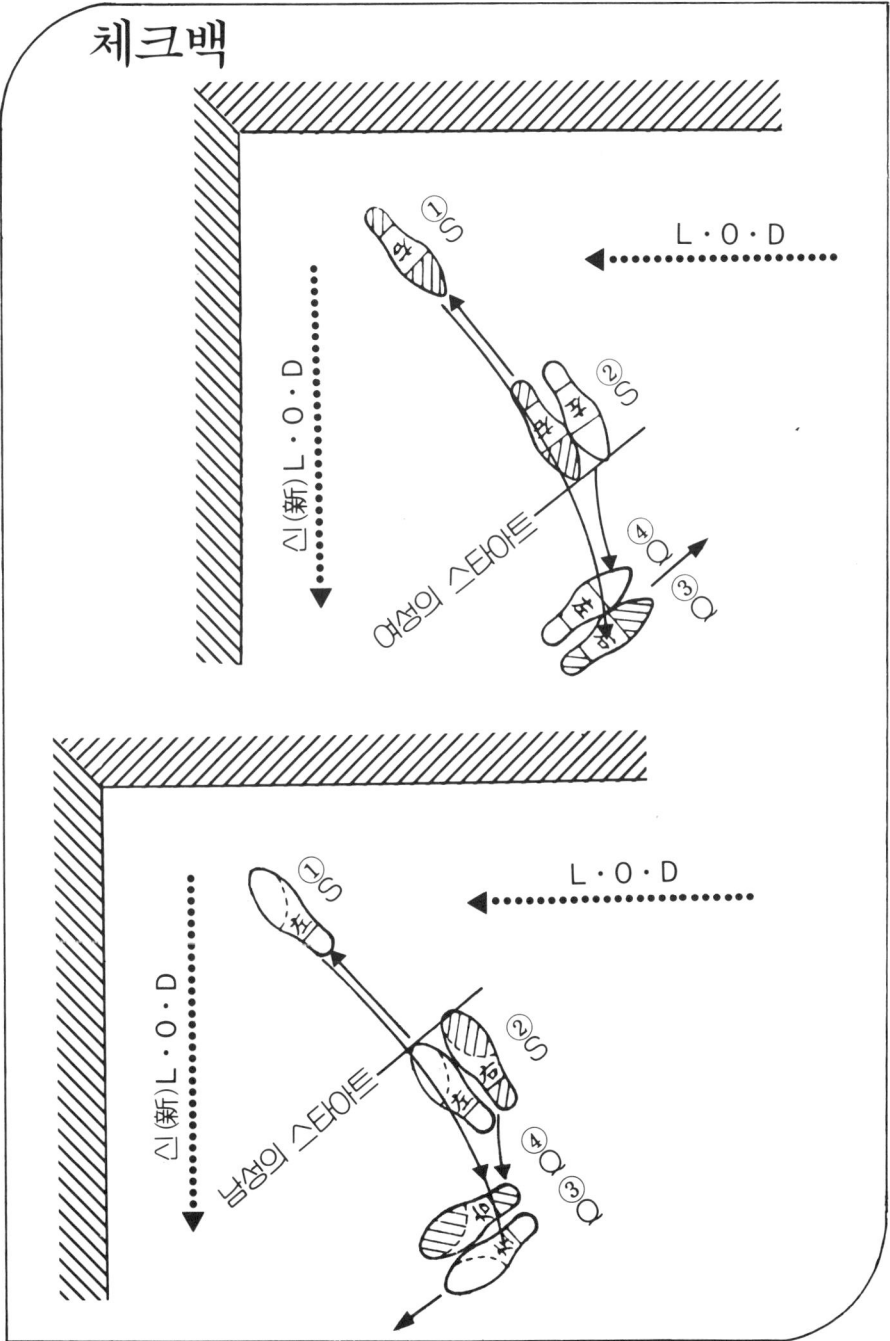

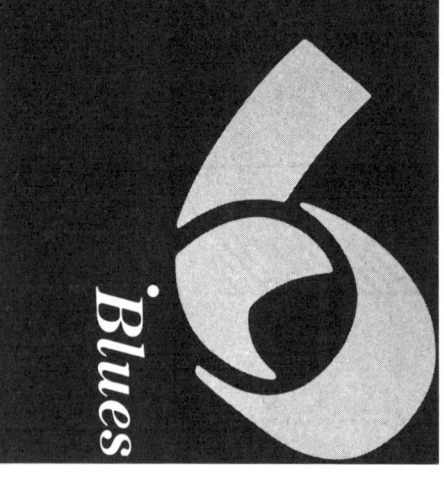

6 Blues

내츄럴 턴
(오른쪽 돌기)

스타아트
남성은 벽 비스듬히 면하고, 여성은 벽 비스듬히 등지고 시작한다.

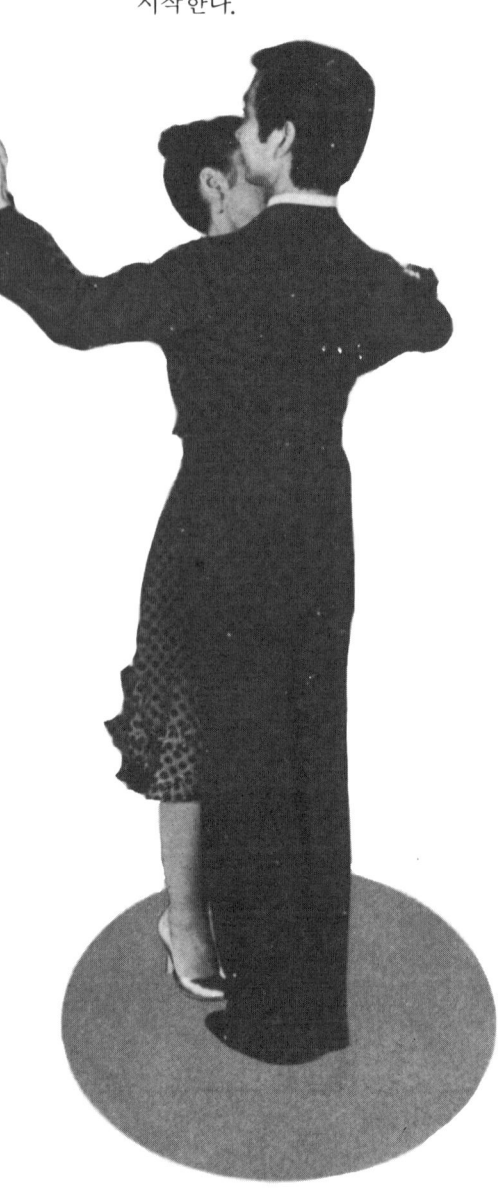

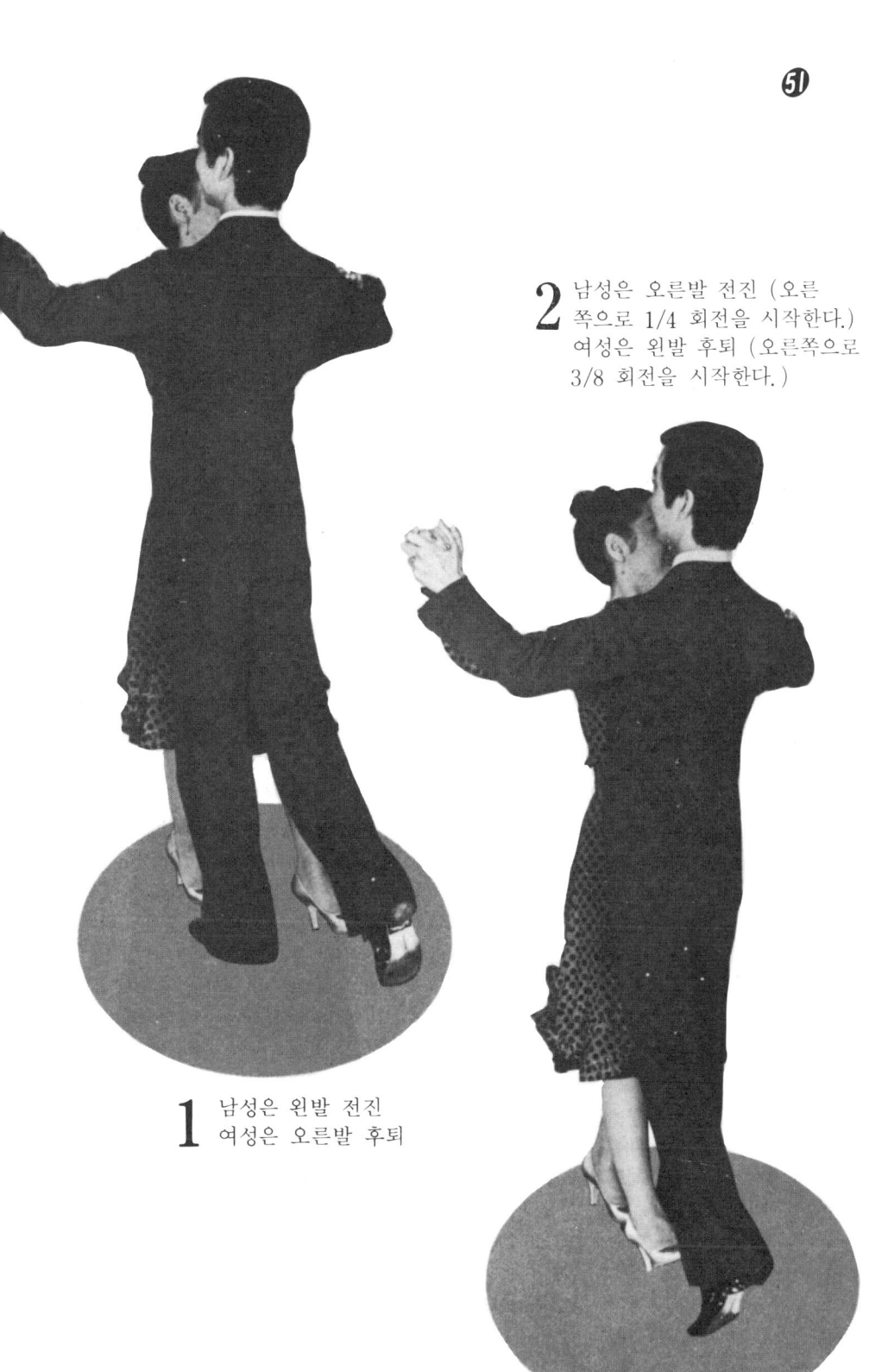

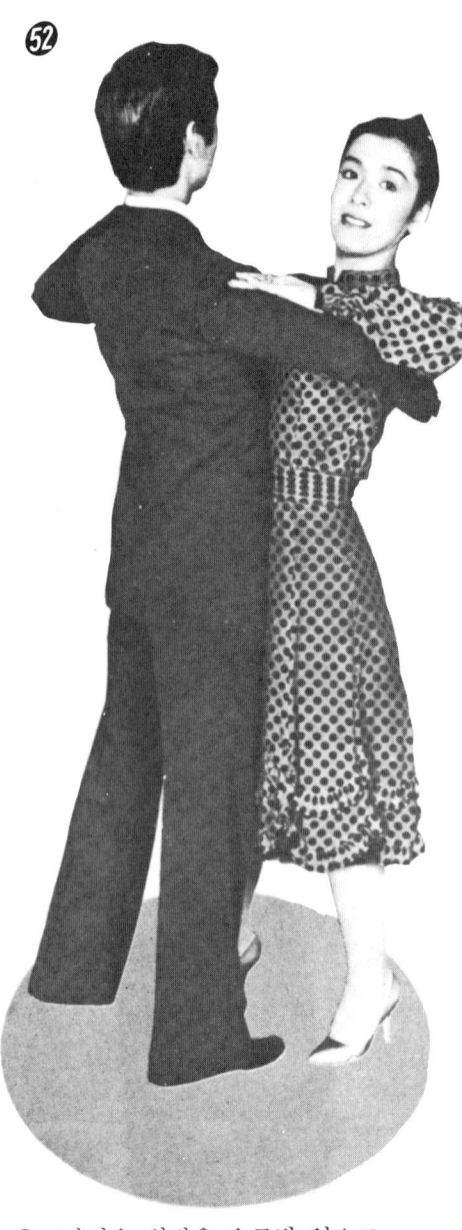

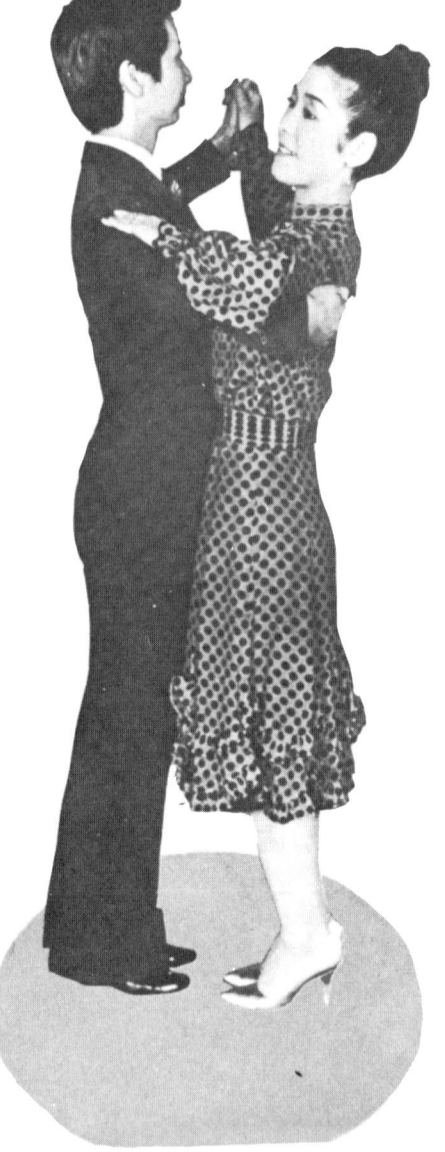

4 남성은 오른발을 왼발에 모은다.
(회전 종료)
여성은 왼발을 오른발에 모은다
(회전 종료)

3 남성은 왼발을 오른발 옆으로 벌린다. (또 오른쪽으로 1/8 회전). 여성은 오른발을 왼발 옆으로 조금 벌린다.
(회전 연속)

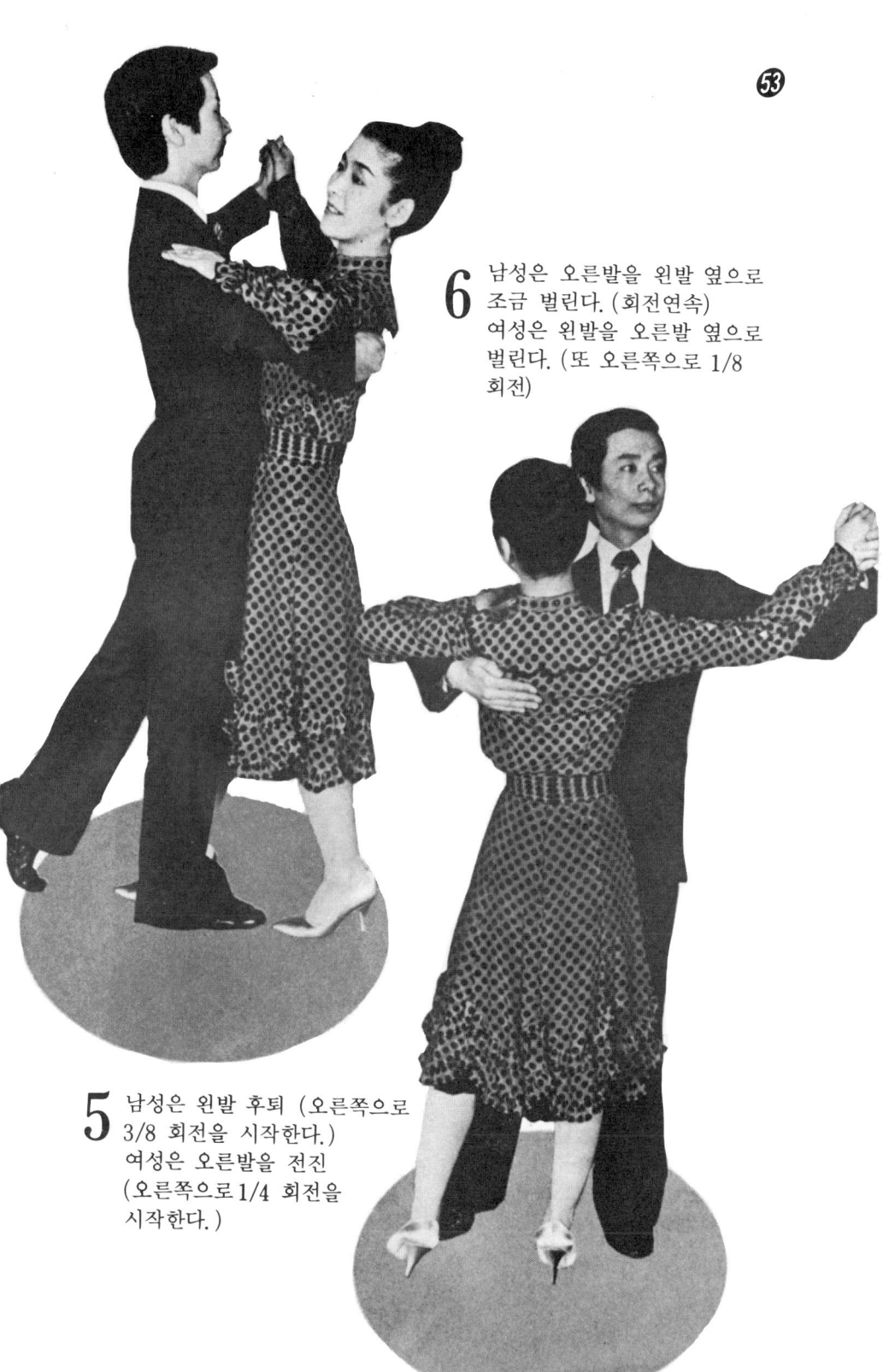

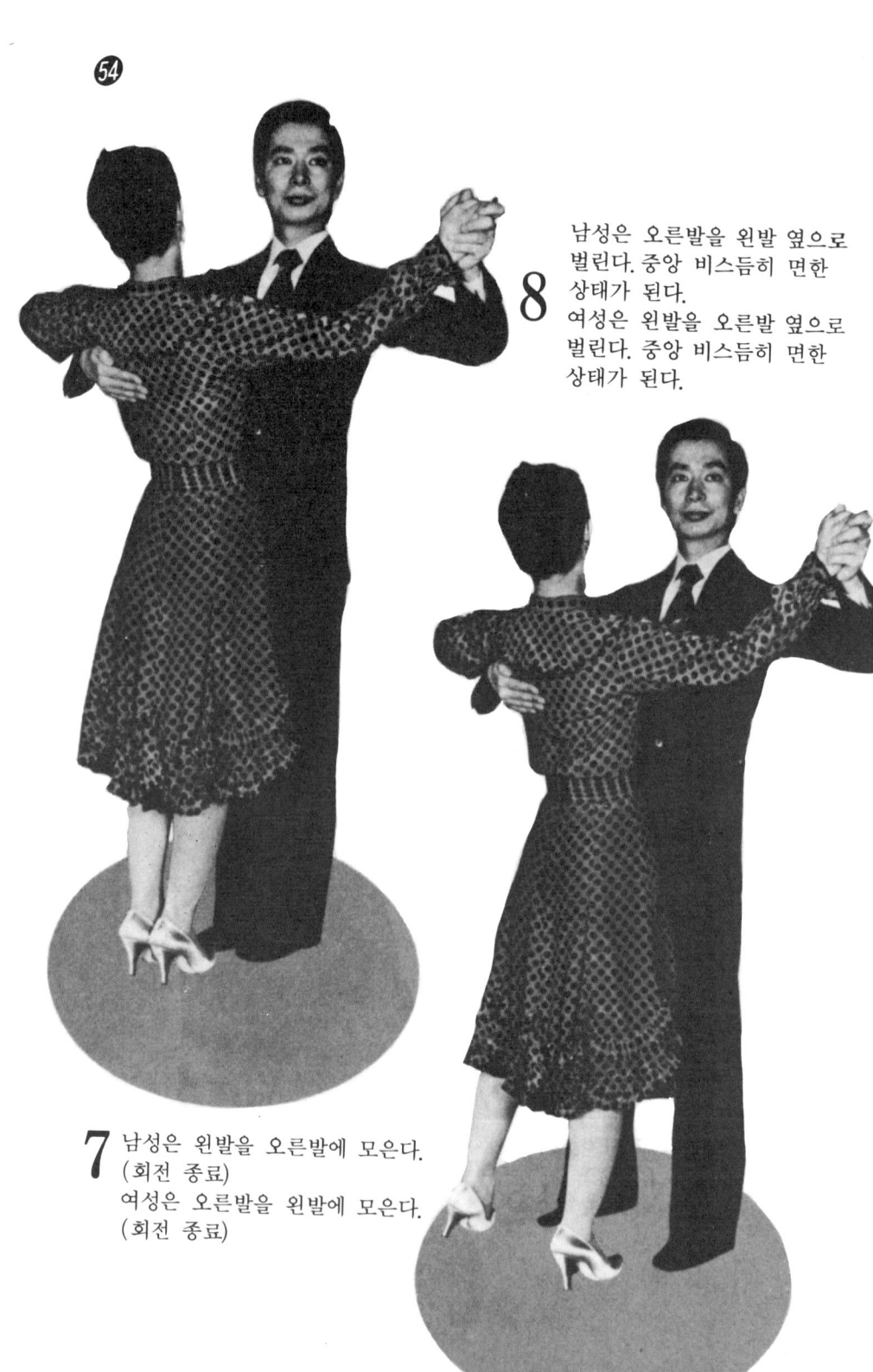

8 남성은 오른발을 왼발 옆으로 벌린다. 중앙 비스듬히 면한 상태가 된다.
여성은 왼발을 오른발 옆으로 벌린다. 중앙 비스듬히 면한 상태가 된다.

7 남성은 왼발을 오른발에 모은다. (회전 종료)
여성은 오른발을 왼발에 모은다. (회전 종료)

내츄럴 턴

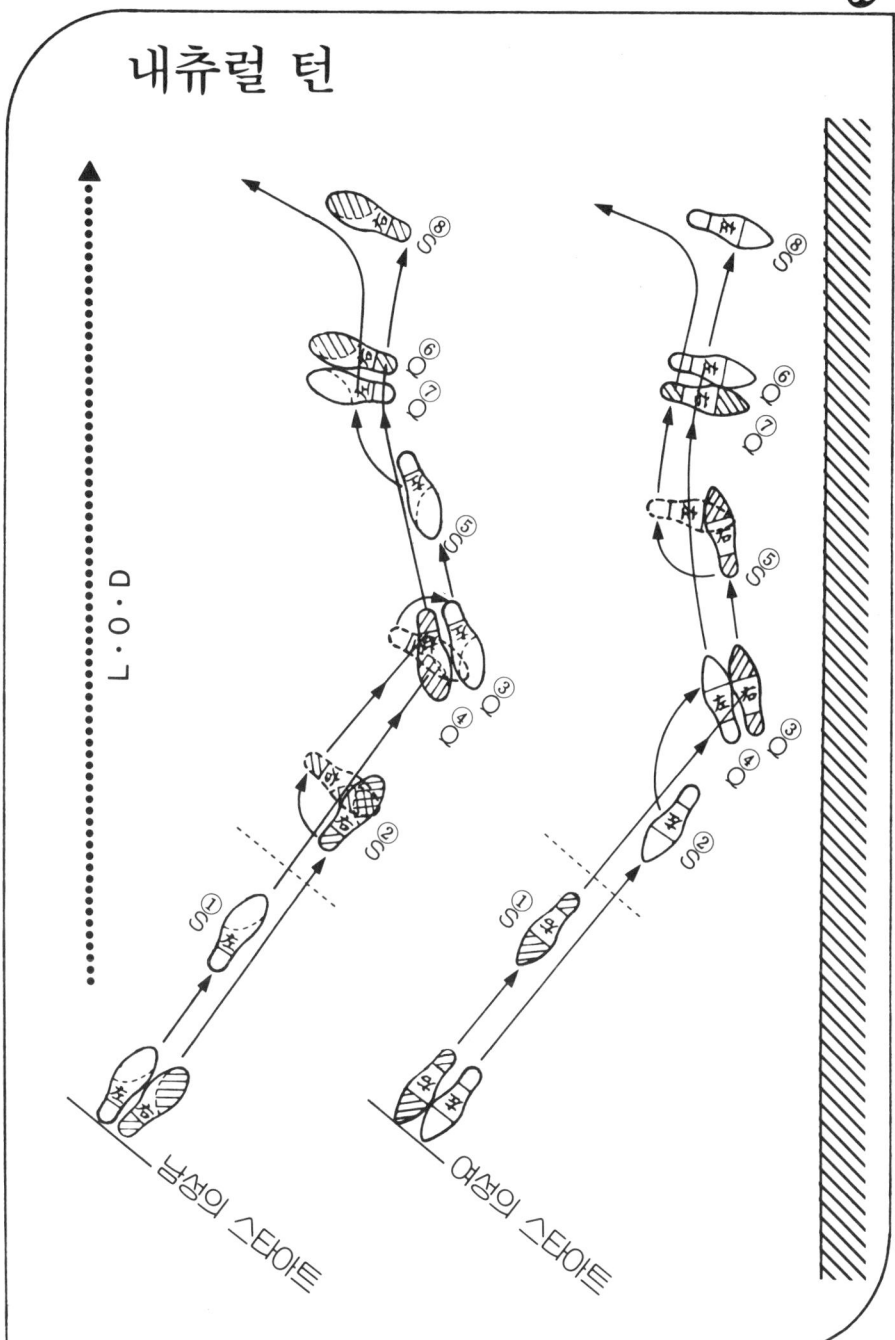

7 *Blues*

리버어스 턴
(왼쪽 돌기)

스타아트
남성은 중앙 비스듬히 면하고, 여성은 중앙 비스듬히 등지고 시작한다.

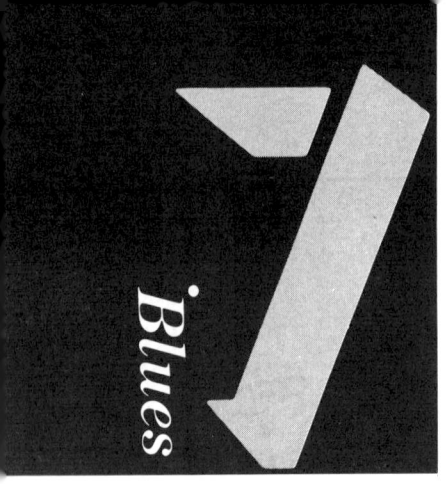

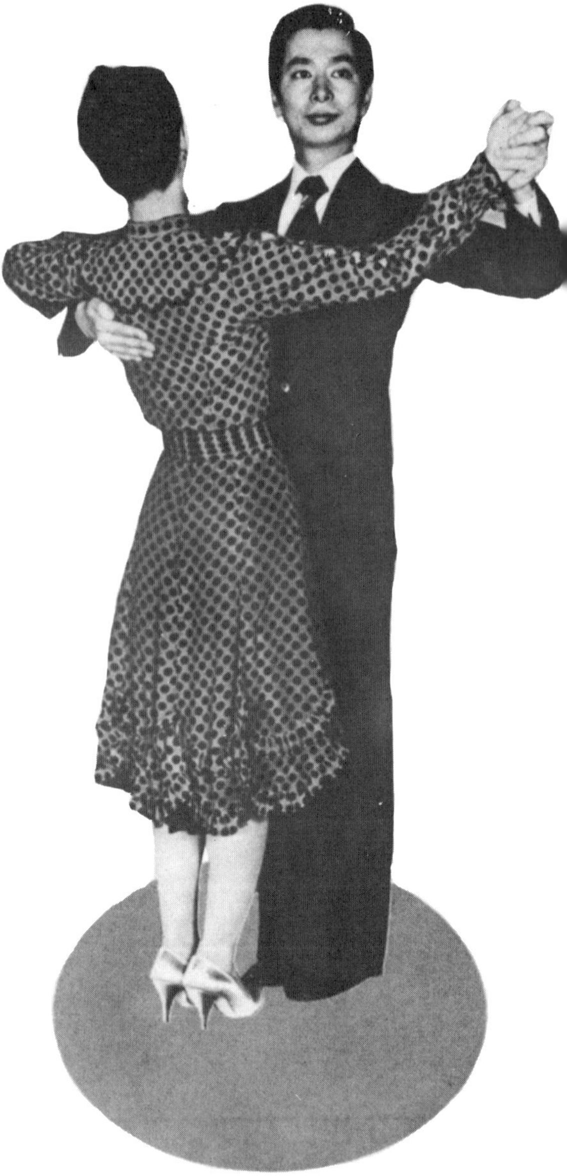

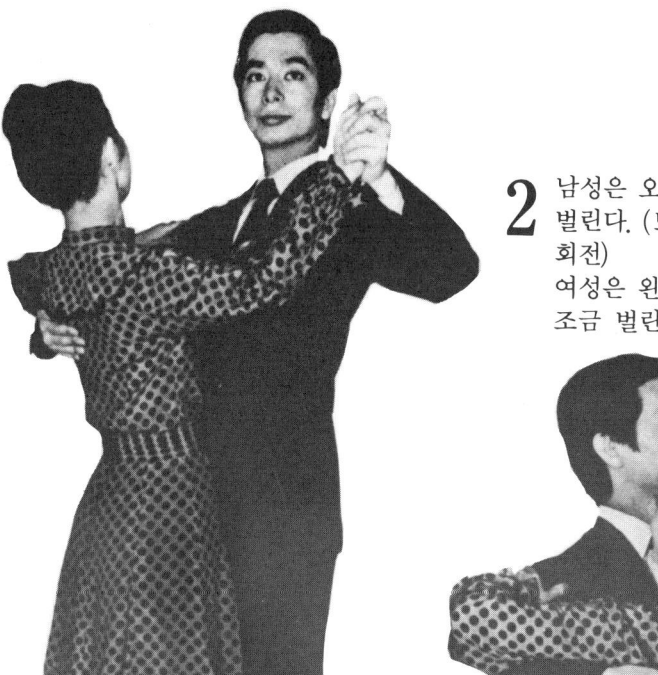

2 남성은 오른발을 왼발 옆으로 벌린다. (또 왼쪽으로 1/8 회전)
여성은 왼발을 오른발 옆으로 조금 벌린다. (회전 연속)

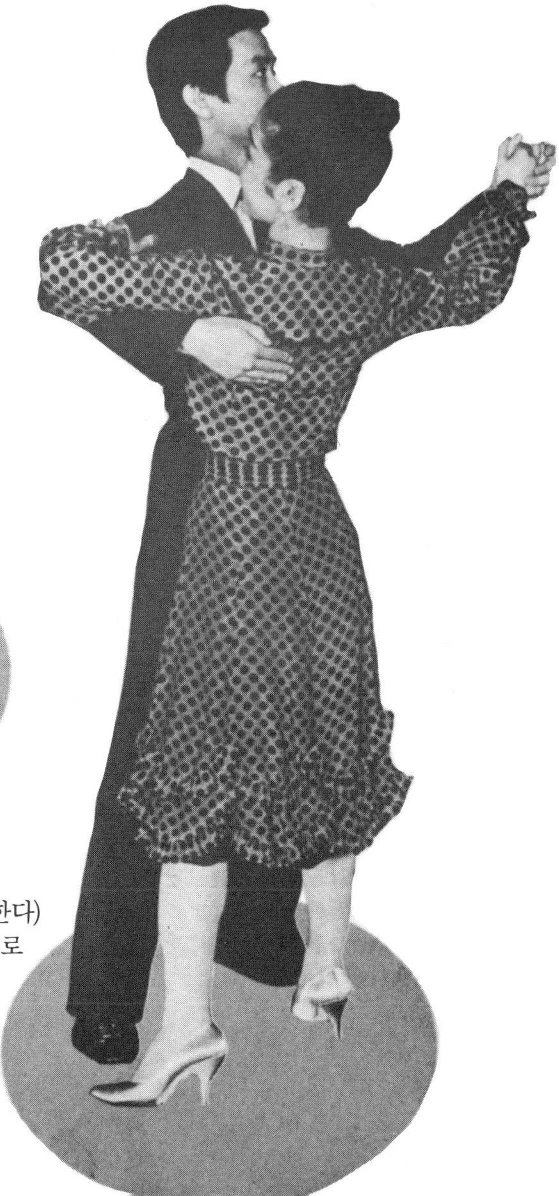

1 남성은 왼발 전진
(왼쪽으로 1/4 회전을 시작한다)
여성은 오른발 후퇴 (왼쪽으로 3/8 회전을 시작한다)

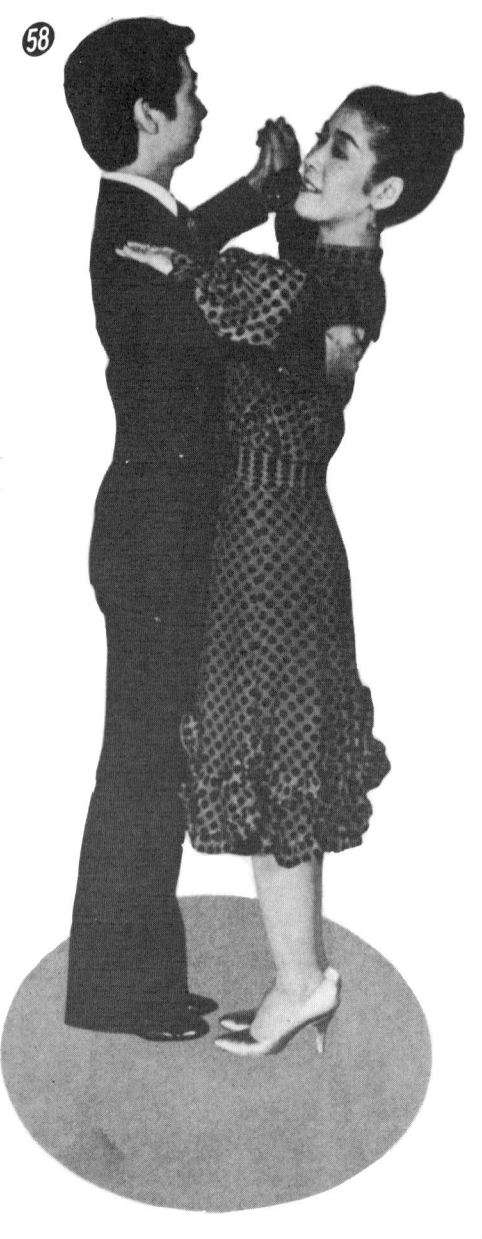
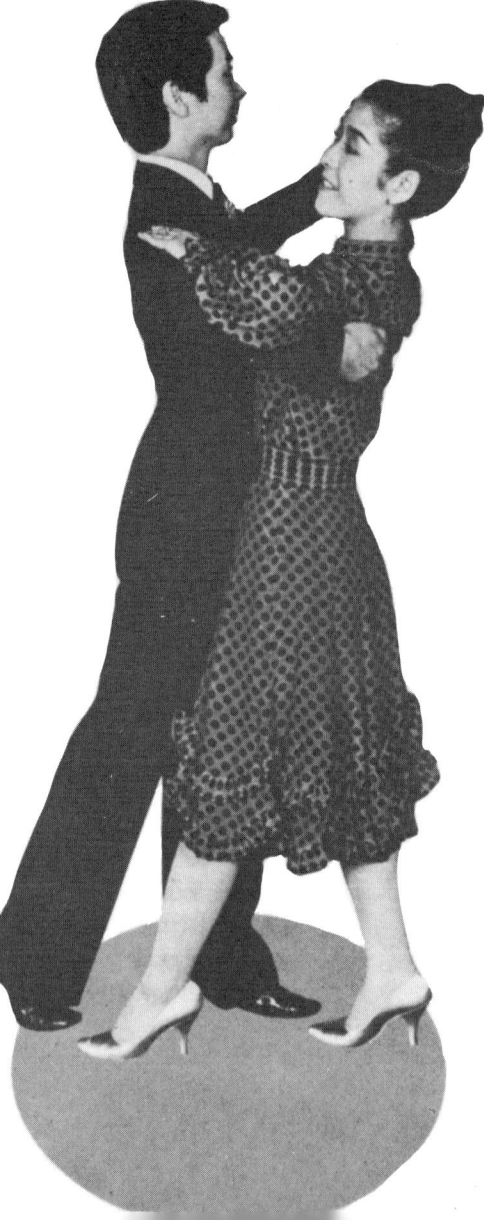

4 남성은 오른발 후퇴 (왼쪽으로 3/8 회전을 시작한다. 여성은 왼발 전진 (왼쪽으로 1/4 회전을 시작한다.)

3 남성은 왼발을 오른발에 모은다. (회전 종료) 여성은 오른발을 왼발에 모은다. (회전 종료)

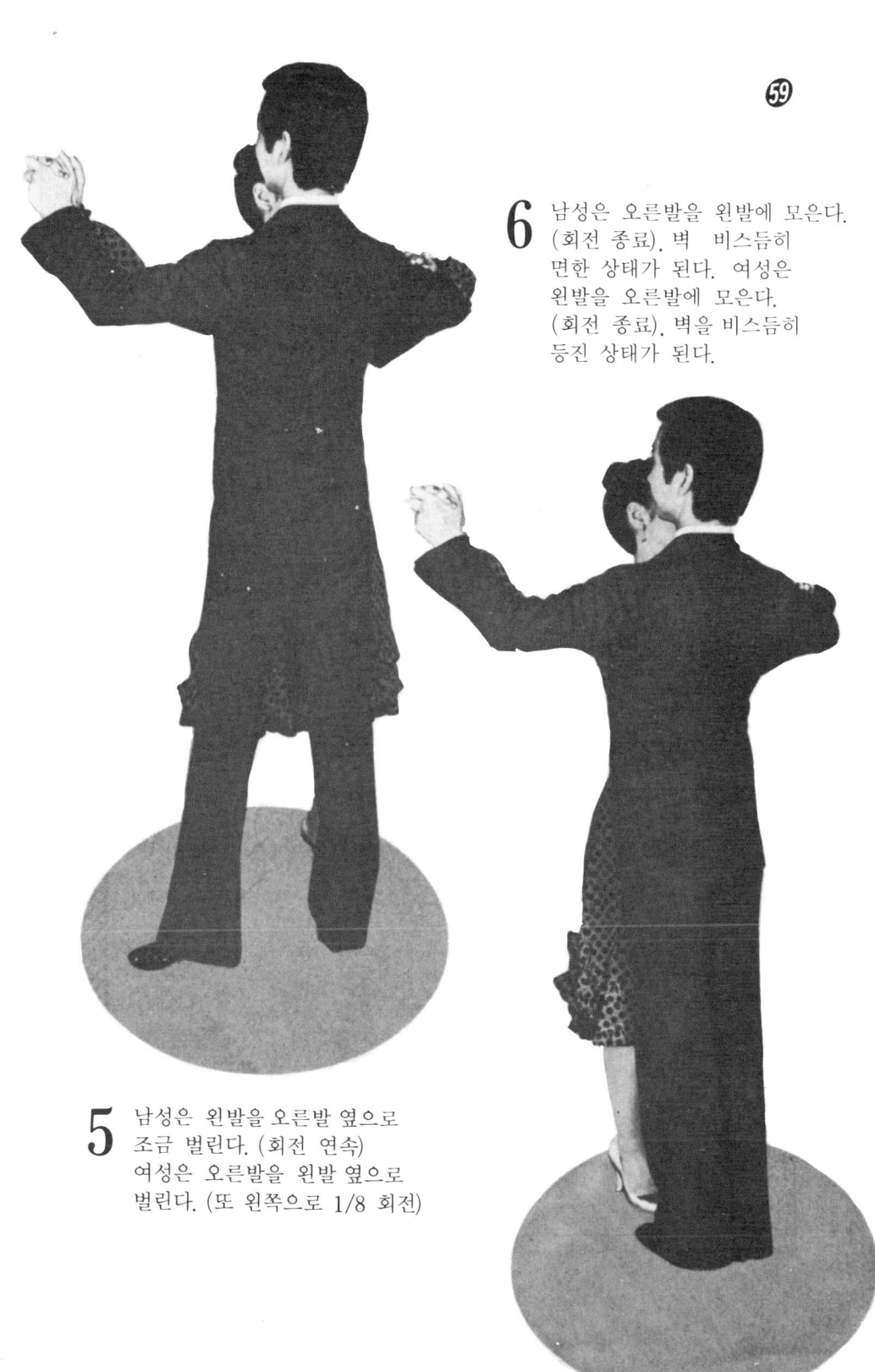

리버어스 턴

맘보

Mambo

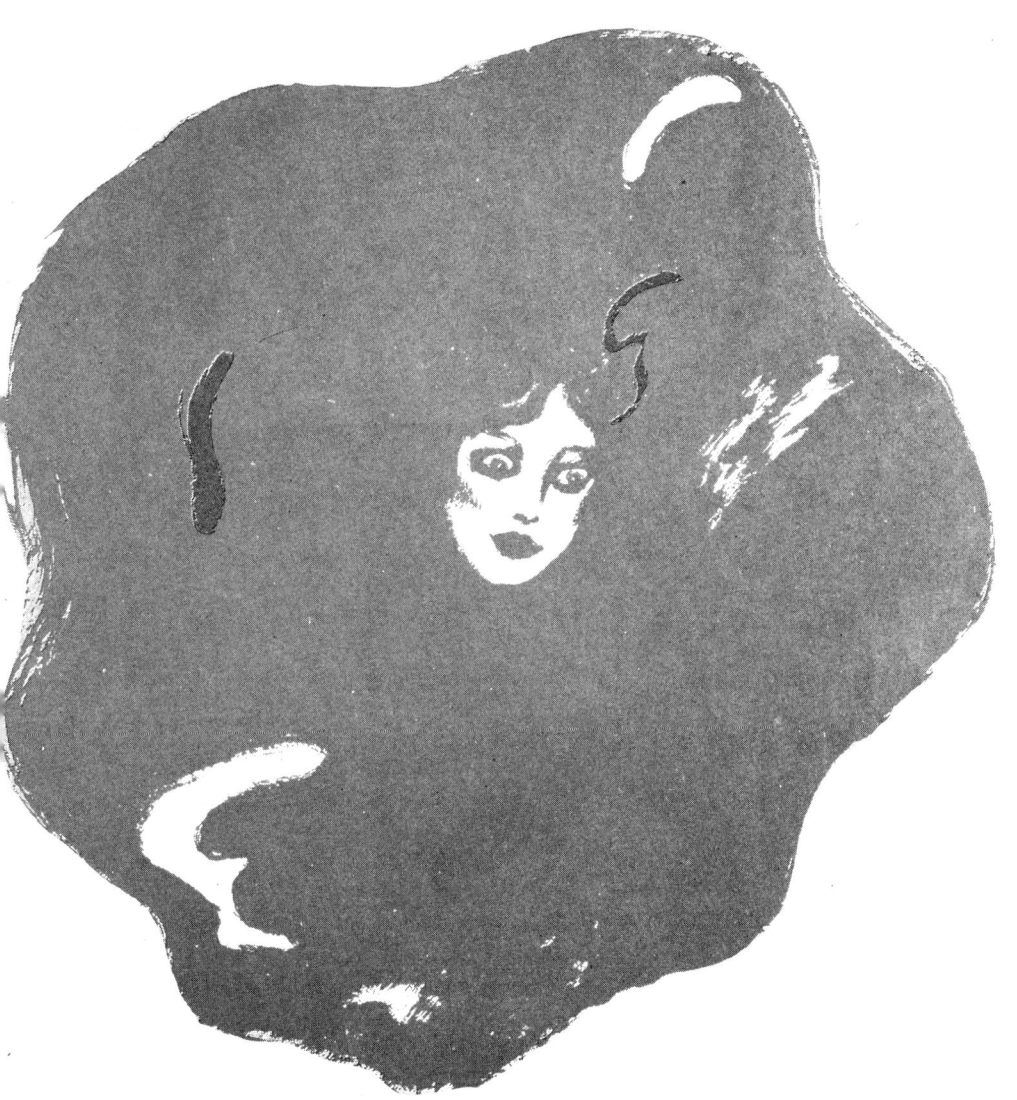

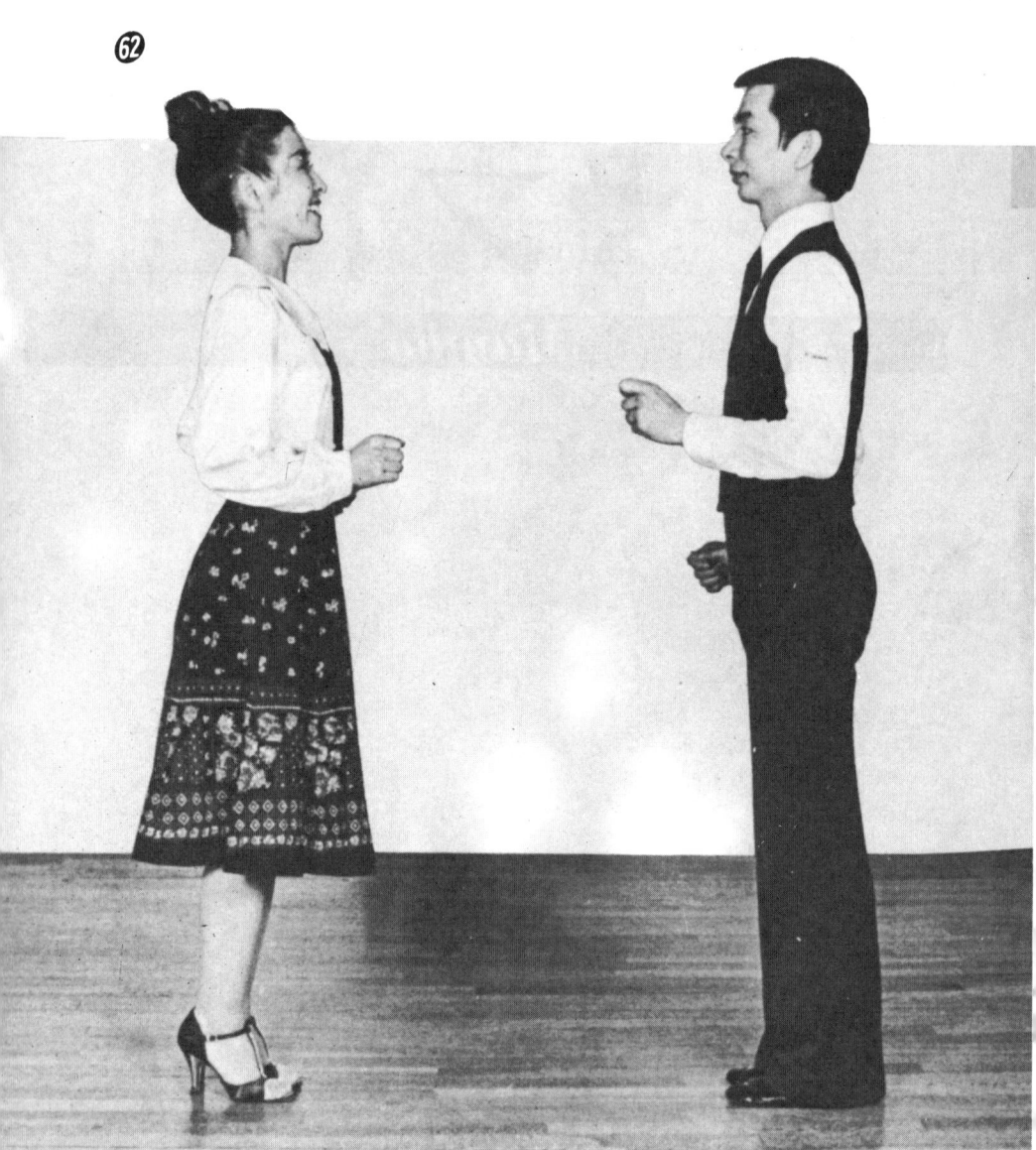

맘보란…

맘보는 쿠바에서 태어난 음악가 페레스·프라드에 의해 1943년 경에 창작된 연주 스타일이다. 이것은 쿠바 독특한 리듬과 재즈의 하모니를 조합한 것으로 야성적인 강렬한 음색과 흥미로운 리듬으로 인기를 불러 일으켜 1950년대에 전세계에 퍼졌다. 이 음악은 4분의 4박자로 1분 동안에 34~36 소절의 템포로 연주된다.

이 춤의 특징은 다른 종목처럼 마주잡거나 하지 않고 처음부터 떨어진 채 스텝을 밟는 것이다. 그러므로 스타아트 때의 스타일의 약속도 1미터 정도 떨어져서 자신이 좋은 자세로 시작하면 되는 것이다.

그러나 여러분은 아직 어떤 것이 좋은지 선택할 수 없을 것이므로 p. 62의 사진과 같이 릴렉스한 포|즈를 취하도록 한다.

또 이 책에서 싣고있는 스텝은 초보자들도 간단히 기억할 수 있는 3보씩의 스텝이다.

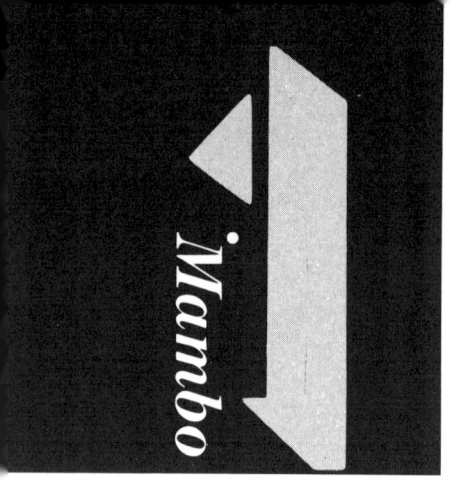

기본 동작

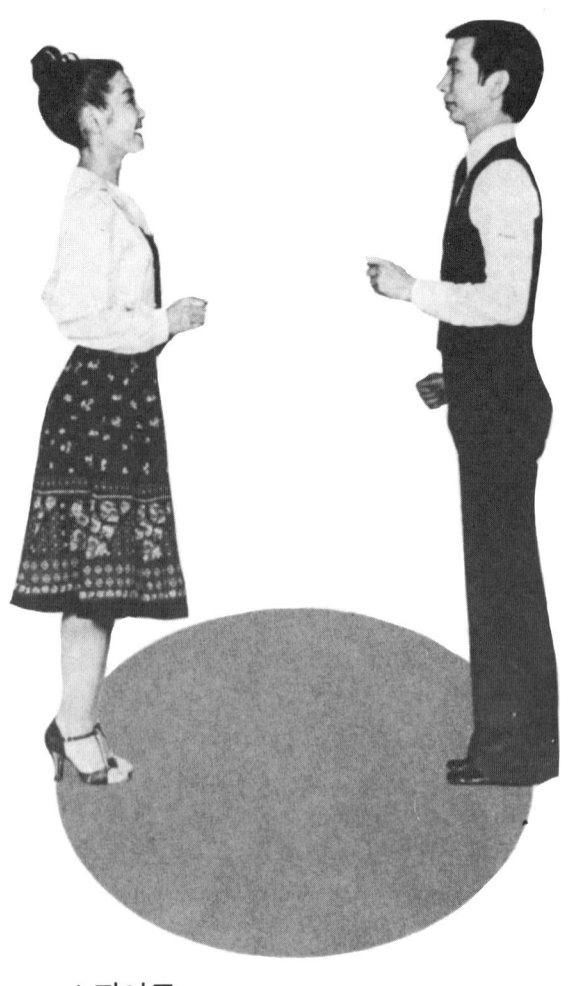

스타아트

1 남성은 왼발 전진
오른발은 그곳에 그대로
여성은 오른발 후퇴
왼발은 그곳에 그대로

2 남성은 오른발에 체중을 싣는다.
여성은 왼발에 체중을 싣는다.

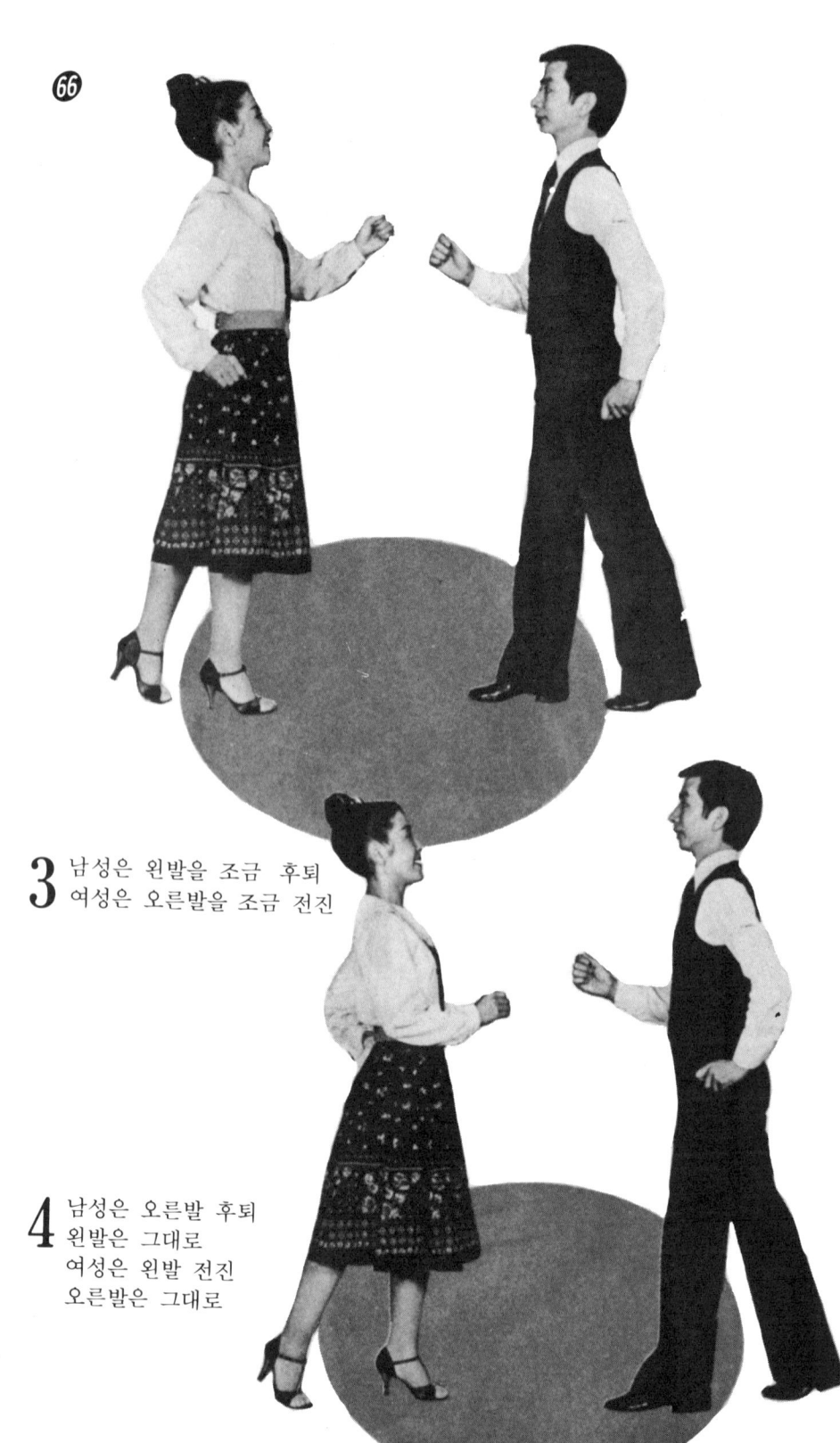

3 남성은 왼발을 조금 후퇴
여성은 오른발을 조금 전진

4 남성은 오른발 후퇴
왼발은 그대로
여성은 왼발 전진
오른발은 그대로

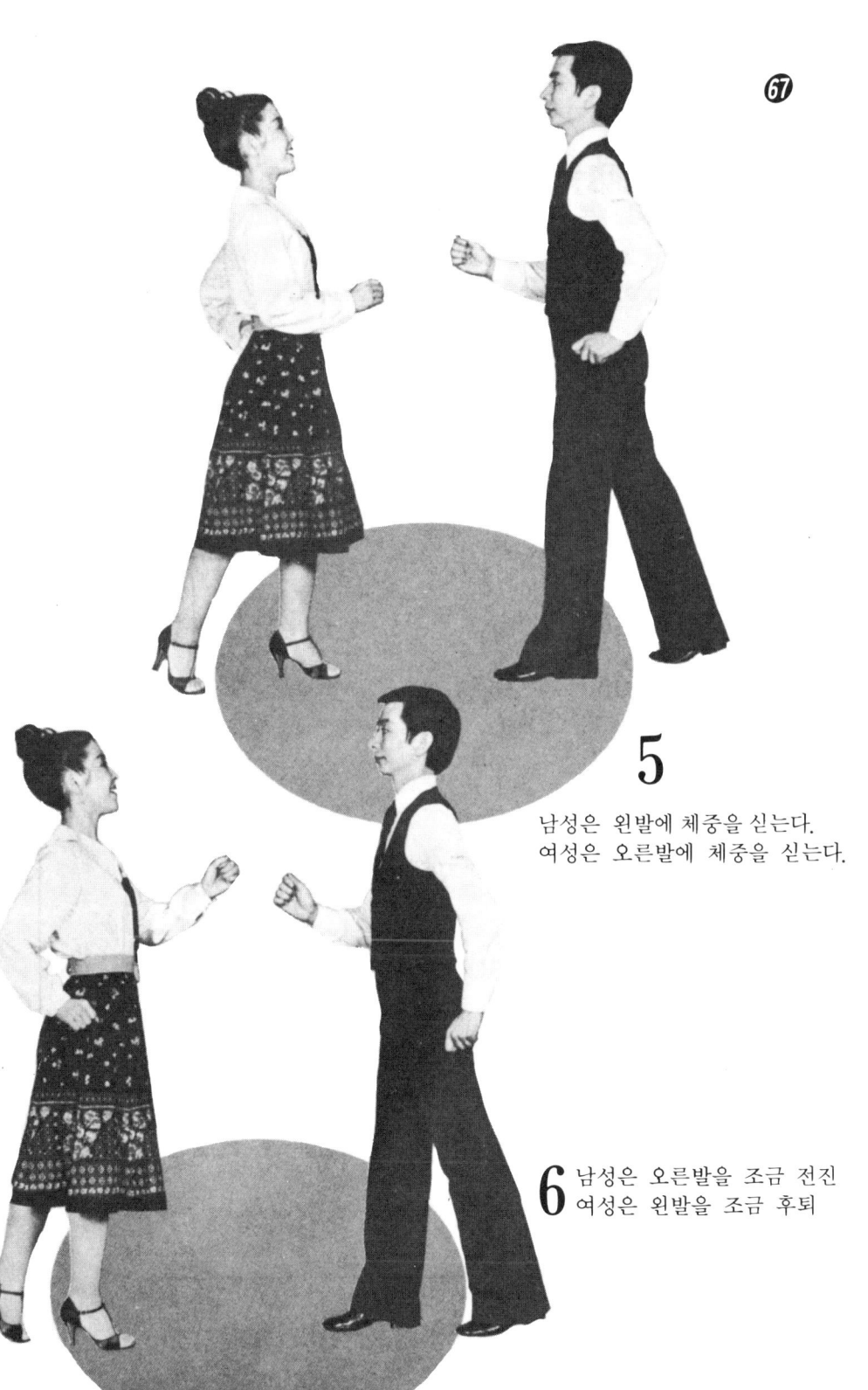

5 남성은 왼발에 체중을 싣는다.
여성은 오른발에 체중을 싣는다.

6 남성은 오른발을 조금 전진
여성은 왼발을 조금 후퇴

기본 동작

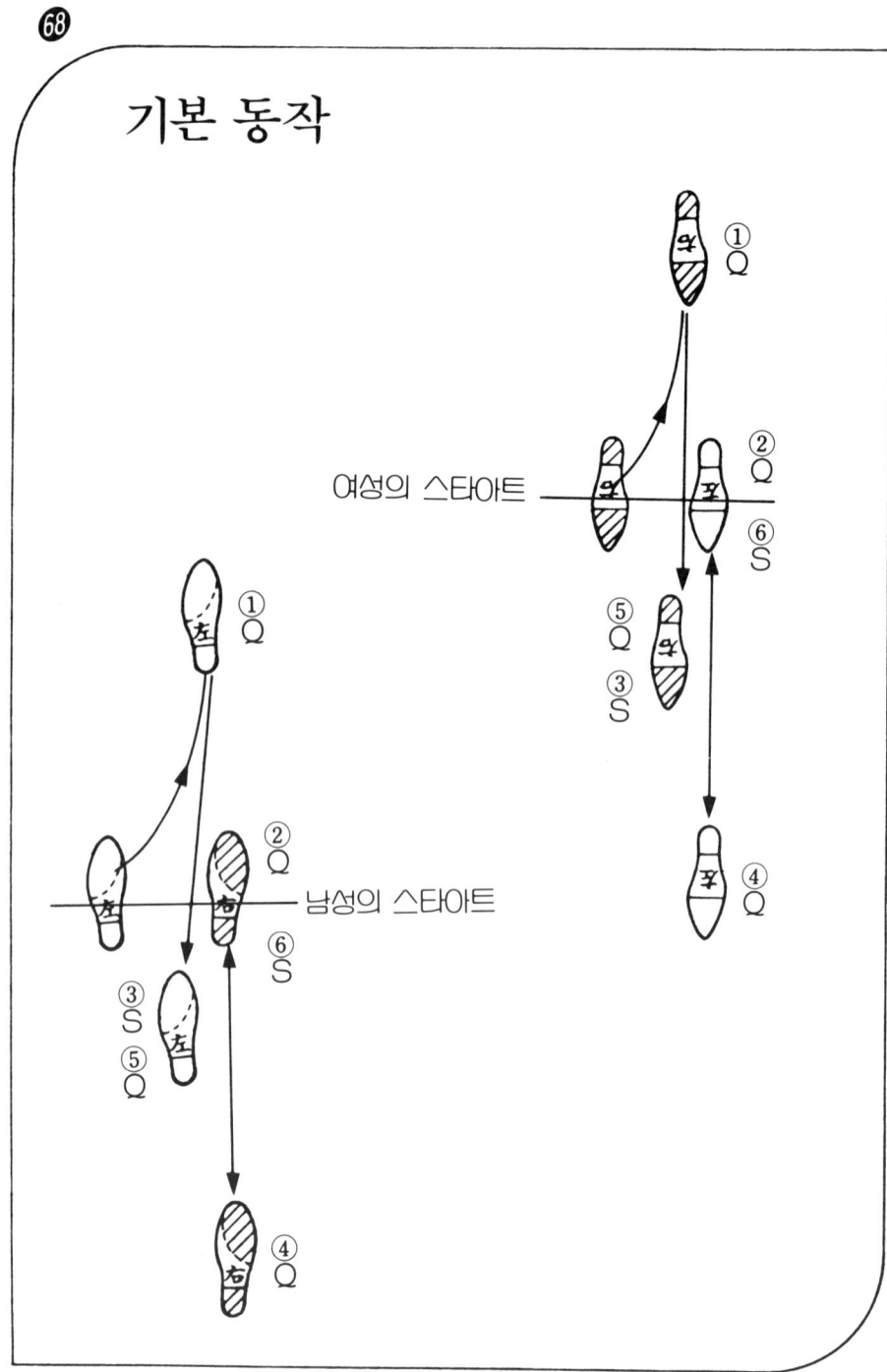

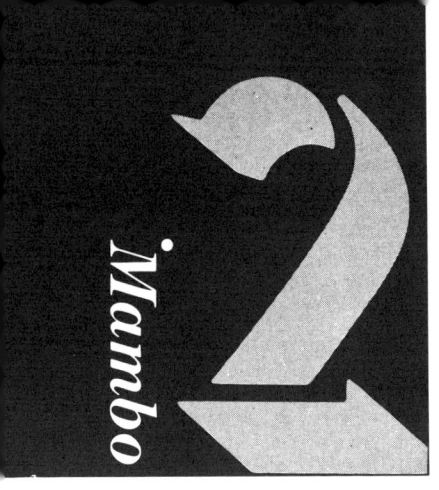

2 *Mambo*

하프 턴

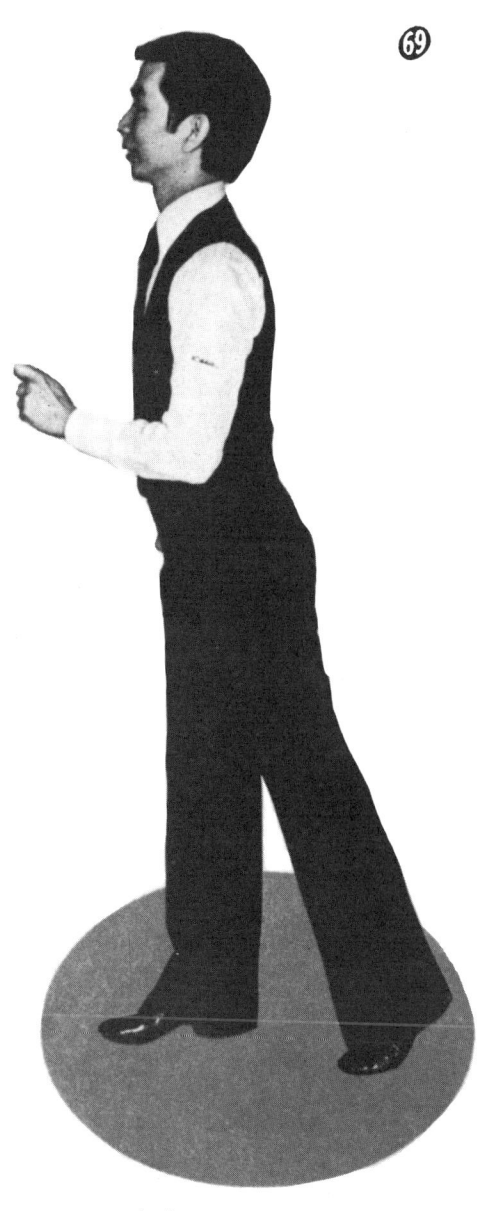

스타아트
　이 스텝은 남녀 모두 똑같은 동작으로 왼발 전진에서 시작한다. 따라서 남녀가 동시에 실시할 수는 없다. 자신의 왼발 때에만 스텝을 사용할 수 있다.

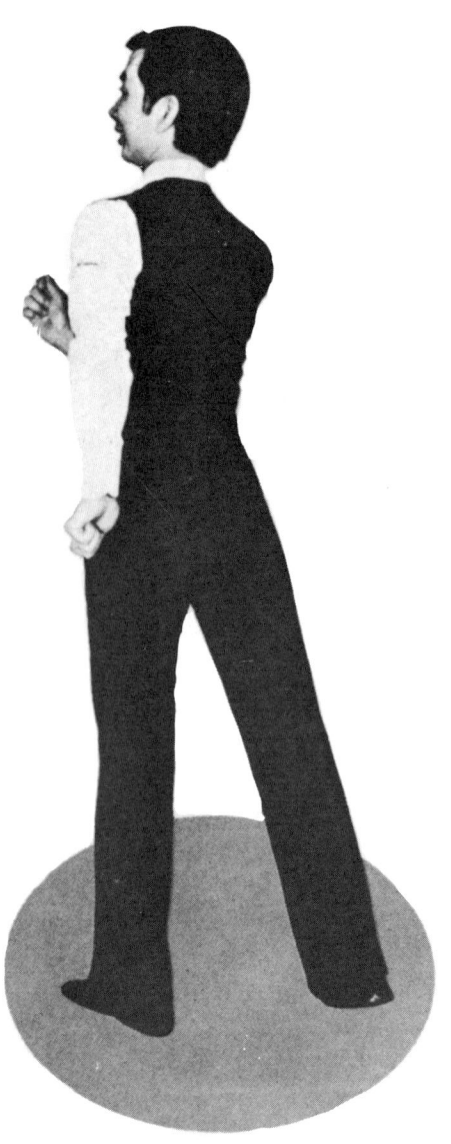
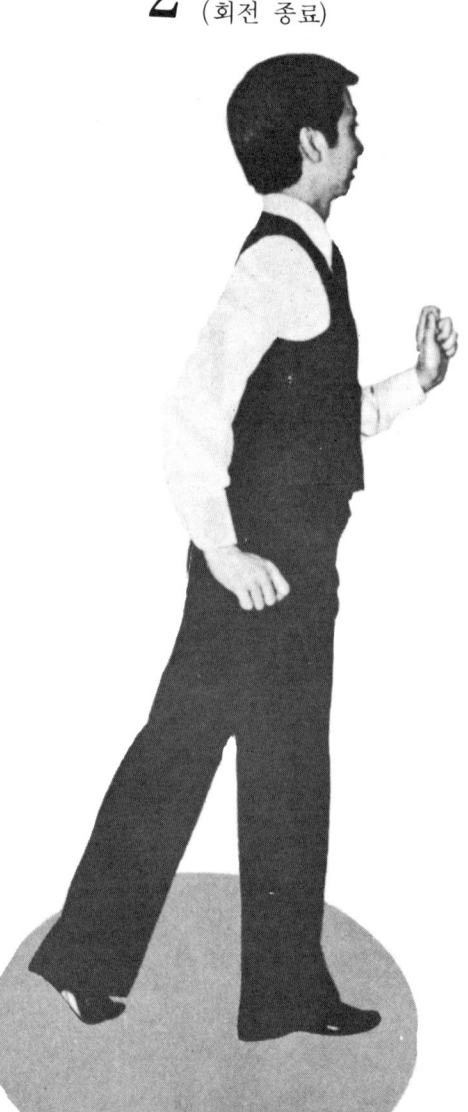

2 오른발에 체중을 싣는다.
(회전 종료)

1 왼발 전진, 오른발은 그대로
(오른쪽으로 1/2 회전을
시작한다.)

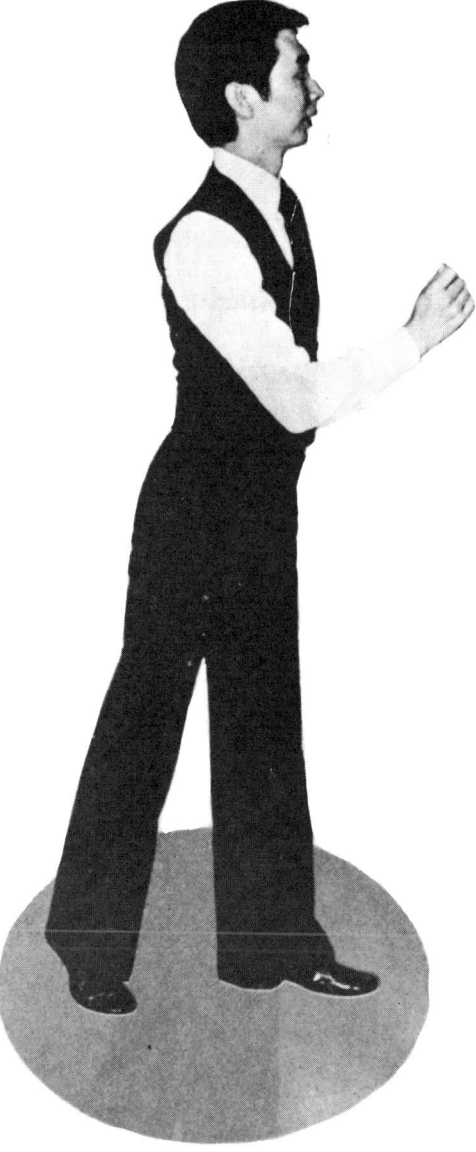

3 왼발 조금 전진

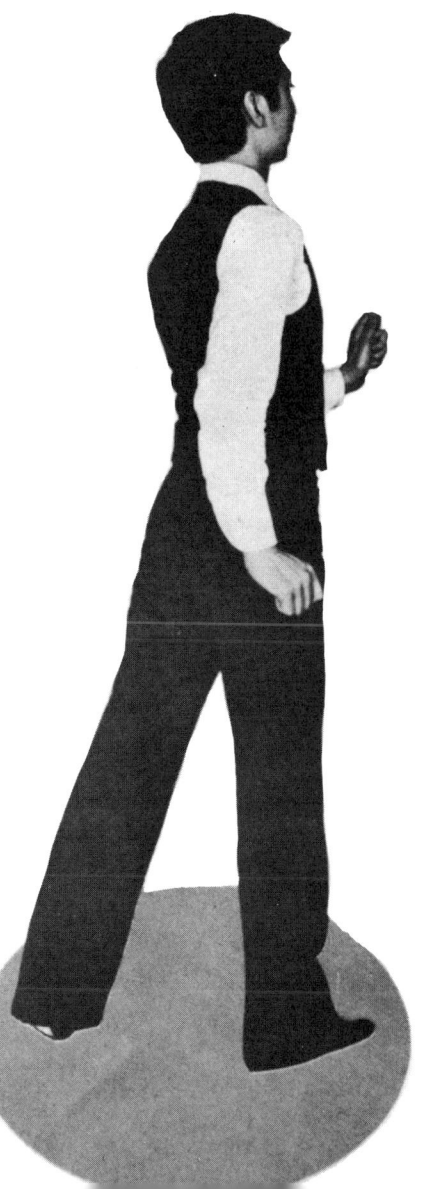

4 오른발 전진, 왼발은 그대로
(왼쪽으로 1/2 회전을 시작한다.)

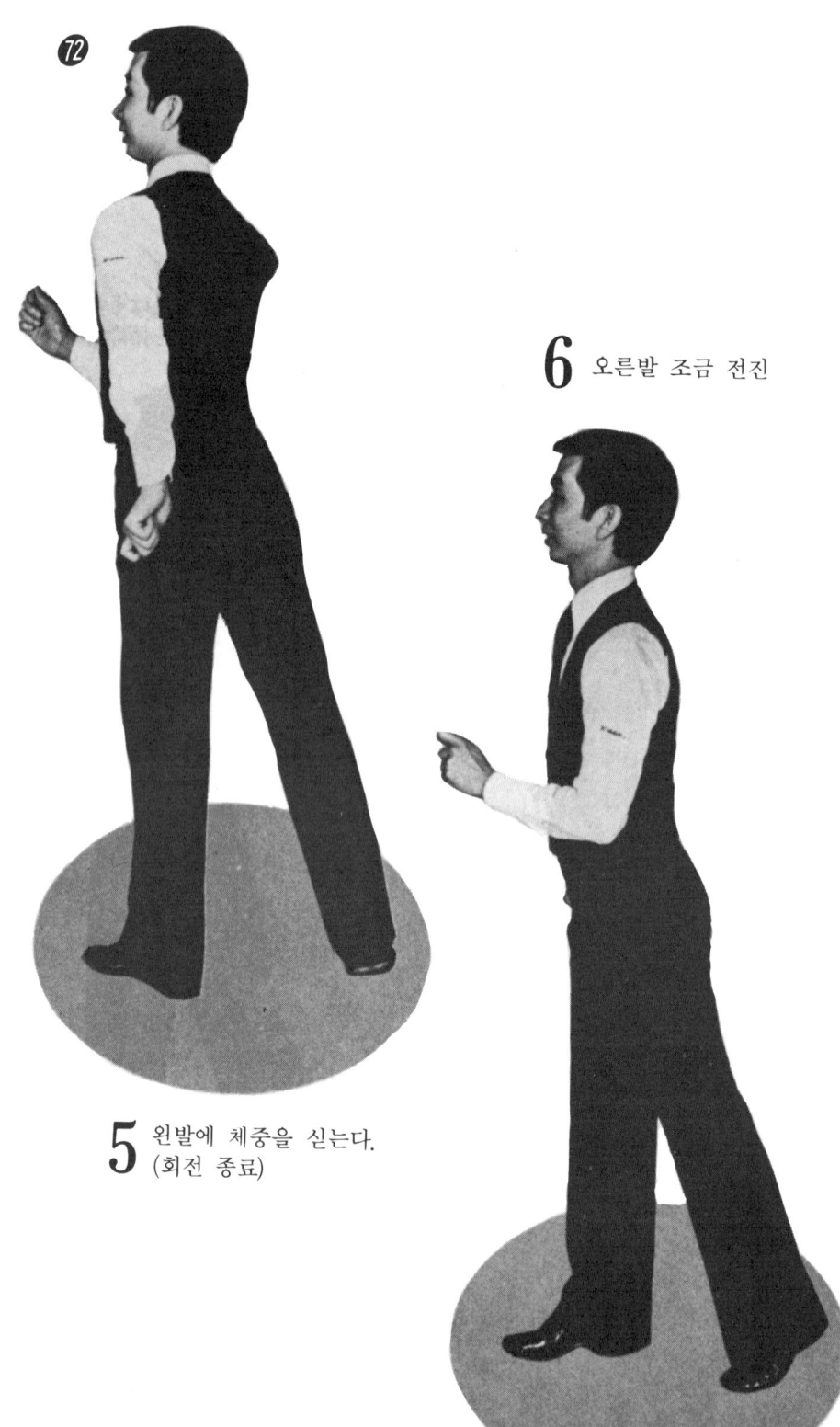

6 오른발 조금 전진

5 왼발에 체중을 싣는다.
(회전 종료)

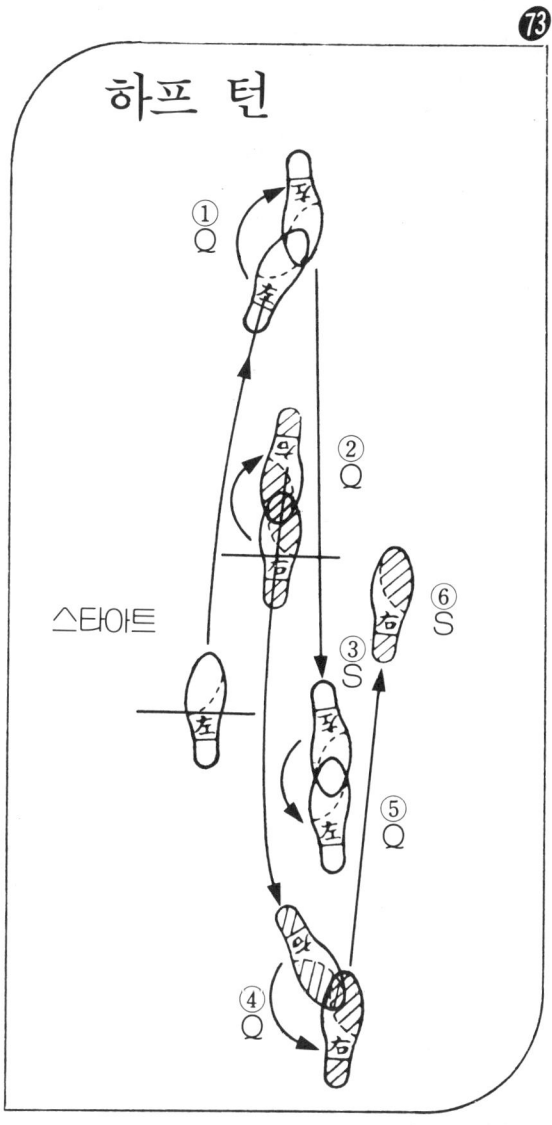

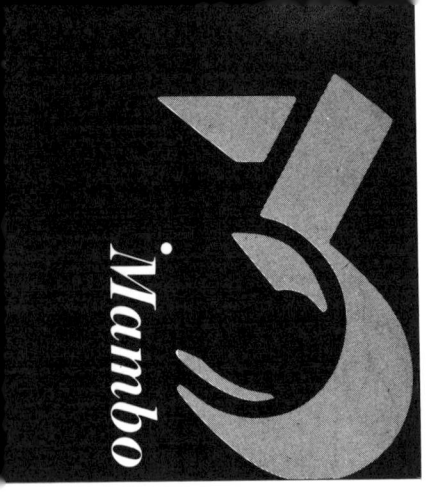

풀 턴

스타아트
 이 스텝도 남녀 모두 같은 동작으로 왼발 전진에서 부터 시작된다.

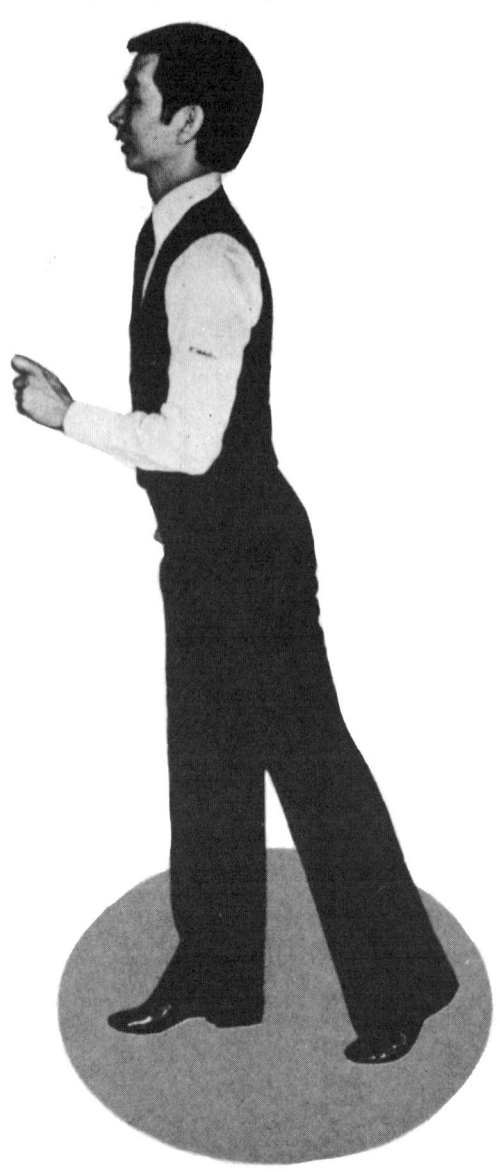

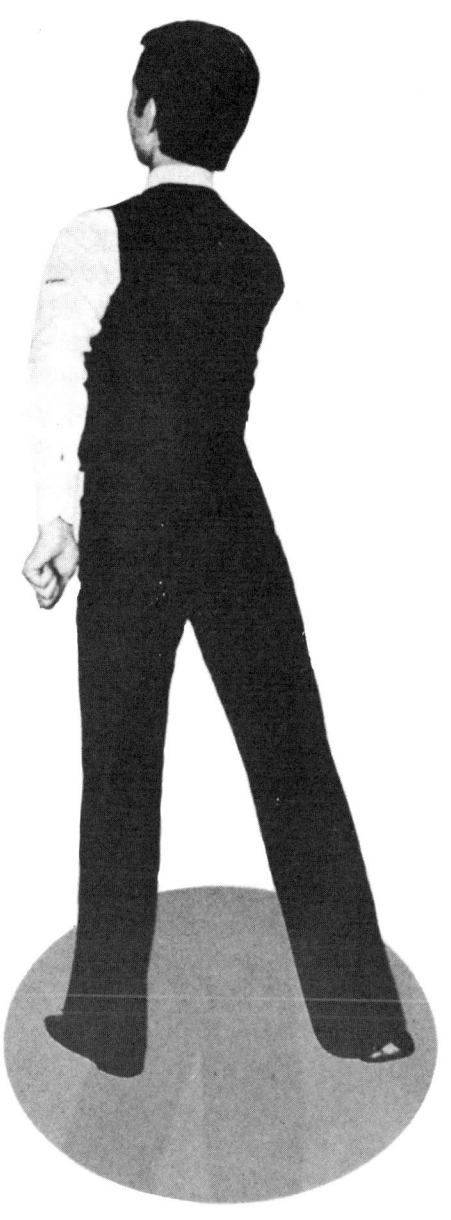

1 왼발 전진, 오른발은 그대로
(오른쪽으로 1/2 회전을
시작한다.)

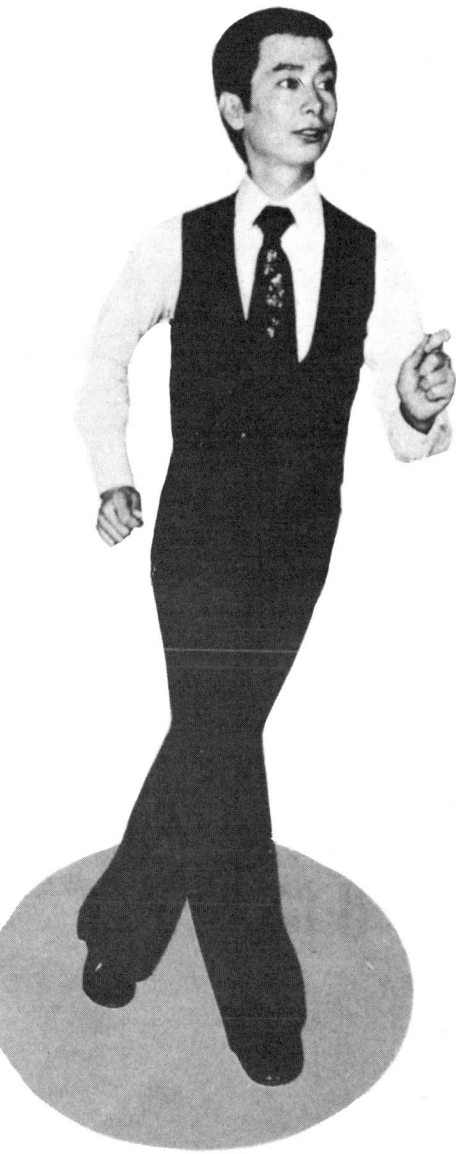

2 오른발에 체중을 싣는다.
(또 1/2 회전)

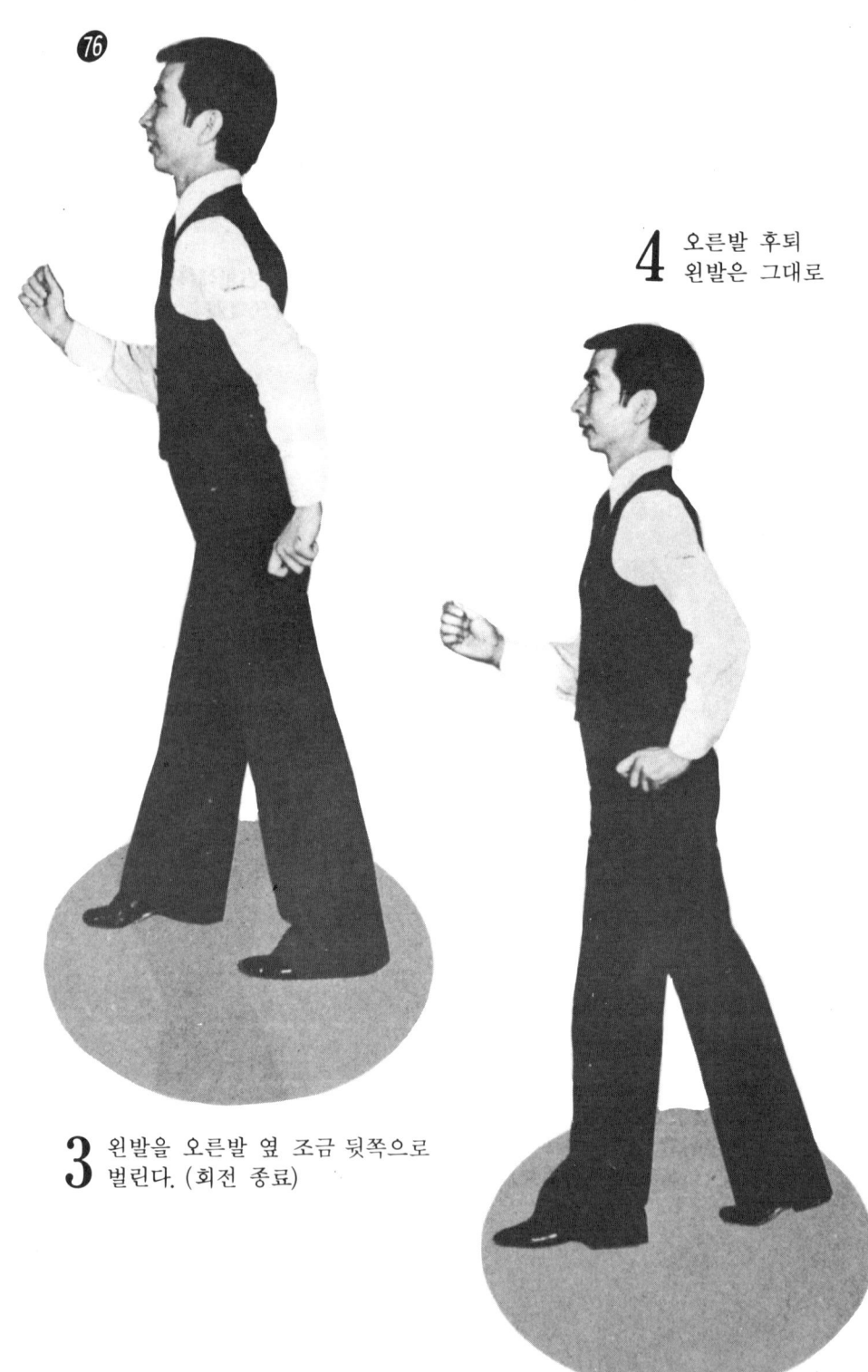

4 오른발 후퇴
왼발은 그대로

3 왼발을 오른발 옆 조금 뒷쪽으로 벌린다. (회전 종료)

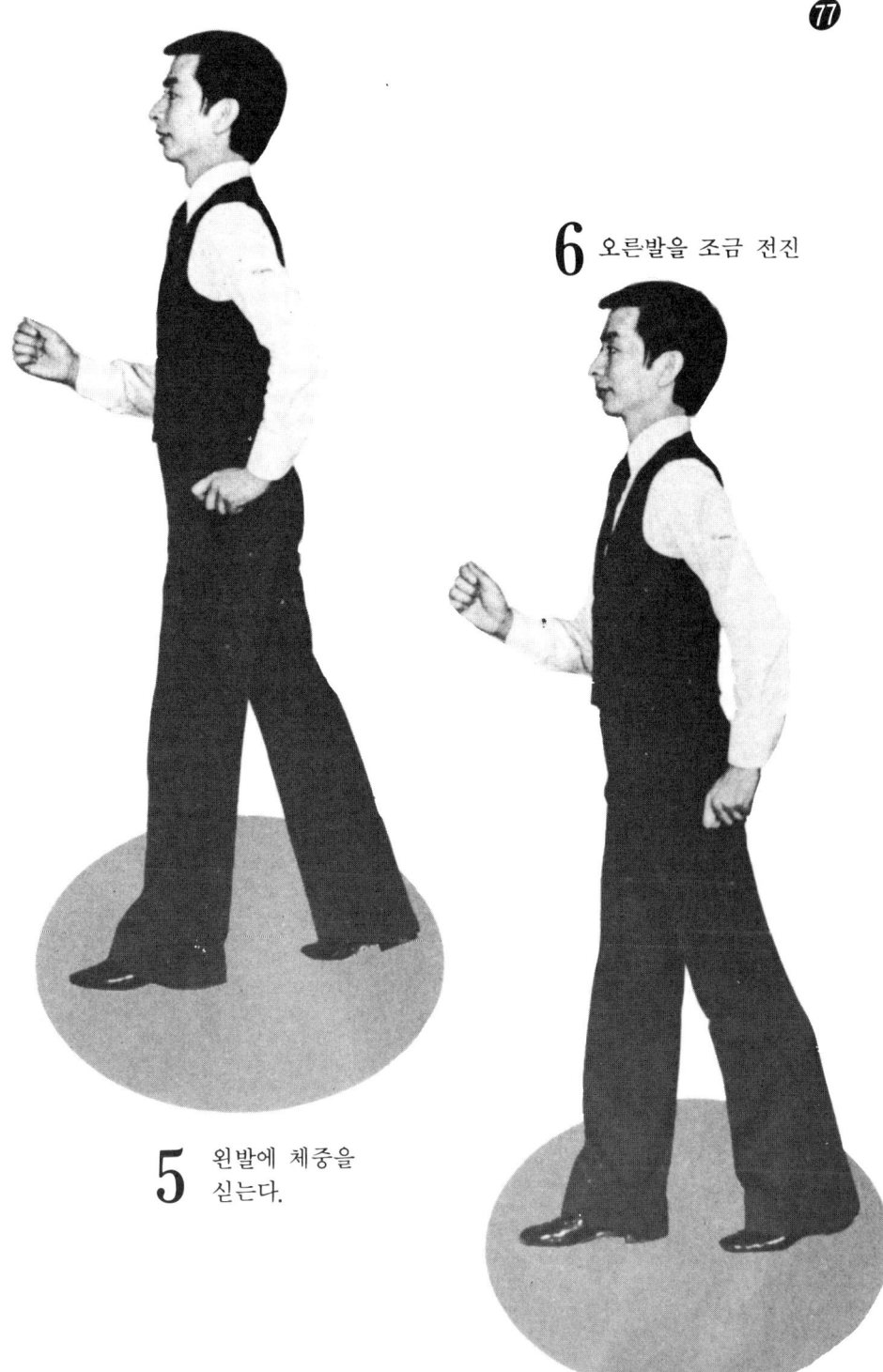

6 오른발을 조금 전진

5 왼발에 체중을 싣는다.

풀 턴

스텝 4 이하는 68페이지
의 기본 동작 스텝과 같다.

4 Mambo

뉴 욕

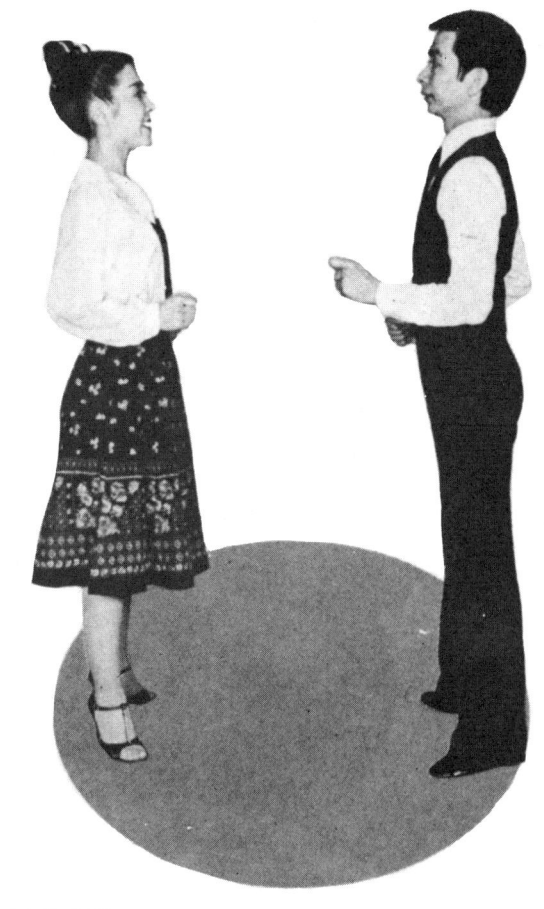

스타아트

　오픈 포지션으로 마주 보고 시작한다.
　이 스텝은 기본 동작의 6 또는 3의 스텝 다음에 연결하여 밟을 수가 있다.

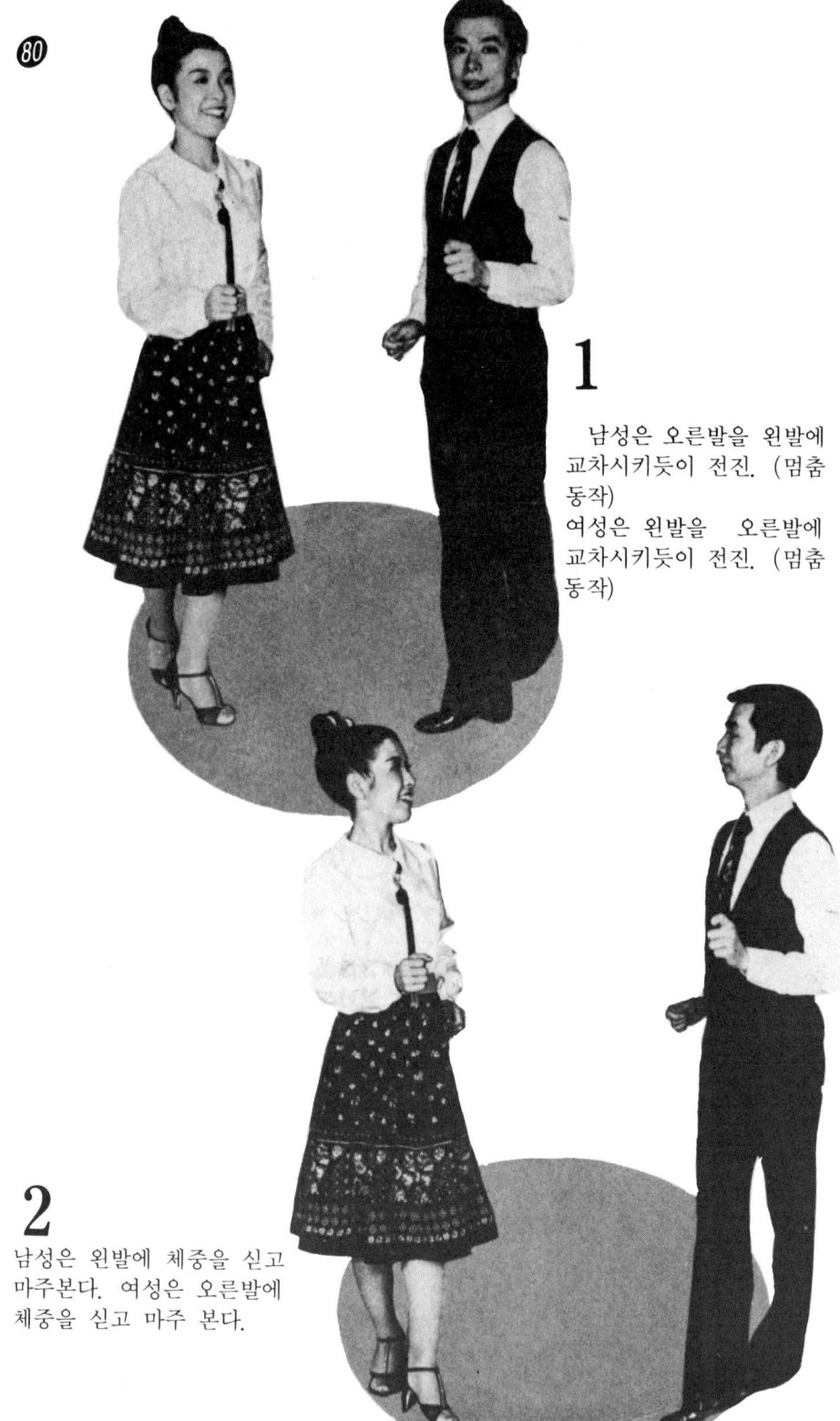

1
 남성은 오른발을 왼발에 교차시키듯이 전진. (멈춤 동작)
 여성은 왼발을 오른발에 교차시키듯이 전진. (멈춤 동작)

2
 남성은 왼발에 체중을 싣고 마주본다. 여성은 오른발에 체중을 싣고 마주 본다.

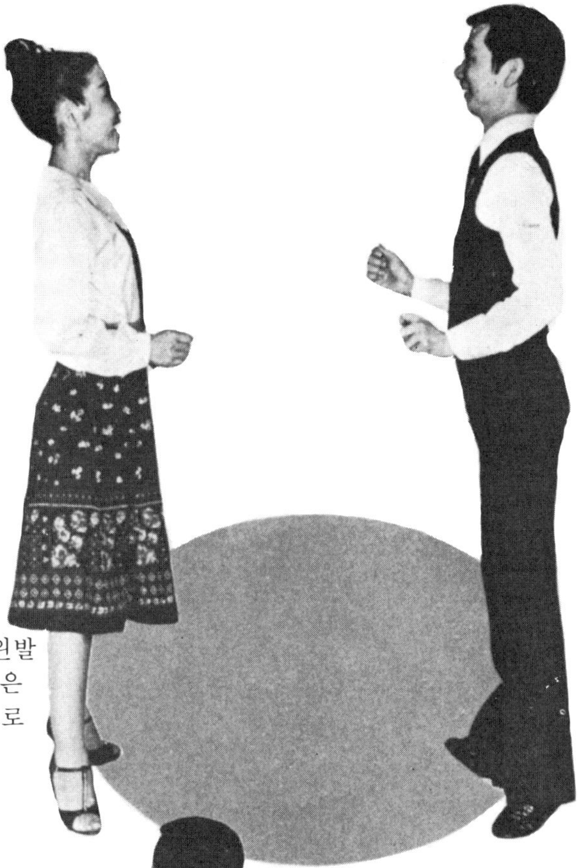

3 남성은 오른발을 왼발 옆으로 벌린다. 여성은 왼발을 오른발 옆으로 벌린다.

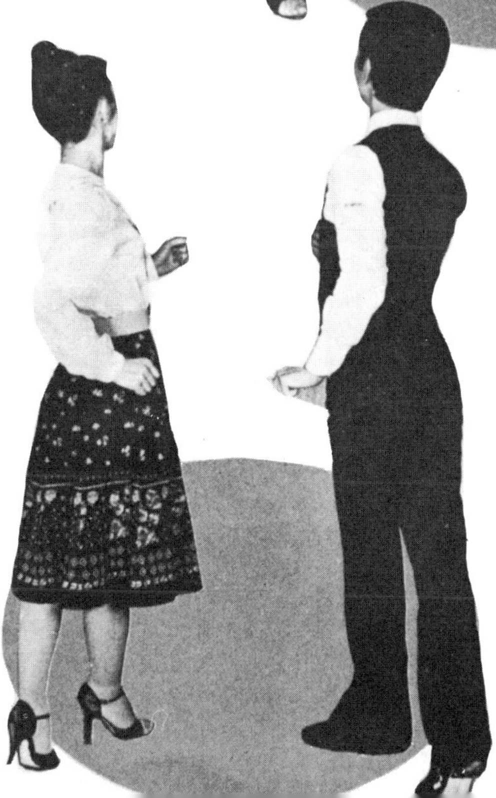

4 남성은 왼발을 오른발에 교차시키듯이 전진. (멈춤 동작)
여성은 오른발을 왼발에 교차시키듯이 전진. (멈춤 동작)

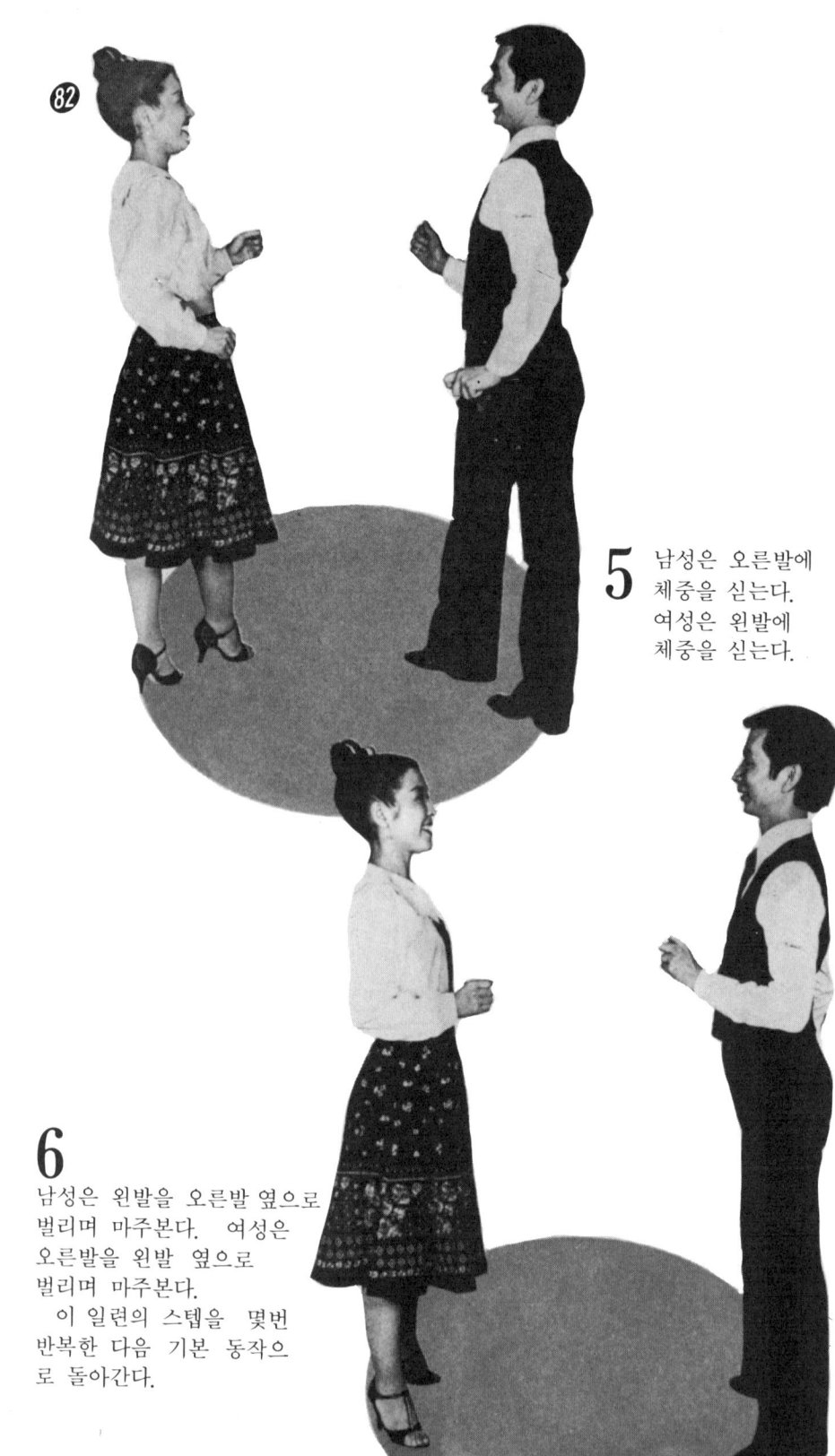

5 남성은 오른발에 체중을 싣는다. 여성은 왼발에 체중을 싣는다.

6 남성은 왼발을 오른발 옆으로 벌리며 마주본다. 여성은 오른발을 왼발 옆으로 벌리며 마주본다.
　이 일련의 스텝을 몇번 반복한 다음 기본 동작으로 돌아간다.

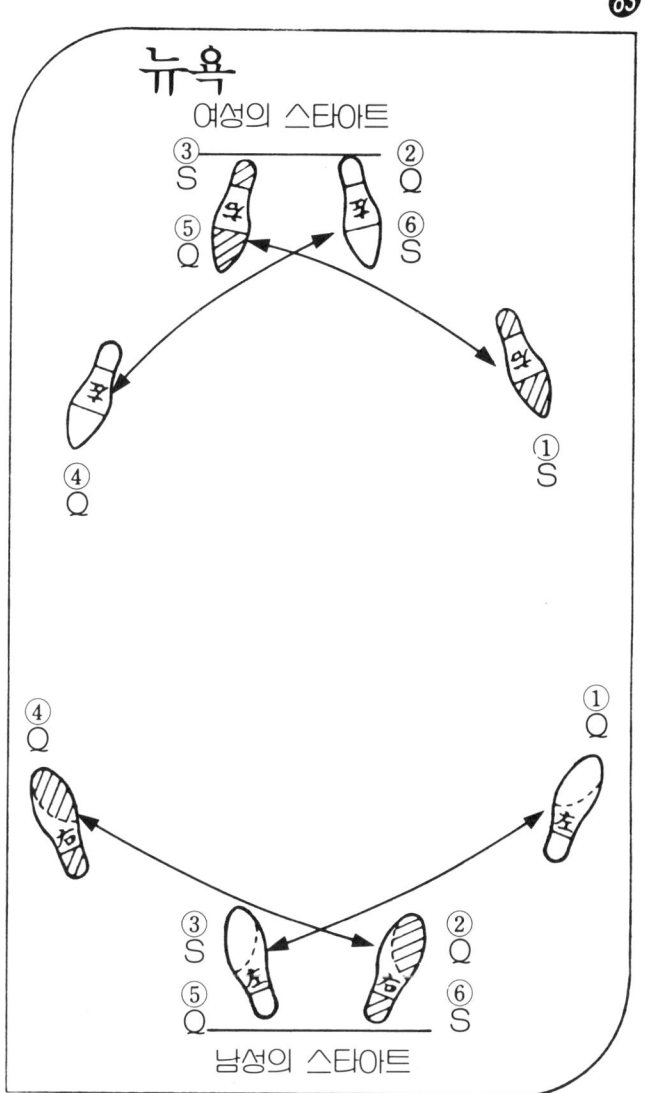

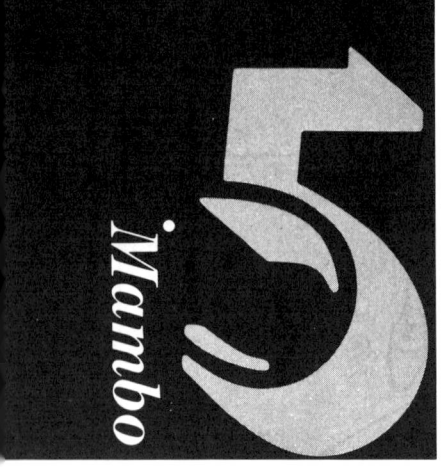

5 Mambo

위스크

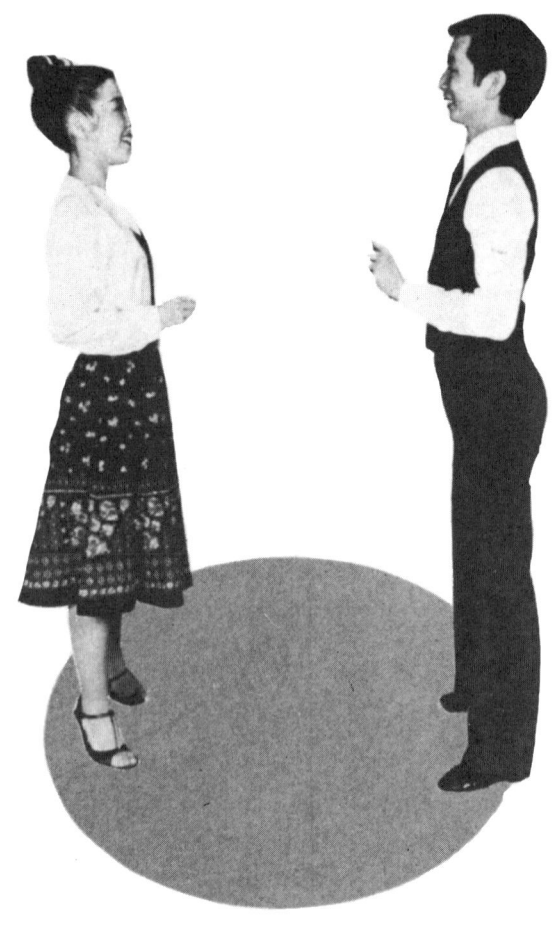

스타아트
오픈 포지션으로 시작한다.

이 스텝은 뉴욕 스텝의 후퇴 동작으로, 기본 동작의 6 또는 3 뒤에 연결하여 밟을 수가 있다.

1
남성은 왼발을 오른발에
교차시키듯이 후퇴. (멈춤 동작)
여성은 오른발을 왼발에
교차시키듯 후퇴. (멈춤 동작)

2
남성은 오른발에 체중을 싣는다.
여성은 왼발에 체중을 싣는다.

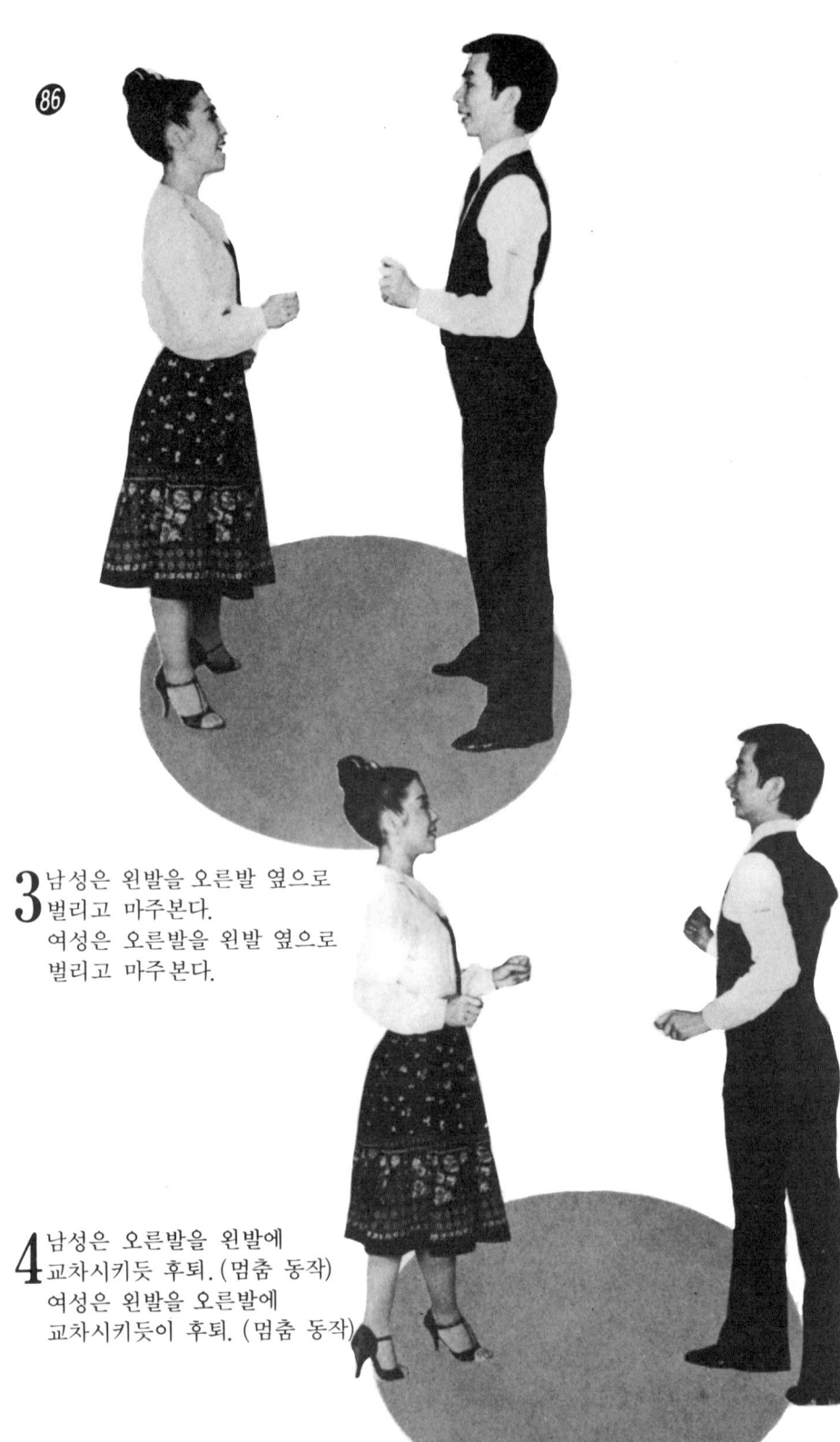

3 남성은 왼발을 오른발 옆으로 벌리고 마주본다.
여성은 오른발을 왼발 옆으로 벌리고 마주본다.

4 남성은 오른발을 왼발에 교차시키듯 후퇴. (멈춤 동작)
여성은 왼발을 오른발에 교차시키듯이 후퇴. (멈춤 동작)

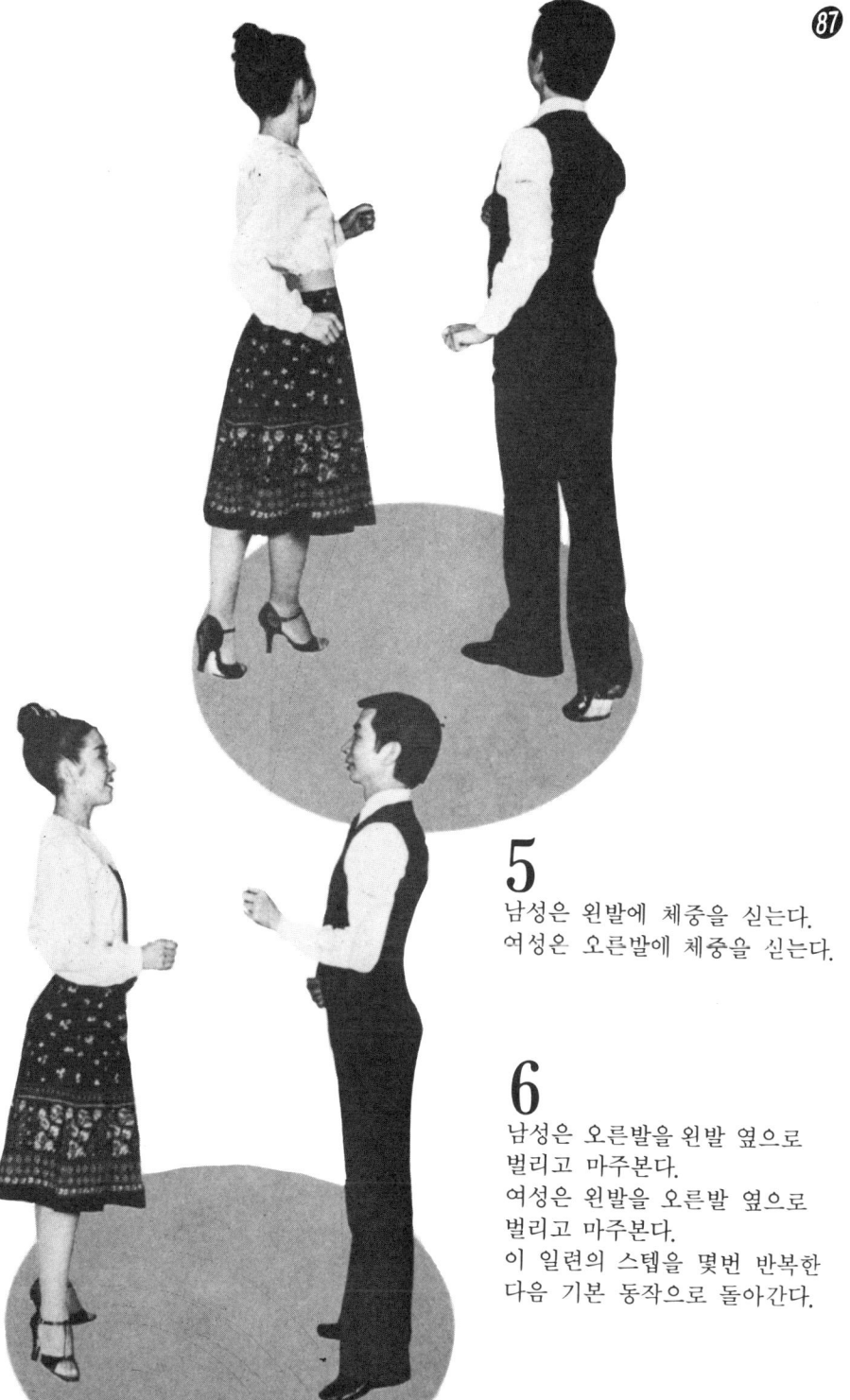

5
남성은 왼발에 체중을 싣는다.
여성은 오른발에 체중을 싣는다.

6
남성은 오른발을 왼발 옆으로
벌리고 마주본다.
여성은 왼발을 오른발 옆으로
벌리고 마주본다.
이 일련의 스텝을 몇번 반복한
다음 기본 동작으로 돌아간다.

위스크

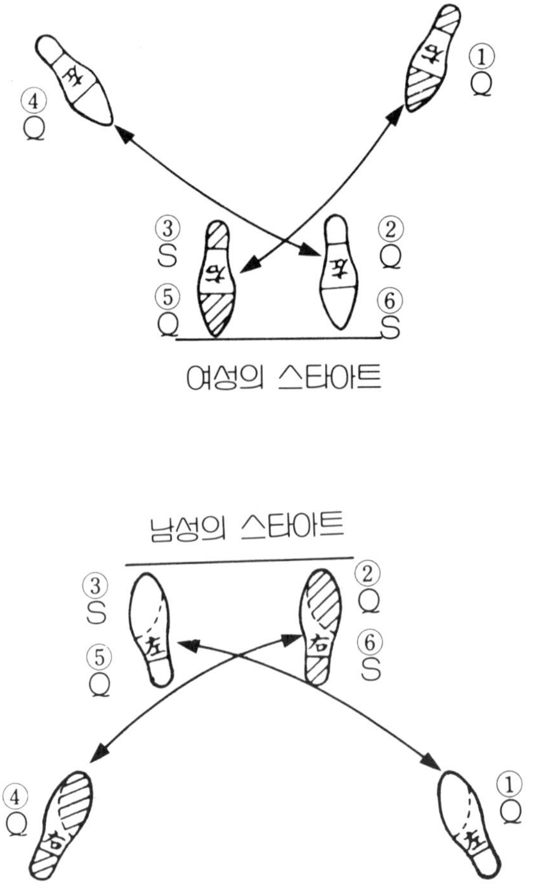

여성의 스타아트

남성의 스타아트

룸바

Rumba

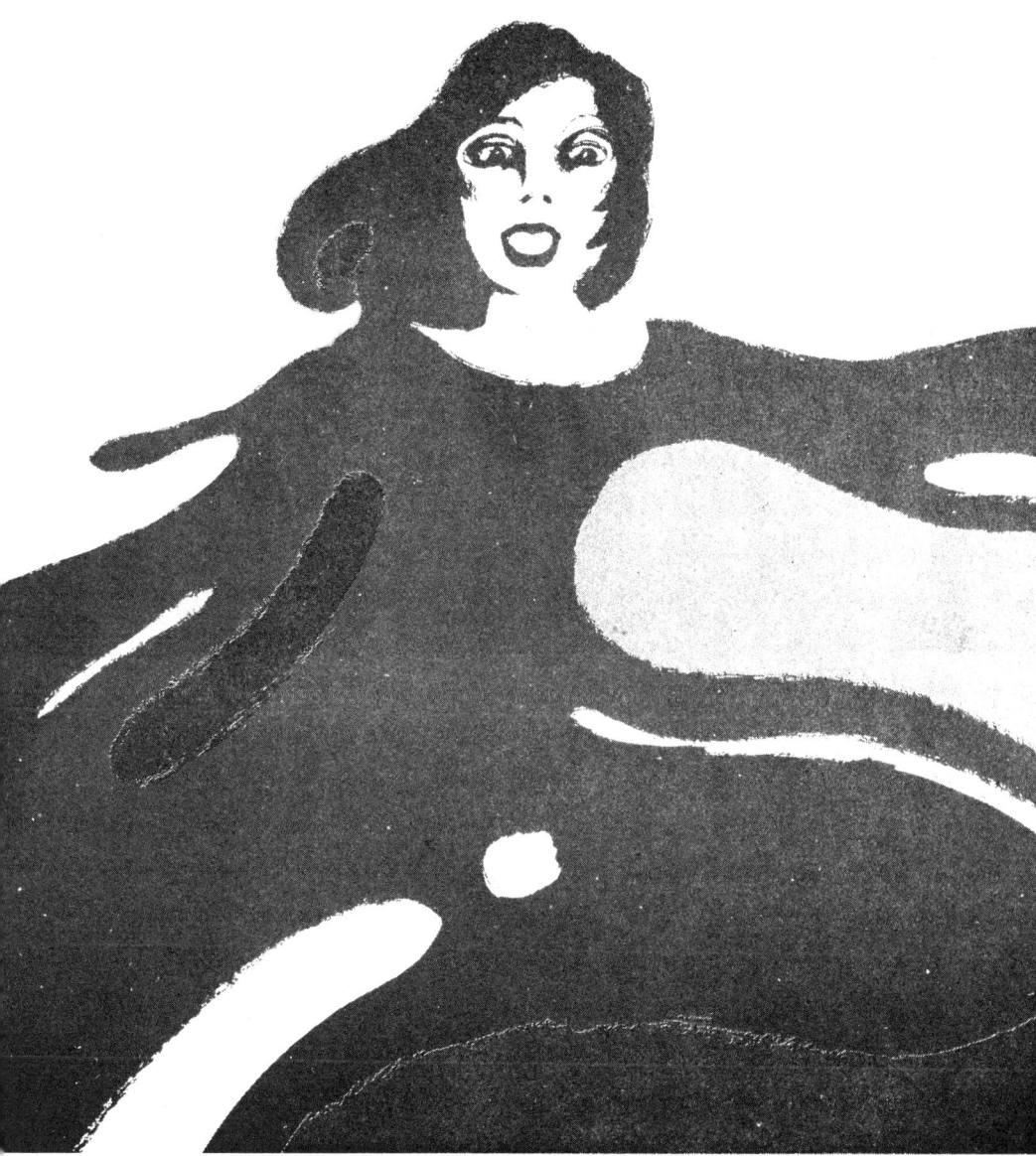

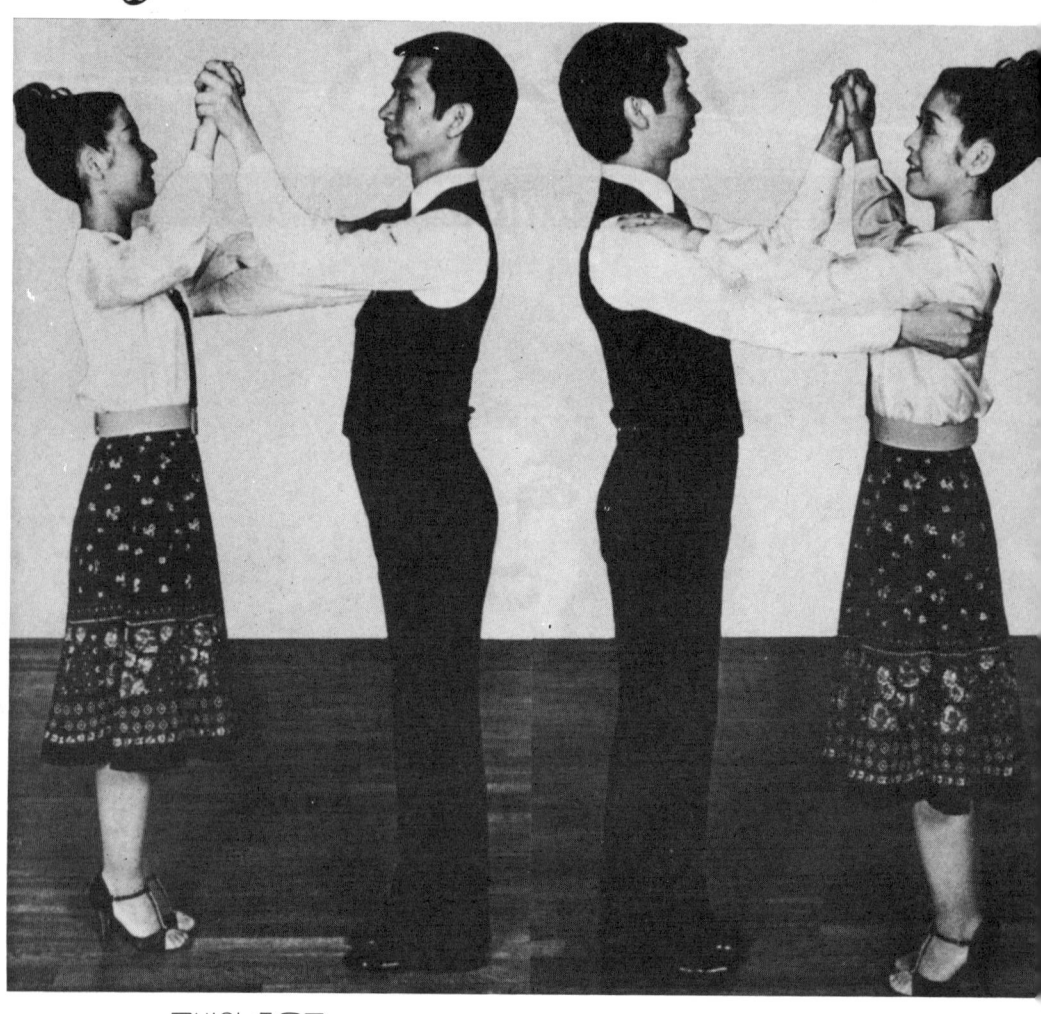
▲ 룸바의 호울드

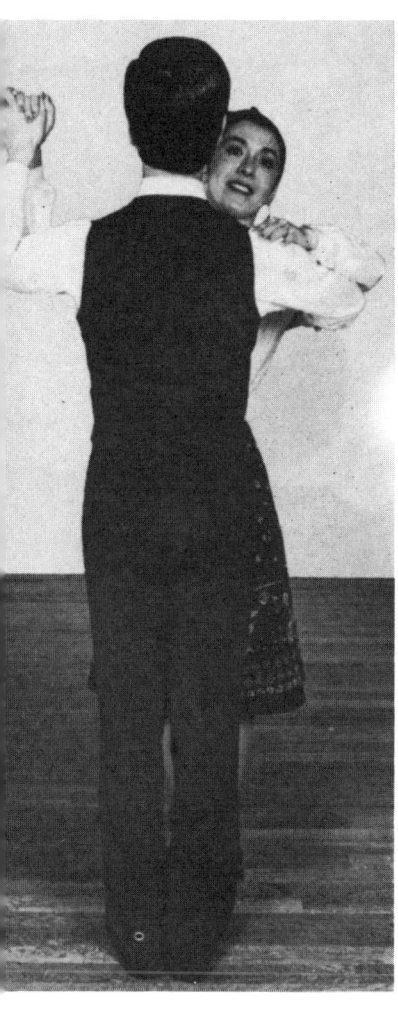

룸바란…

타악기에 의한 강렬한 리듬을 베이스로 하는 룸바는 쿠바에 널리 알려진 민속 음악이다.

사교 댄스로써는 1930년 경에 미국이나 유럽에서 룸바곡이 크게 힛트하여 그 스텝을 어렌지 하여 받아들인 것이 시초이다. 일반적으로 그 댄스를 스쿠에어·룸바라고 부른다.

그 후 1943년 경에 쿠바에서 페레스·프라드에 의해 생긴 맘보 리듬에 스텝을 밟은 룸바가 추어지게 되었다.

이것이 영국에 받아들여져 현재 쿠반 룸바라고 불리우는 스텝이 되었던 것이다. 이 춤은 1박자째에 체중 이동을 하고 두박자째부터 스텝을 밟는 특징 때문에 초보자들에게는 어려운 종목으로 되어있다. 여기에서는 기본적인 스쿠에어·룸바를 마스터하기 바란다.

이 음악은 4분의 4박자로 1분 동안에 30~40 소절의 템포로 연주된다.

호울드는 우선 약 30cm 정도 떨어져 마주보고 서서 마주잡은 손을 보통 보다 조금 높게 든다. 남성의 오른손은 조금 높이 여성의 어깨뼈 조금 아래에 두고, 여성의 왼손은 남성의 오른쪽 어깨 위에 가볍게 얹는다.

룸바의 스텝은 보폭을 작게하고 후트웍은 보울부터 바닥에 대어간다.

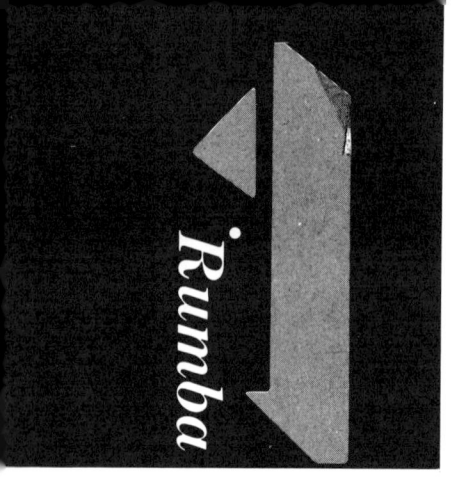

기본 동작 1

스타아트

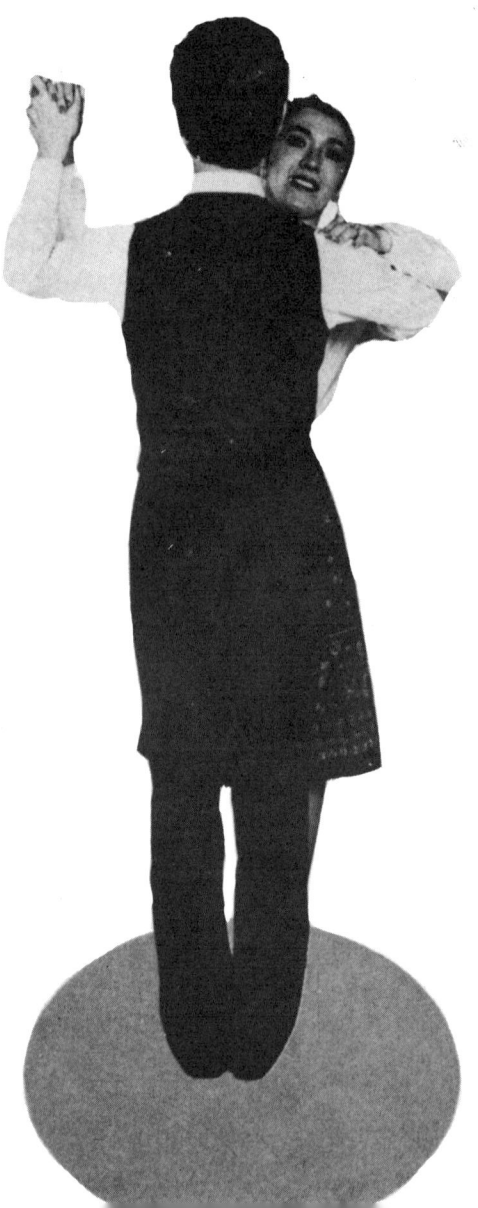

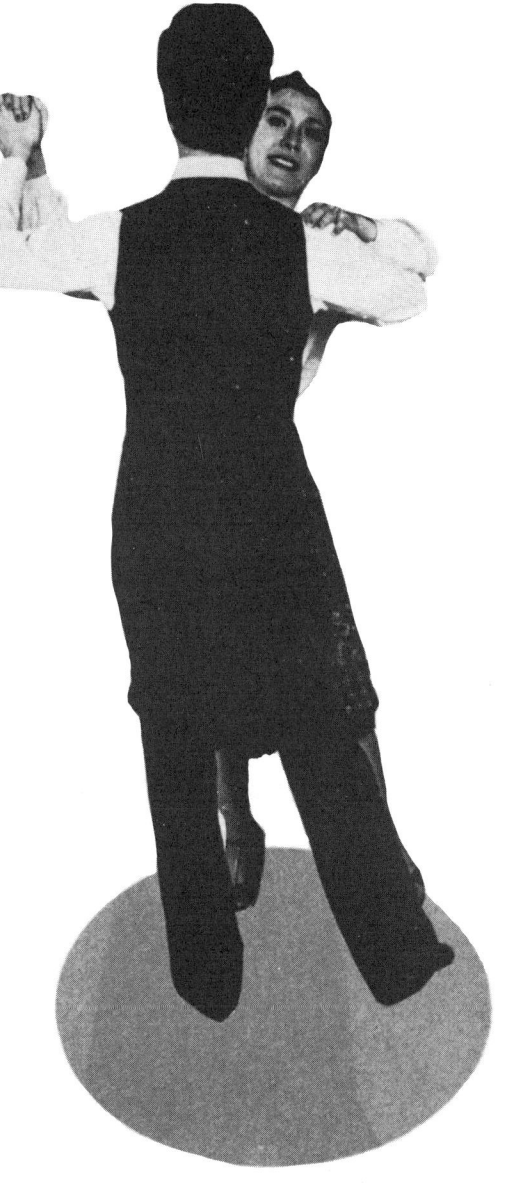

1 남성은 왼발을 오른발 옆으로 조금 벌린다.
여성은 오른발을 왼발 옆으로 조금 벌린다.

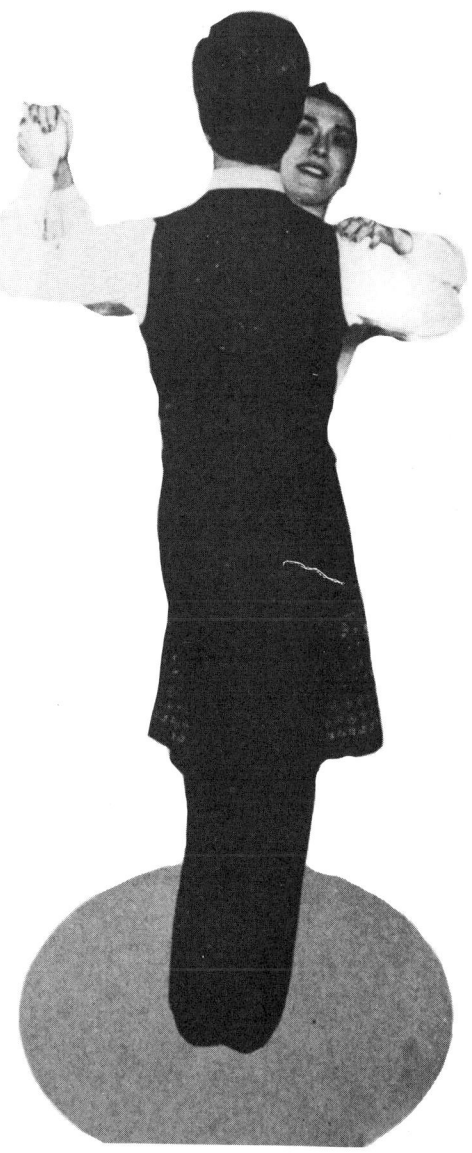

2 남성은 오른발을 왼발에 붙인다.
여성은 왼발을 오른발에 붙인다.

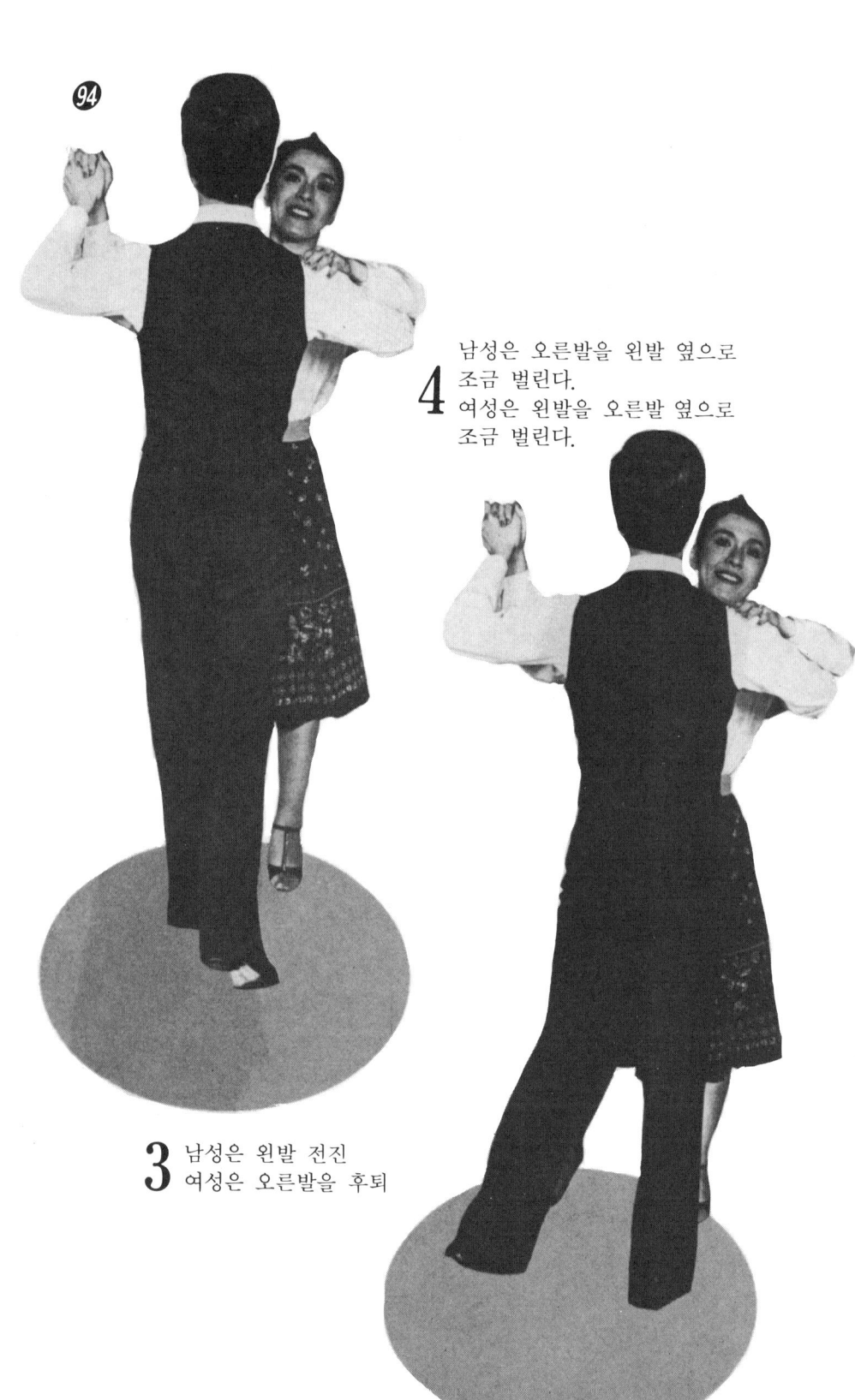

4 남성은 오른발을 왼발 옆으로 조금 벌린다.
여성은 왼발을 오른발 옆으로 조금 벌린다.

3 남성은 왼발 전진
여성은 오른발을 후퇴

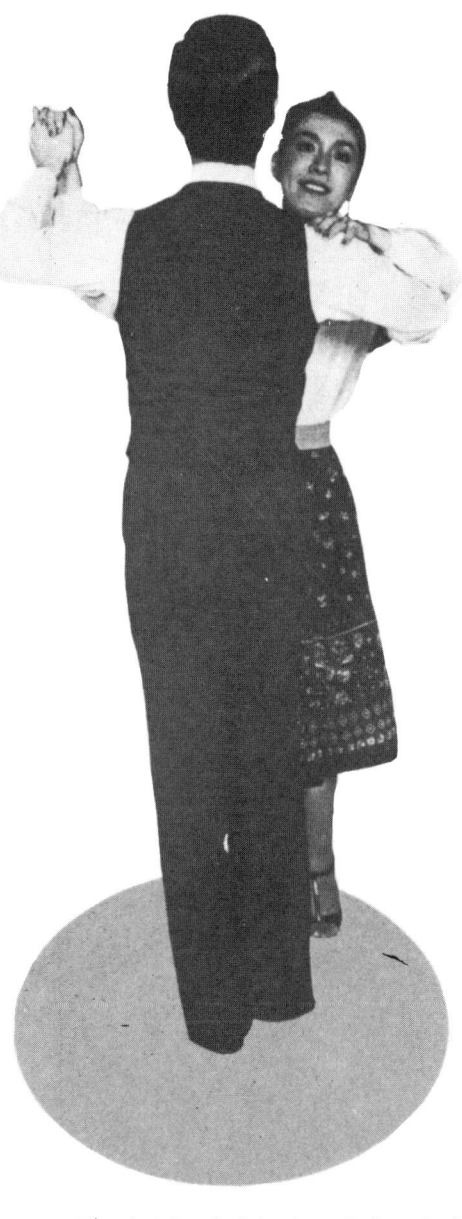

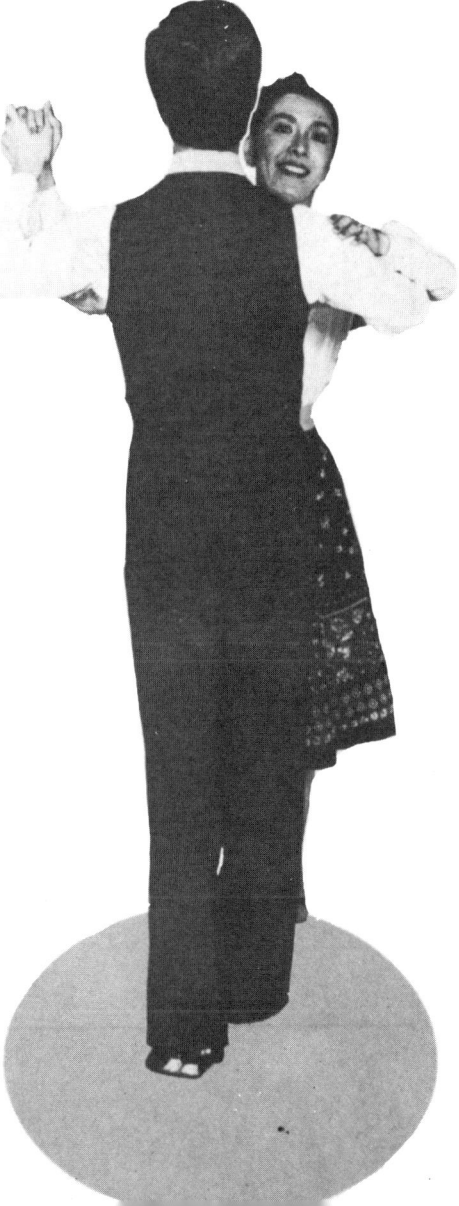

6 남성은 오른발 전진
(1의 동작으로 돌아간다.)
여성은 왼발 후퇴
(1의 동작으로 돌아간다.)

5 남성은 왼발을 오른발에 모은다.
여성은 오른발을 왼발에 모은다.

기본 동작 1

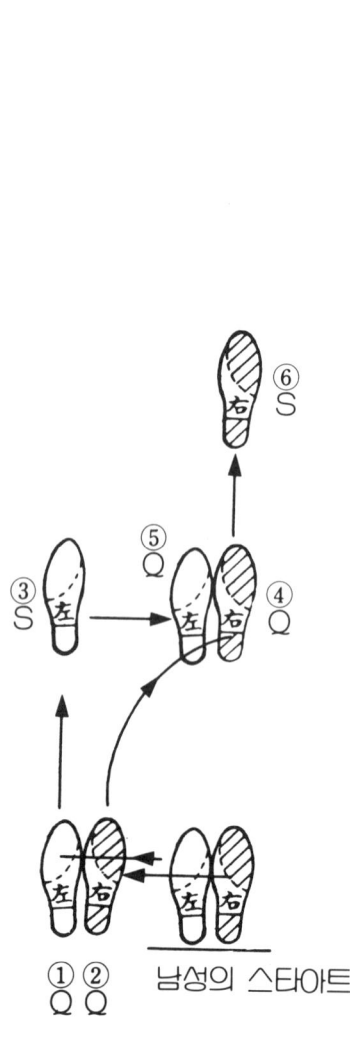
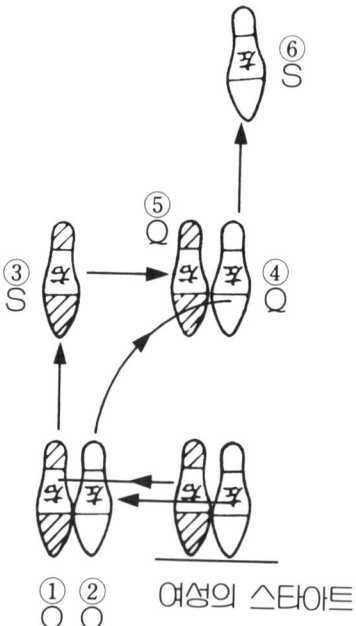

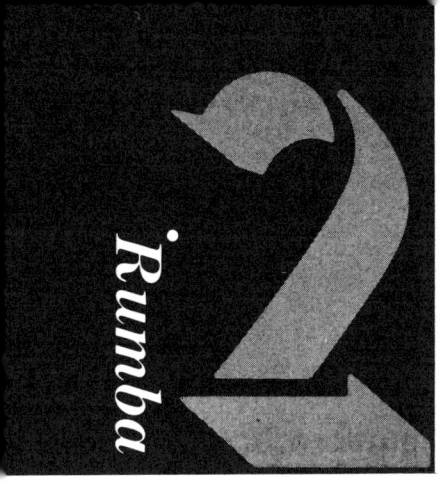

기본 동작 2

스타아트

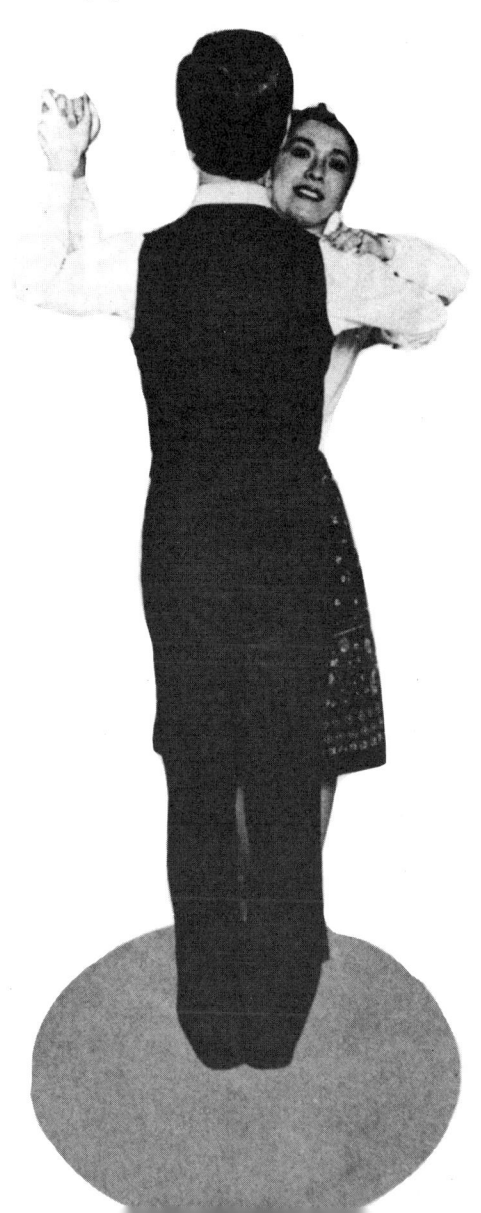

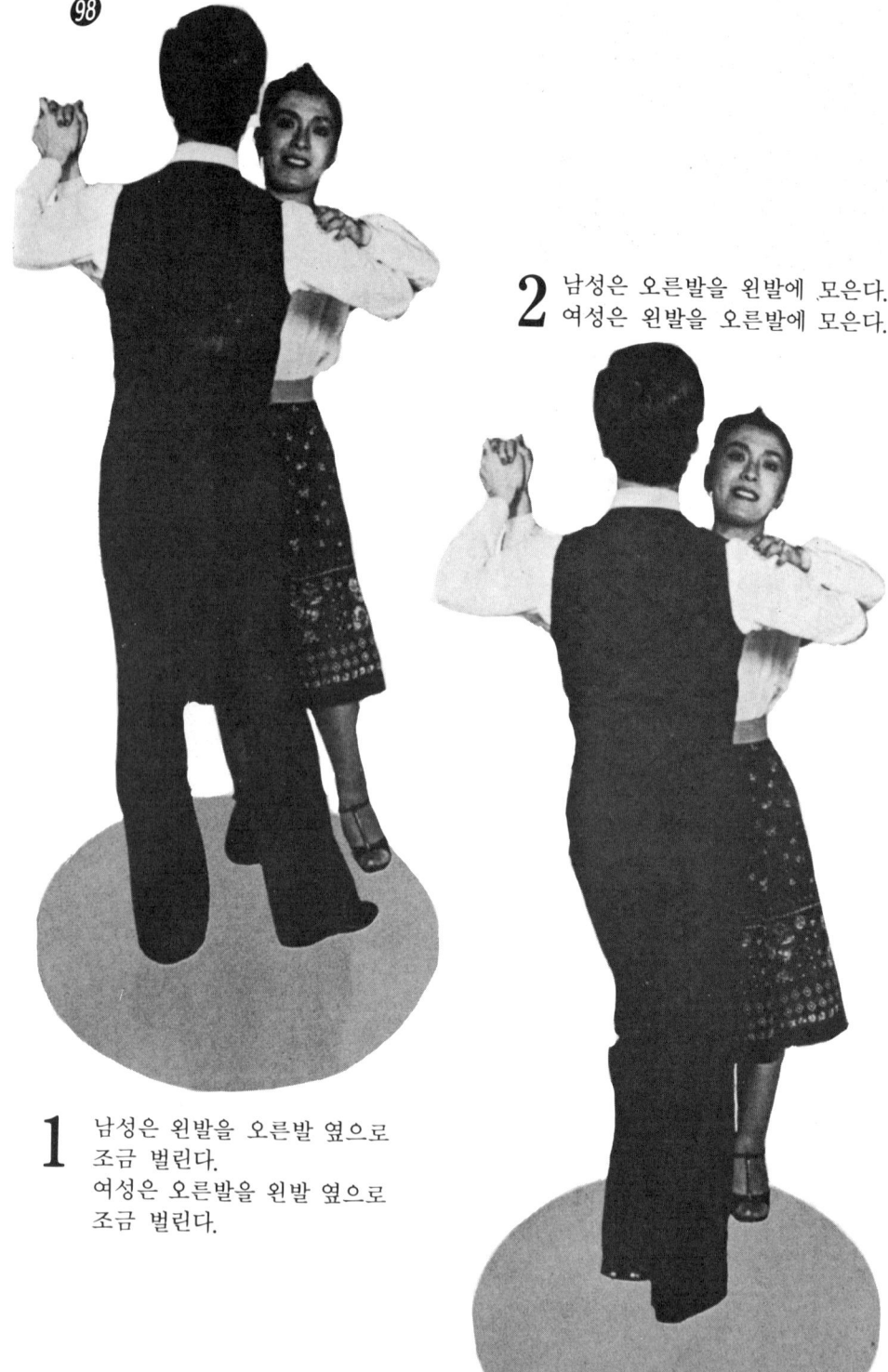

2 남성은 오른발을 왼발에 모은다.
여성은 왼발을 오른발에 모은다.

1 남성은 왼발을 오른발 옆으로 조금 벌린다.
여성은 오른발을 왼발 옆으로 조금 벌린다.

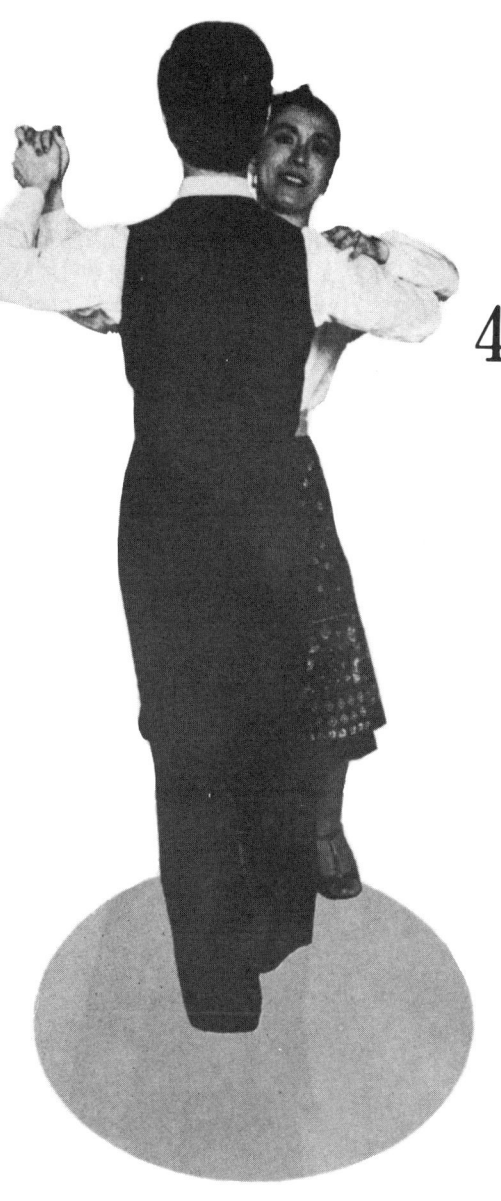

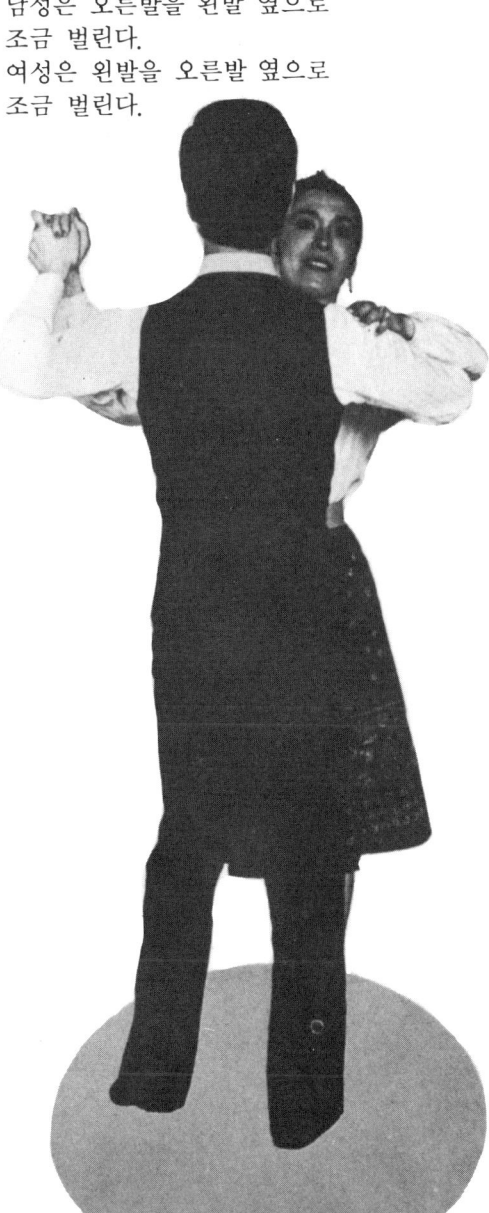

4 남성은 오른발을 왼발 옆으로 조금 벌린다.
여성은 왼발을 오른발 옆으로 조금 벌린다.

3 남성은 왼발 후퇴
여성은 오른발 전진

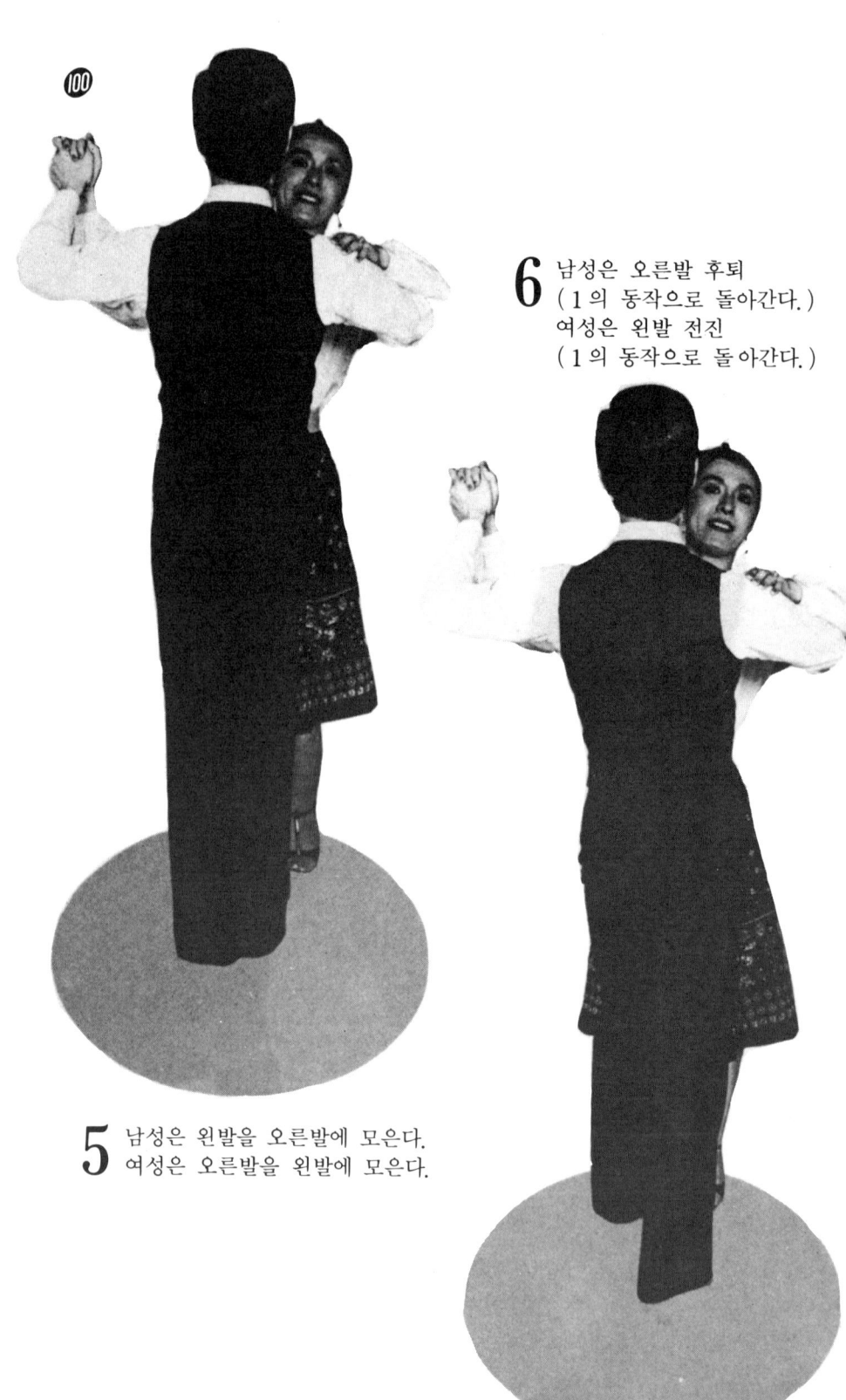

6 남성은 오른발 후퇴
 (1의 동작으로 돌아간다.)
 여성은 왼발 전진
 (1의 동작으로 돌아간다.)

5 남성은 왼발을 오른발에 모은다.
 여성은 오른발을 왼발에 모은다.

기본 동작 2

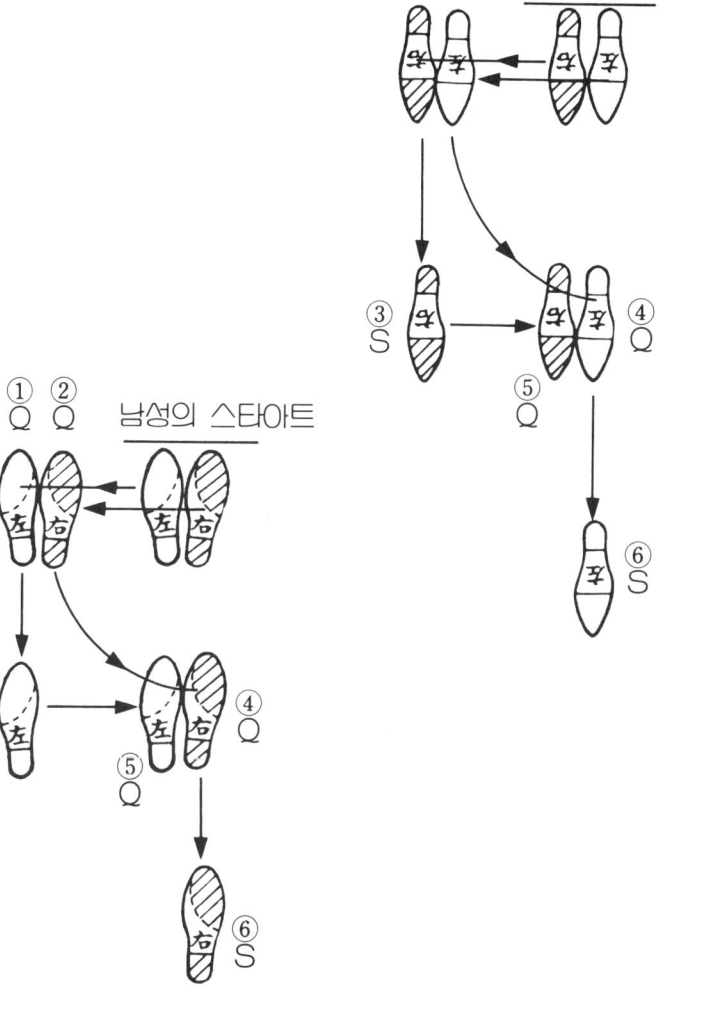

3 *Rumba*

사이드 스텝

스타아트

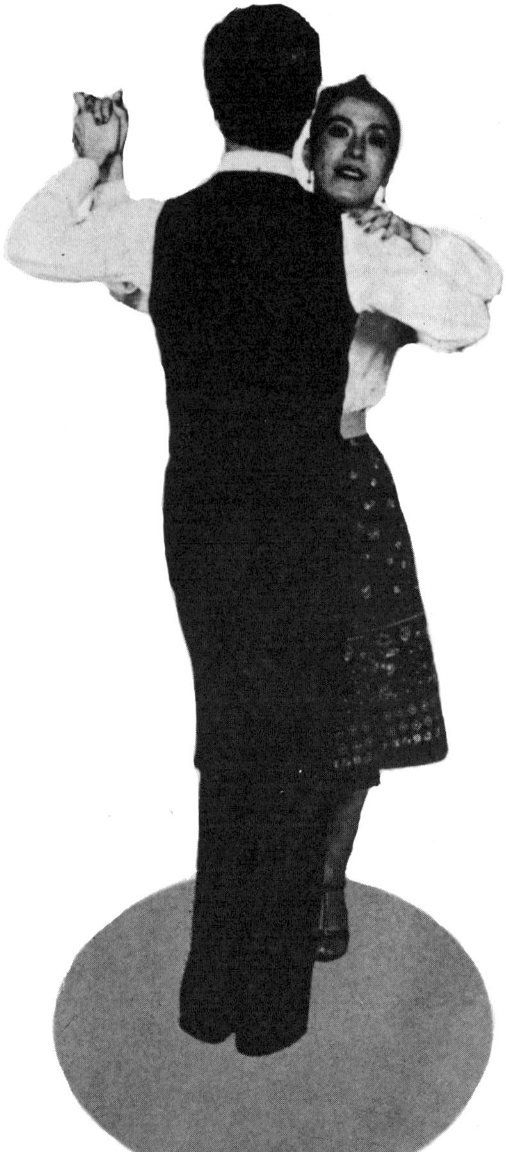

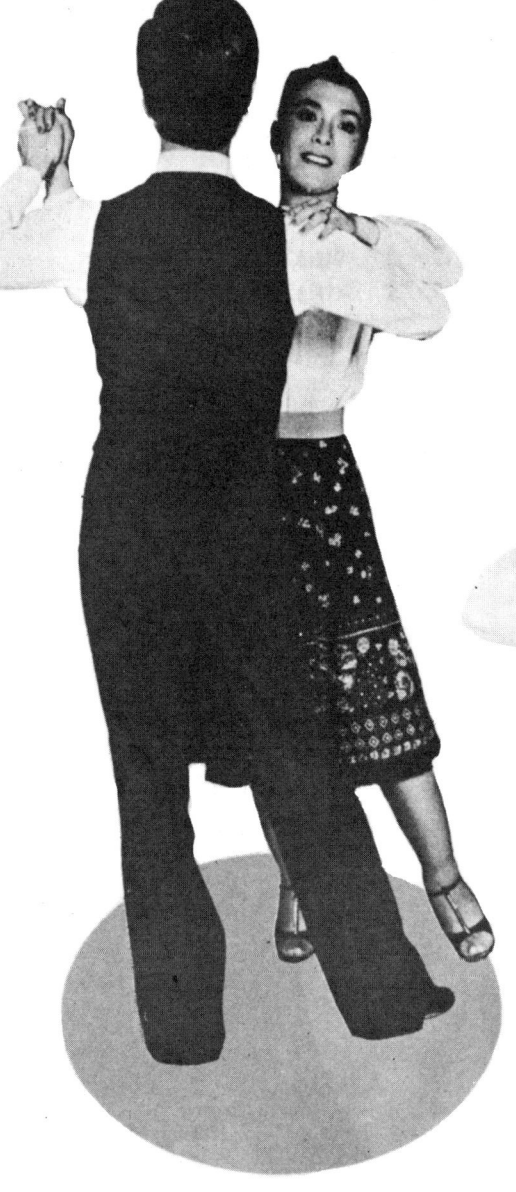
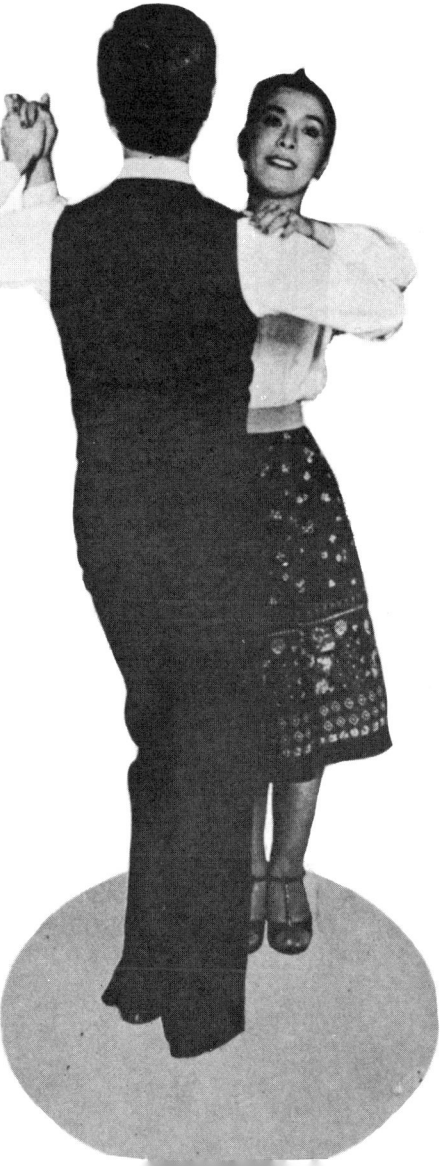

2 남성은 오른발을 왼발에 모은다.
여성은 왼발을 오른발에 모은다.

1 남성은 왼발을 오른발 옆으로 조금 벌린다.
여성은 오른발을 왼발 옆으로 조금 벌린다.

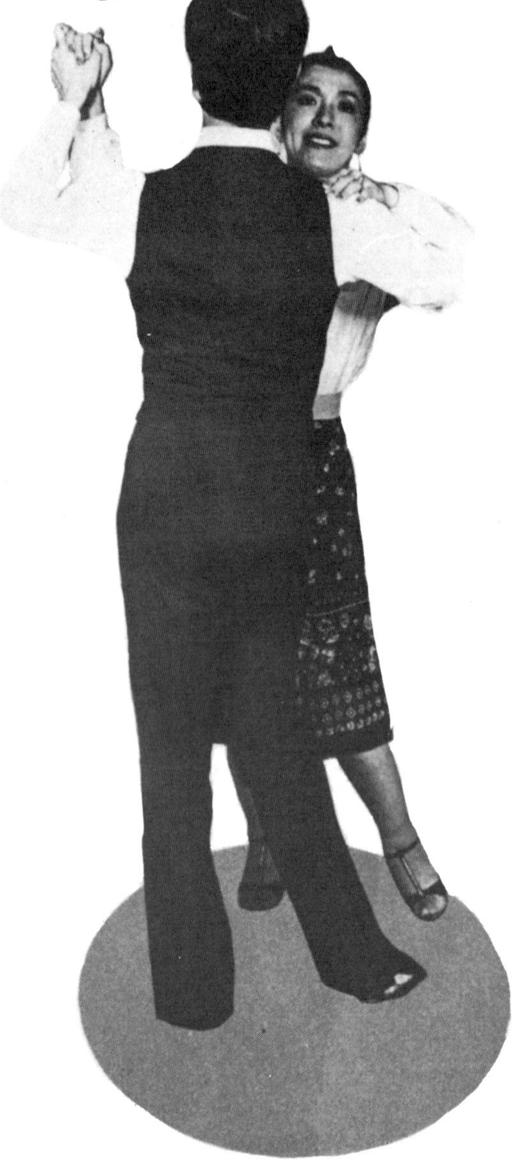

4 남성은 오른발에 체중을 싣는다.
여성은 왼발에 체중을 싣는다.

3 남성은 왼발을 오른발 옆으로 벌린다.
오른발은 가볍게 왼쪽으로 가져간다.
여성은 오른발을 왼발 옆으로 벌린다. 왼발은 가볍게 오른쪽으로 가져간다.

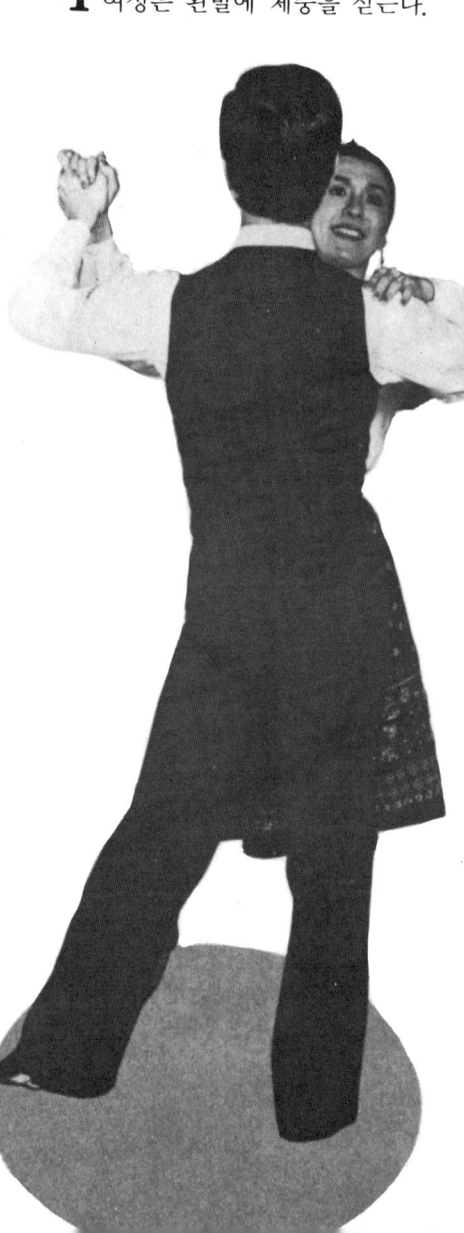

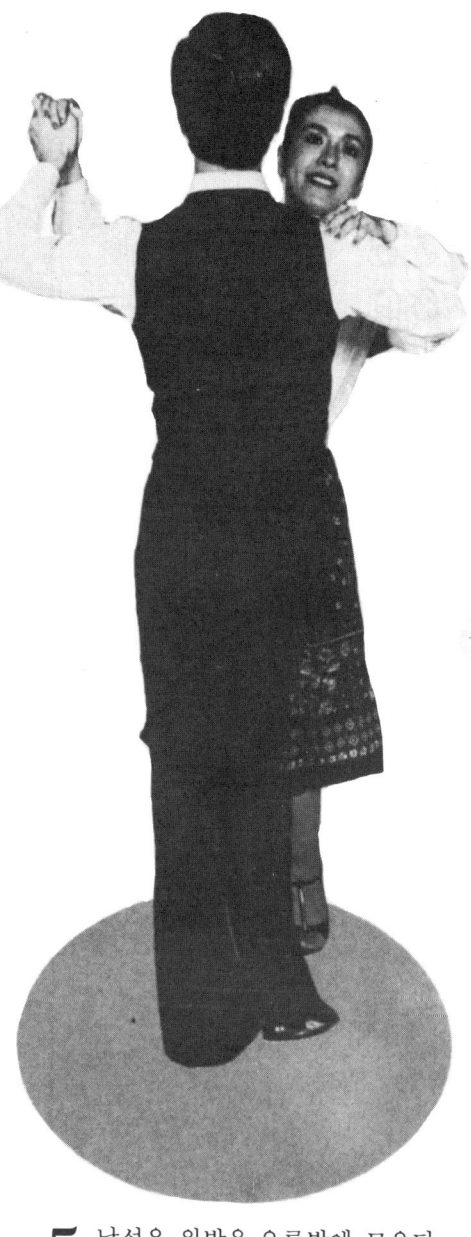

5 남성은 왼발을 오른발에 모은다.
여성은 오른발을 왼발에 모은다.

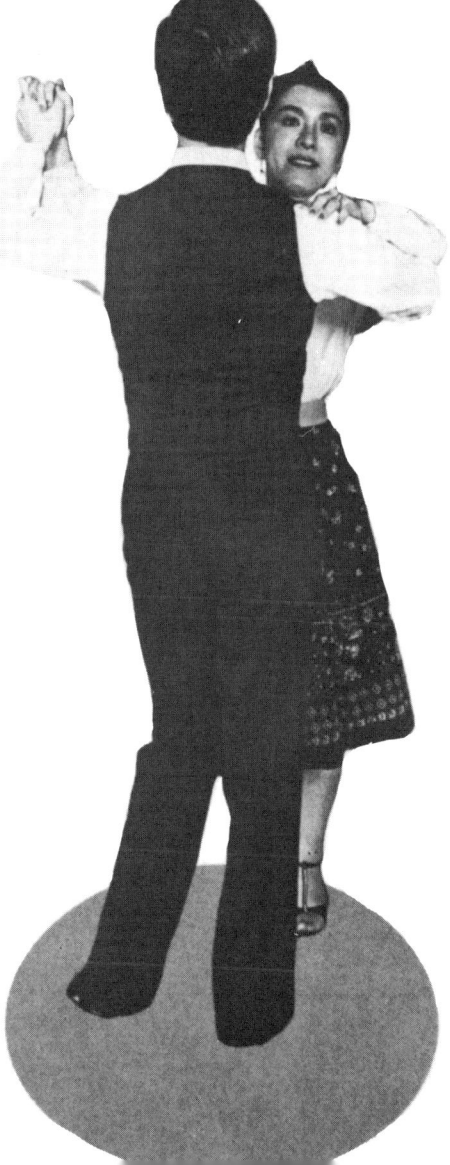

6 남성은 오른발을 왼발 옆으로 벌린다. 왼발은 가볍게 오른발쪽으로 가져간다.
여성은 왼발을 오른발 옆으로 벌린다. 오른발은 가볍게 왼발쪽으로 가져간다.

사이드 스텝

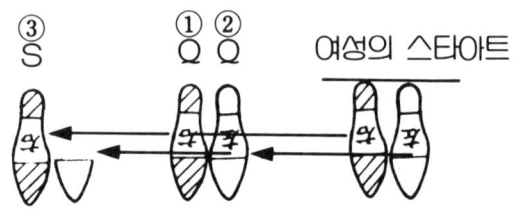

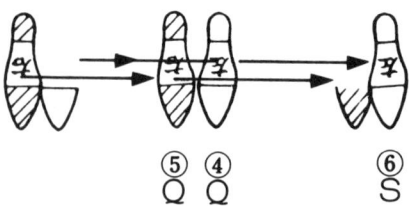

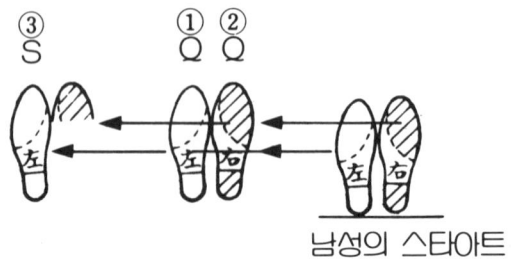

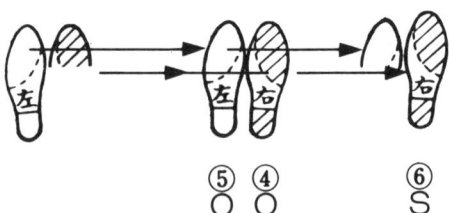

4 *Rumba*

레이디스 솔로 턴

스타아트

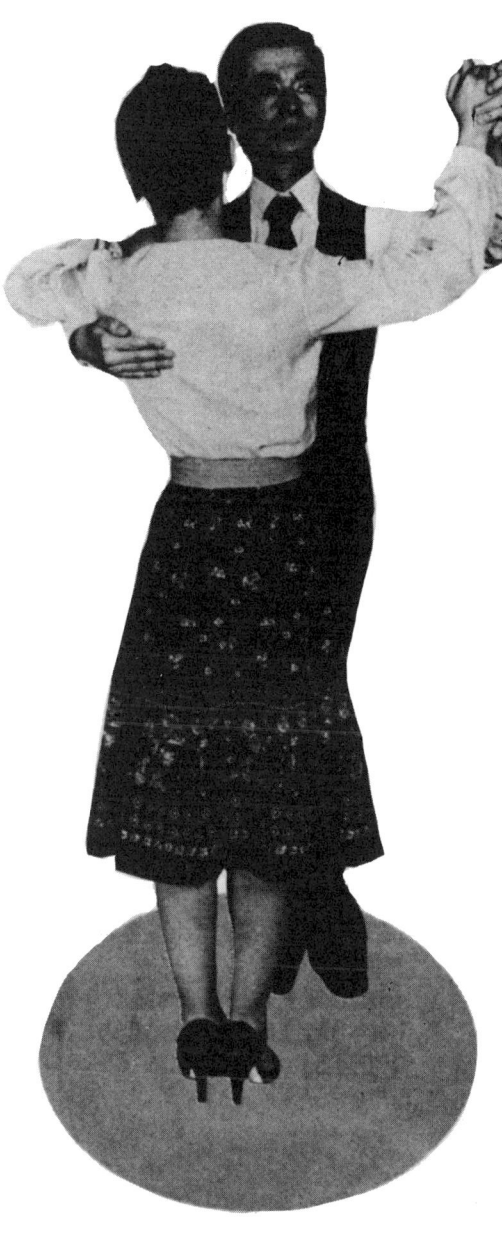

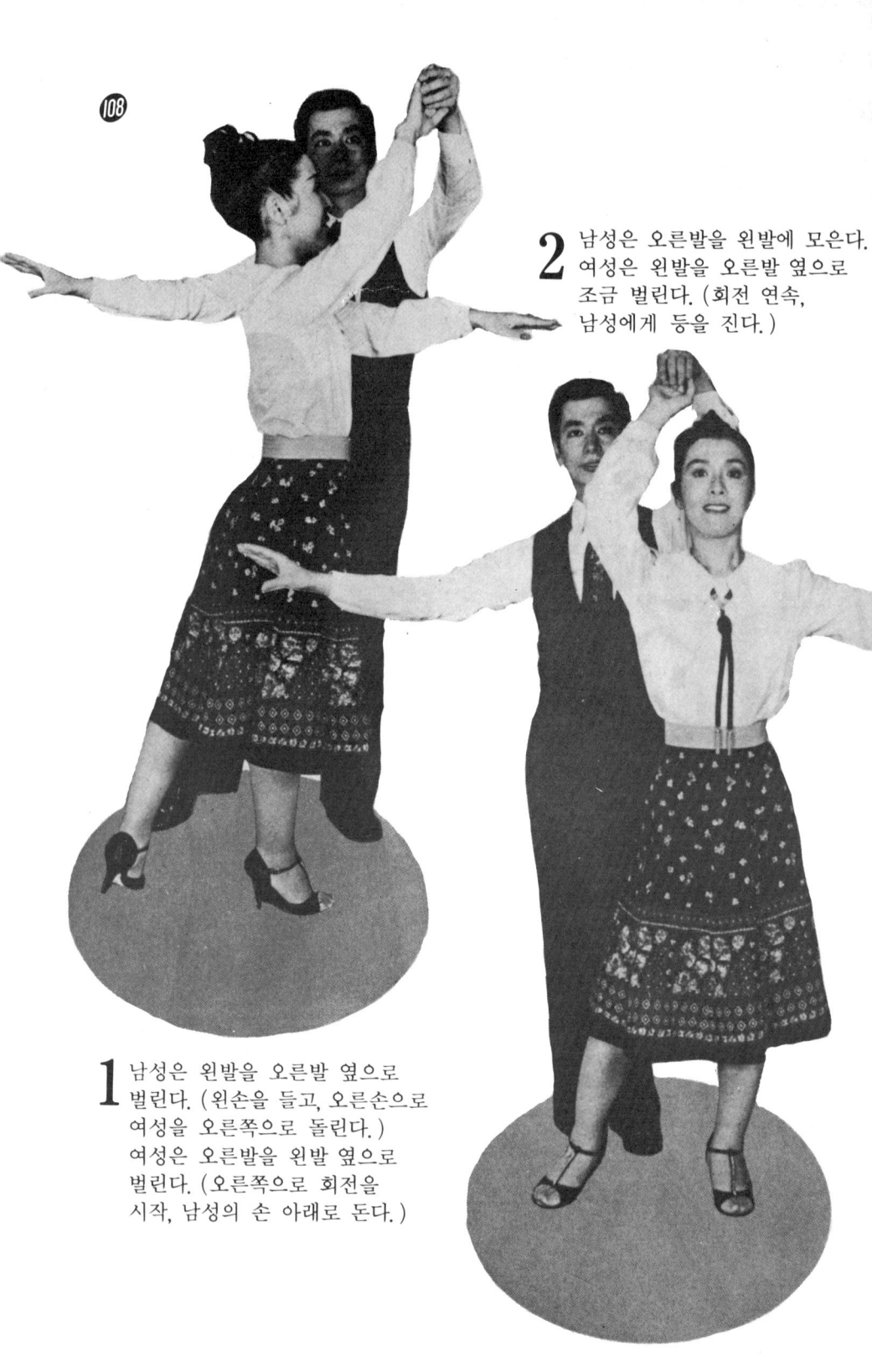

2 남성은 오른발을 왼발에 모은다.
여성은 왼발을 오른발 옆으로 조금 벌린다. (회전 연속, 남성에게 등을 진다.)

1 남성은 왼발을 오른발 옆으로 벌린다. (왼손을 들고, 오른손으로 여성을 오른쪽으로 돌린다.)
여성은 오른발을 왼발 옆으로 벌린다. (오른쪽으로 회전을 시작, 남성의 손 아래로 돈다.)

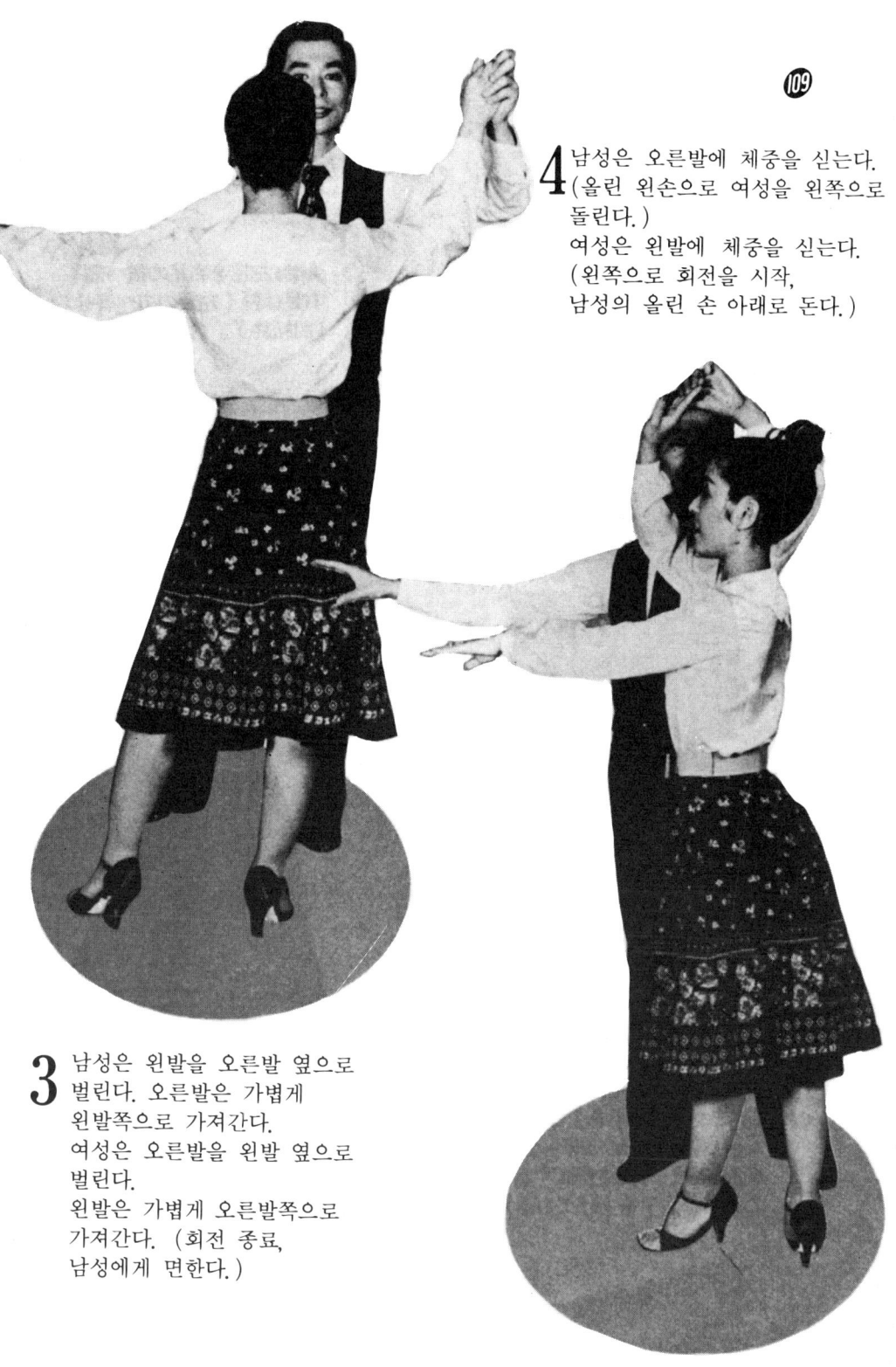

4 남성은 오른발에 체중을 싣는다.
(올린 왼손으로 여성을 왼쪽으로 돌린다.)
여성은 왼발에 체중을 싣는다.
(왼쪽으로 회전을 시작, 남성의 올린 손 아래로 돈다.)

3 남성은 왼발을 오른발 옆으로 벌린다. 오른발은 가볍게 왼발쪽으로 가져간다.
여성은 오른발을 왼발 옆으로 벌린다.
왼발은 가볍게 오른발쪽으로 가져간다. (회전 종료, 남성에게 면한다.)

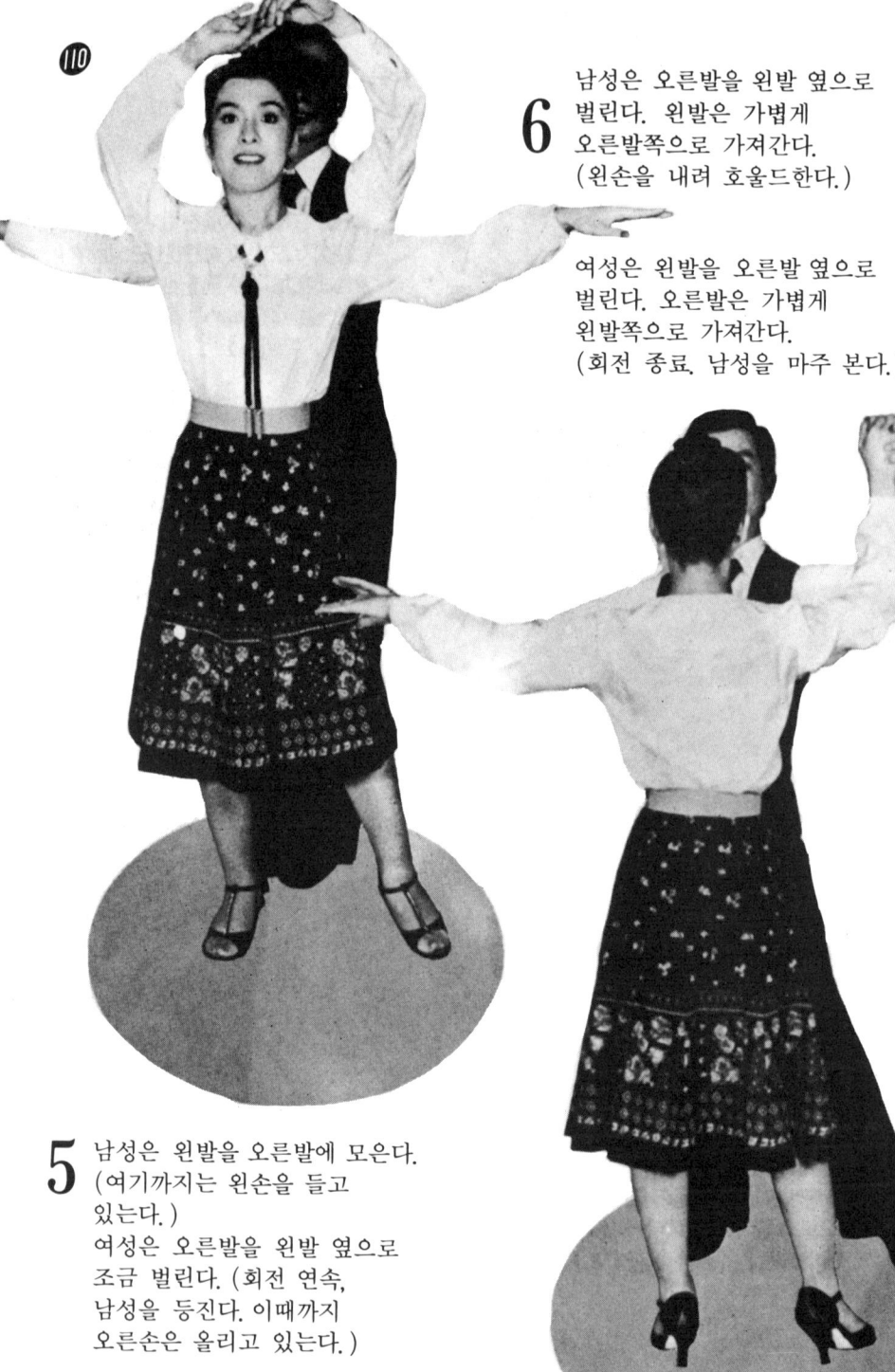

6 남성은 오른발을 왼발 옆으로 벌린다. 왼발은 가볍게 오른발쪽으로 가져간다.
(왼손을 내려 호울드한다.)

여성은 왼발을 오른발 옆으로 벌린다. 오른발은 가볍게 왼발쪽으로 가져간다.
(회전 종료. 남성을 마주 본다.)

5 남성은 왼발을 오른발에 모은다.
(여기까지는 왼손을 들고 있는다.)
여성은 오른발을 왼발 옆으로 조금 벌린다. (회전 연속. 남성을 등진다. 이때까지 오른손은 올리고 있는다.)

레이디스 솔로 턴

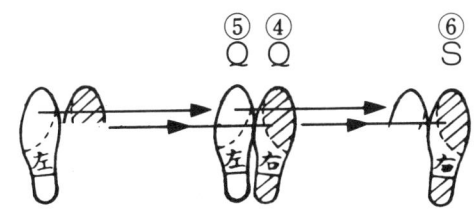

여성 스타아트

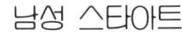
남성 스타아트

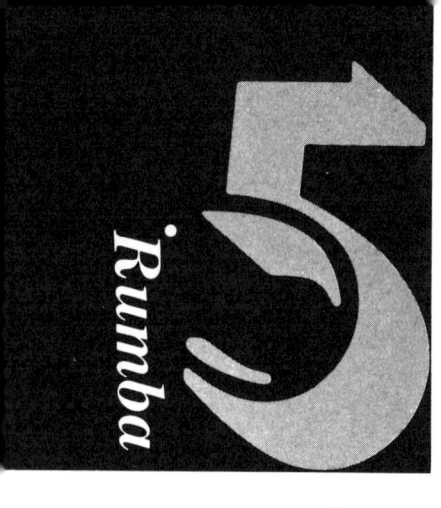

5 Rumba

스타아트

레프트 복스

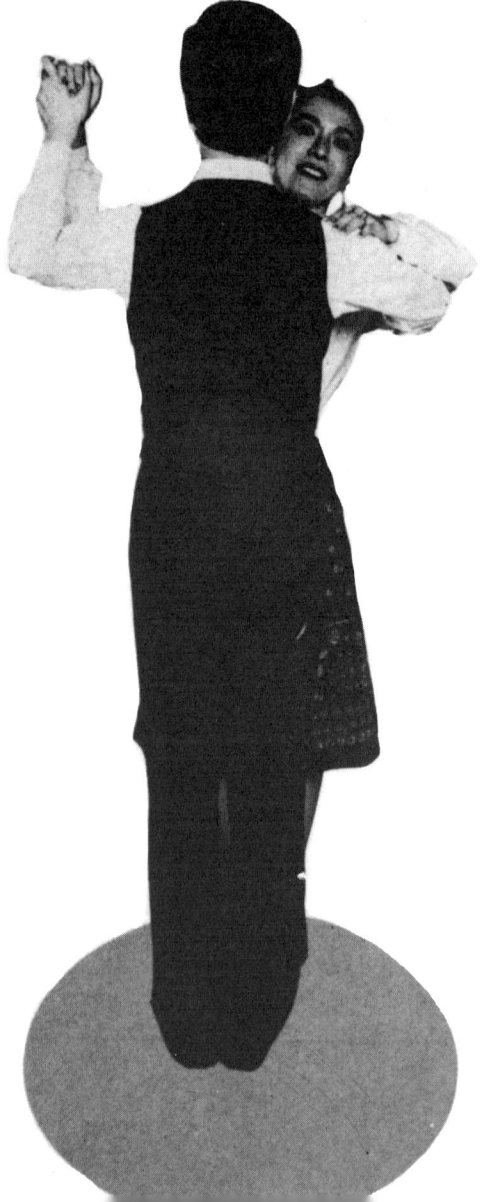

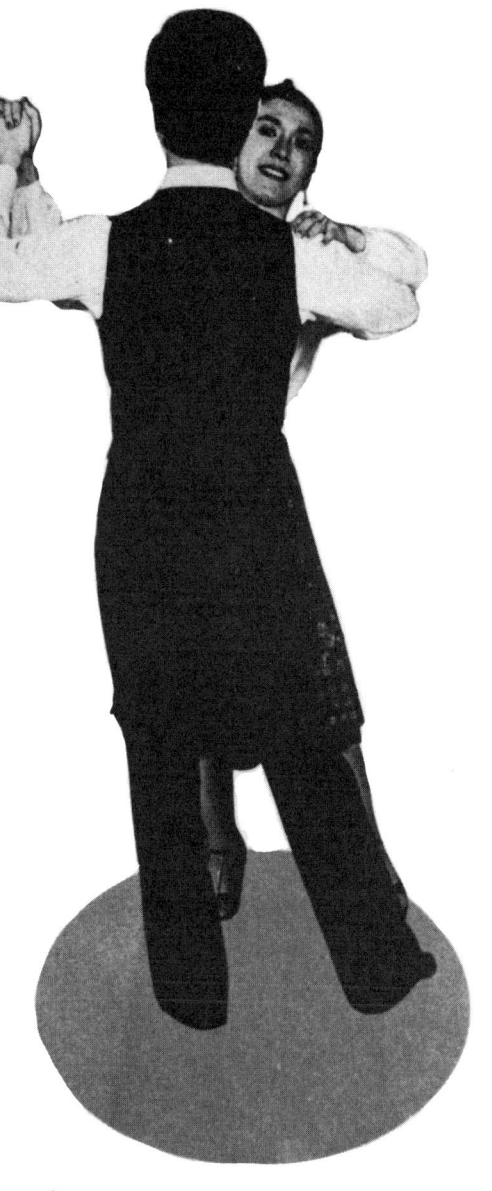

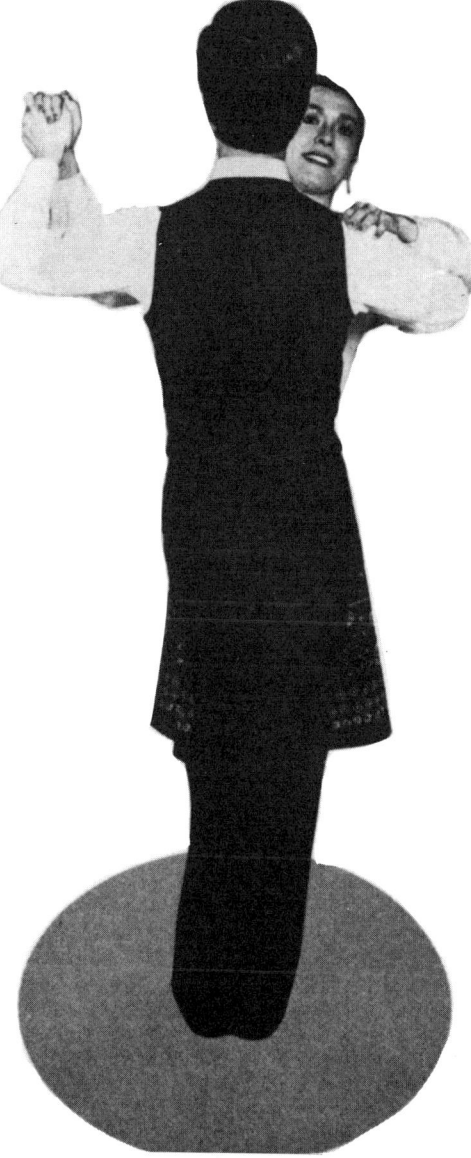

2 남성은 오른발을 왼발에 모은다.
여성은 왼발을 오른발에 모은다.

1 남성은 왼발을 오른발 옆으로 조금 벌린다.
여성은 오른발을 왼발 옆으로 조금 벌린다.

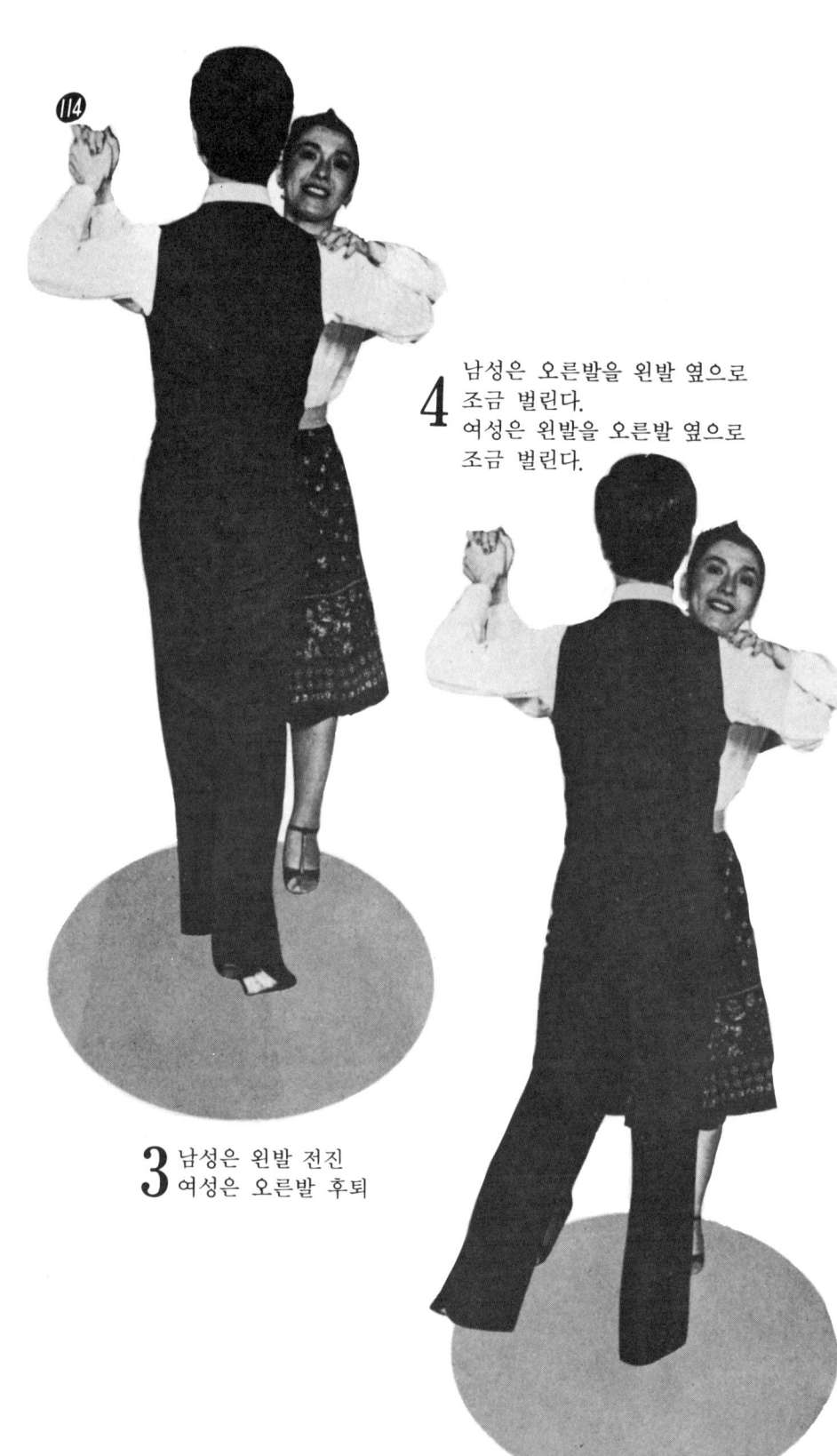

4 남성은 오른발을 왼발 옆으로 조금 벌린다.
여성은 왼발을 오른발 옆으로 조금 벌린다.

3 남성은 왼발 전진
여성은 오른발 후퇴

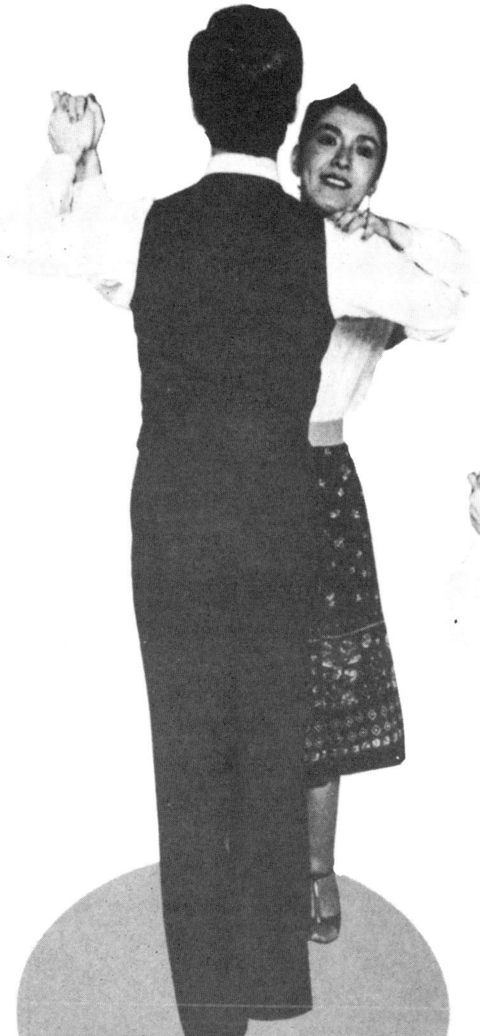

6 남성은 오른발 후퇴
   (1의 동작으로 돌아간다.)
   여성은 왼발 전진
   (1의 동작으로 돌아간다.)

5 남성은 왼발을 오른발에 모은다.
   여성은 오른발을 왼발에 모은다.

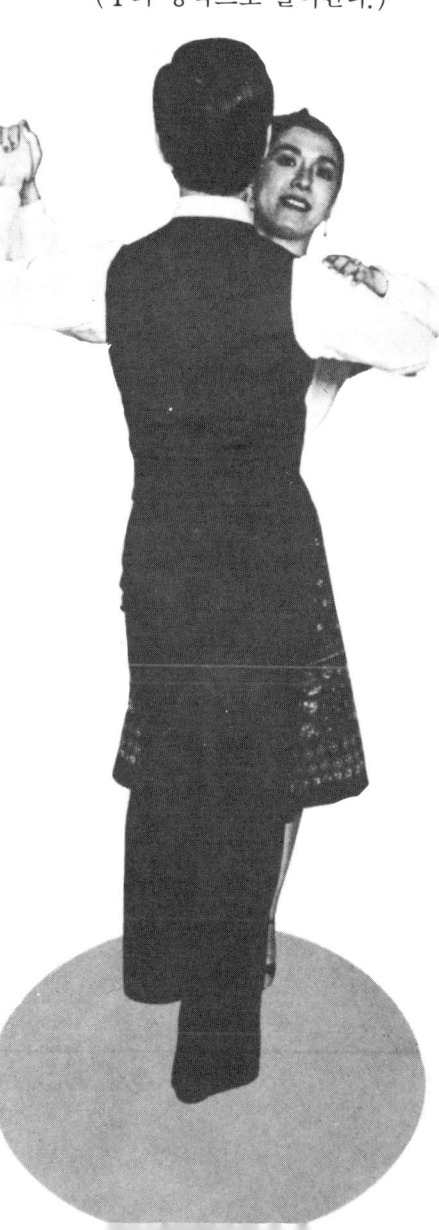

레프트 복스

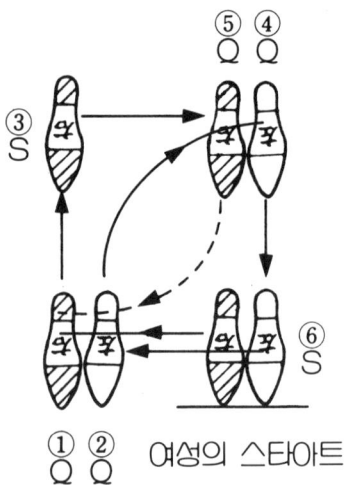

여성의 스타아트

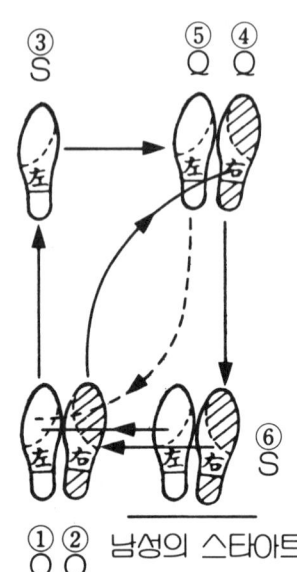

남성의 스타아트

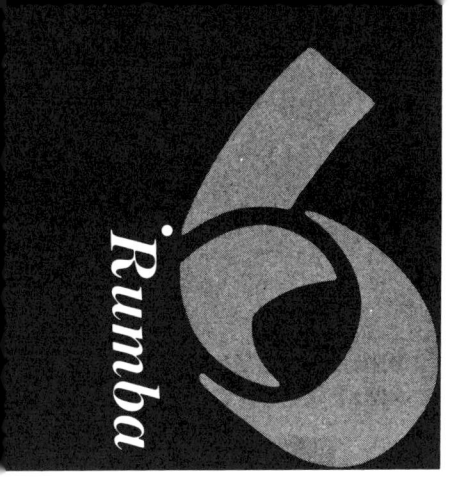

6 Rumba

라이트 복스

스타아트

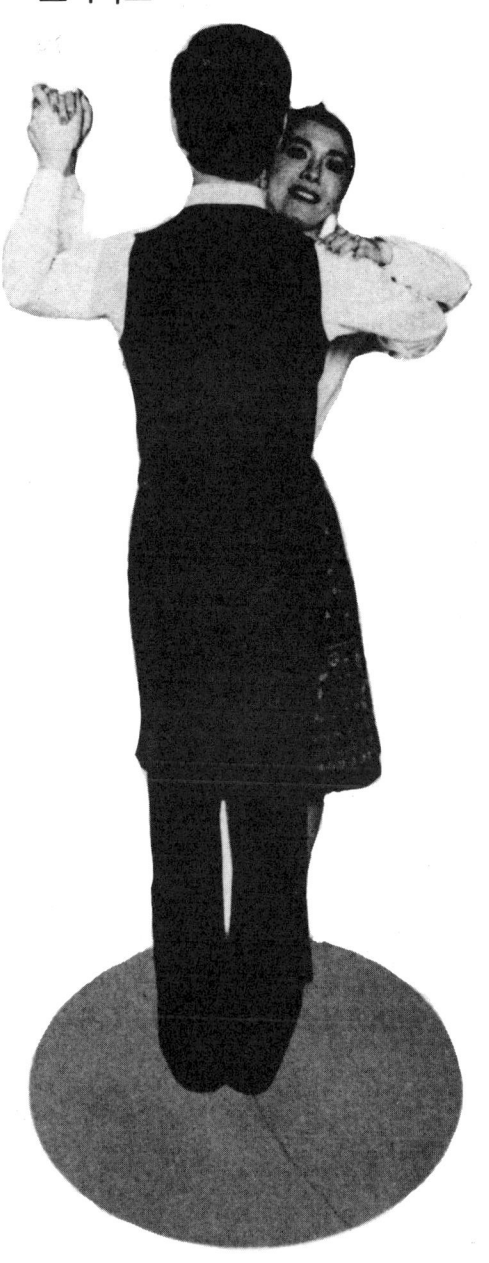

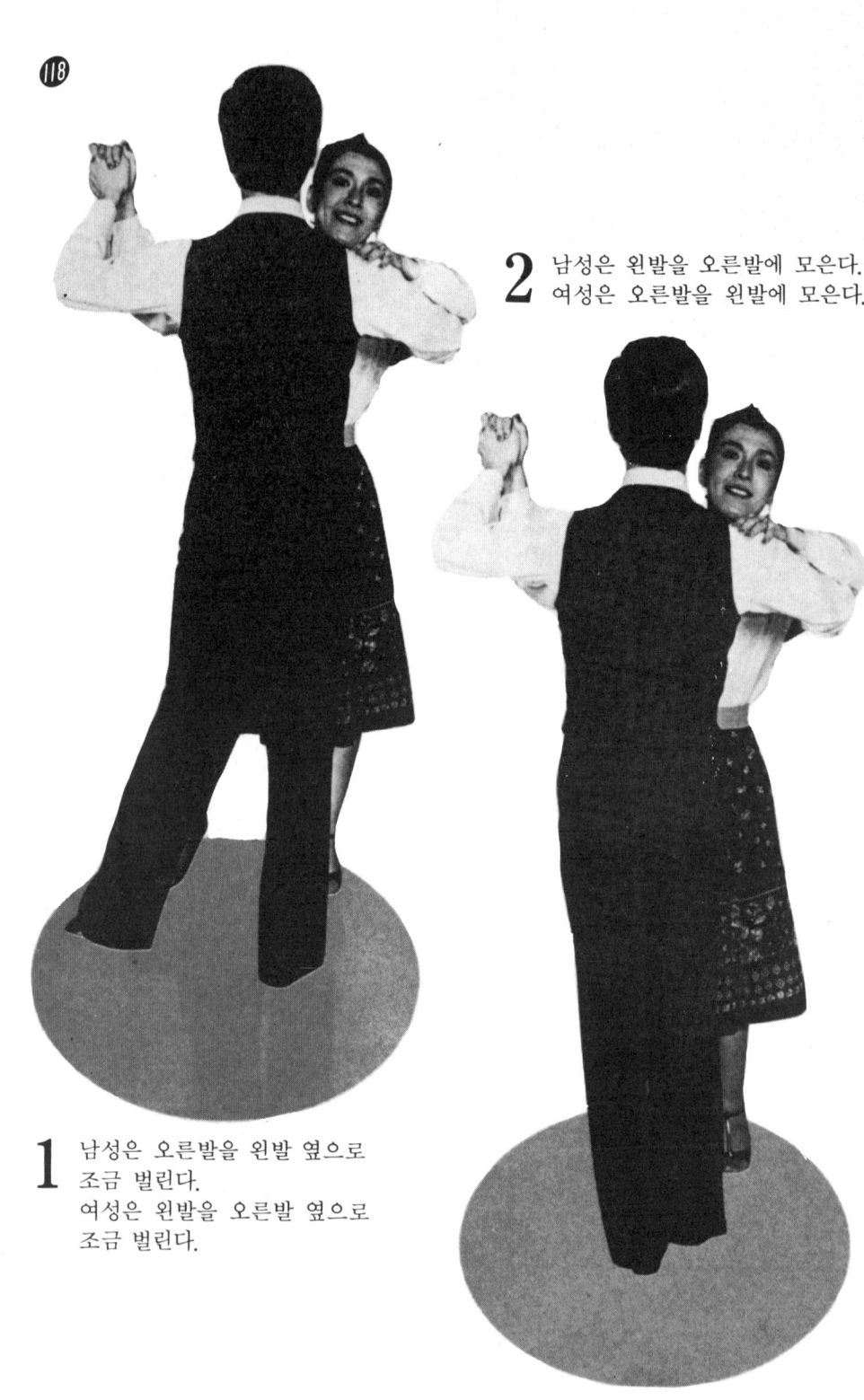

2 남성은 왼발을 오른발에 모은다.
여성은 오른발을 왼발에 모은다.

1 남성은 오른발을 왼발 옆으로 조금 벌린다.
여성은 왼발을 오른발 옆으로 조금 벌린다.

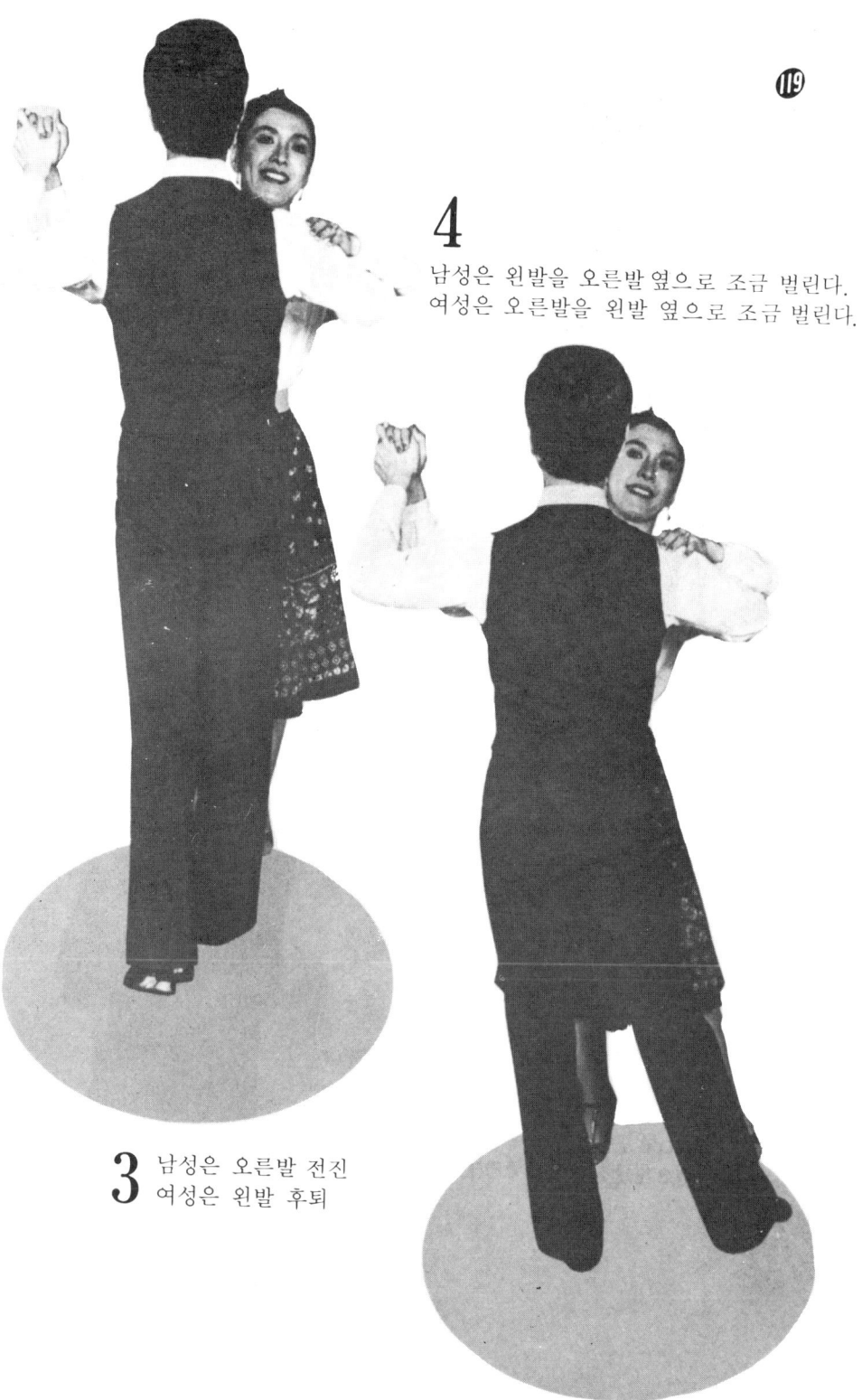

4
남성은 왼발을 오른발 옆으로 조금 벌린다.
여성은 오른발을 왼발 옆으로 조금 벌린다.

3 남성은 오른발 전진
여성은 왼발 후퇴

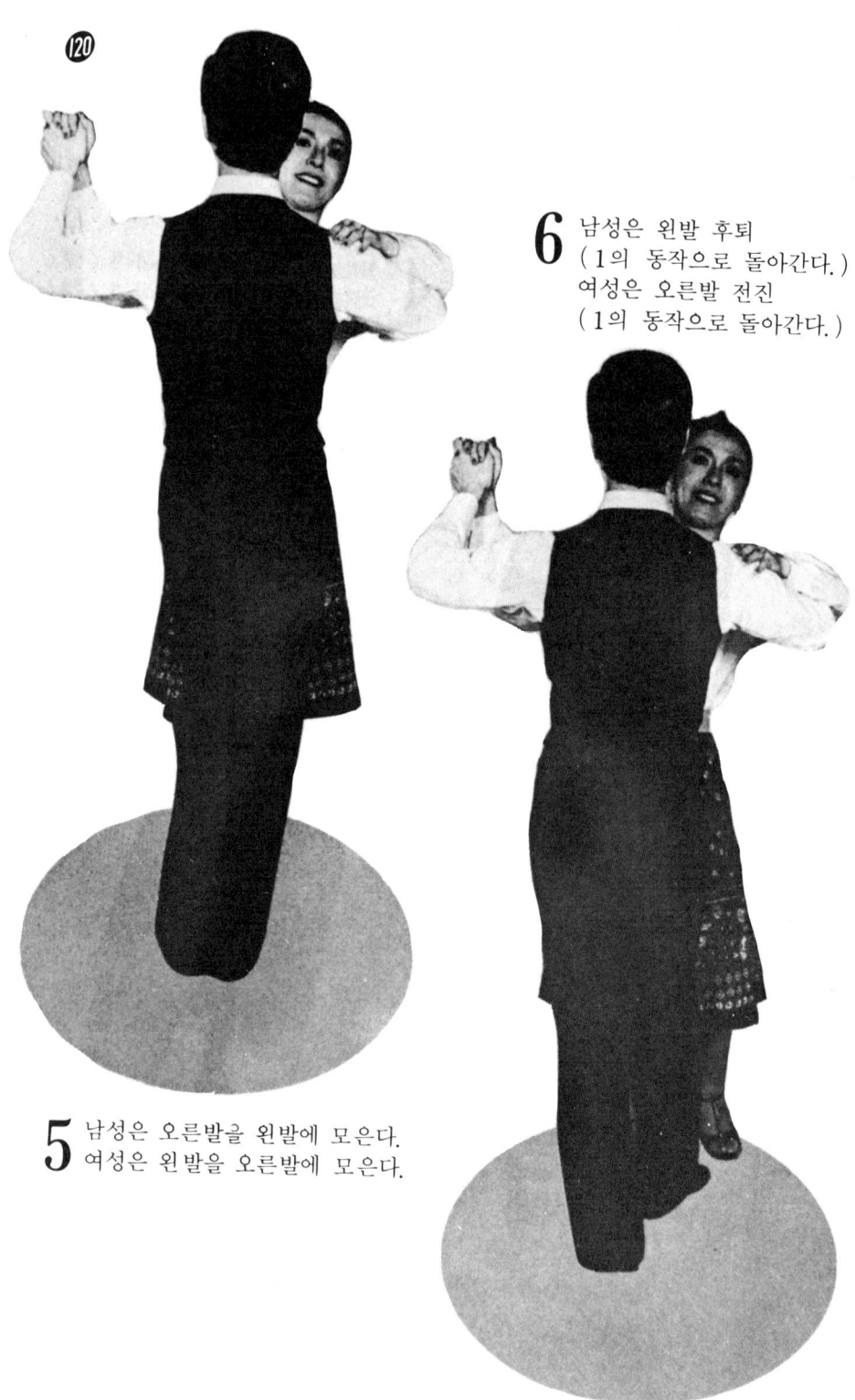

6 남성은 왼발 후퇴
(1의 동작으로 돌아간다.)
여성은 오른발 전진
(1의 동작으로 돌아간다.)

5 남성은 오른발을 왼발에 모은다.
여성은 왼발을 오른발에 모은다.

라이트 복스

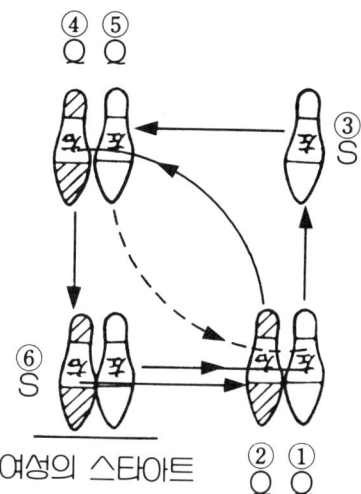

여성의 스타아트

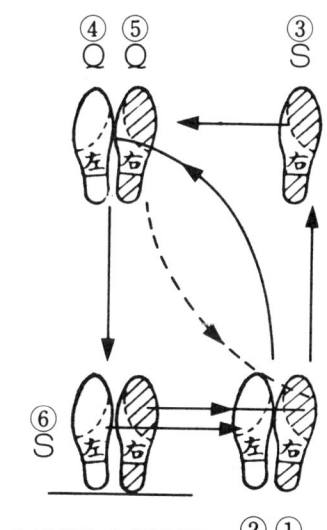

남성의 스타아트

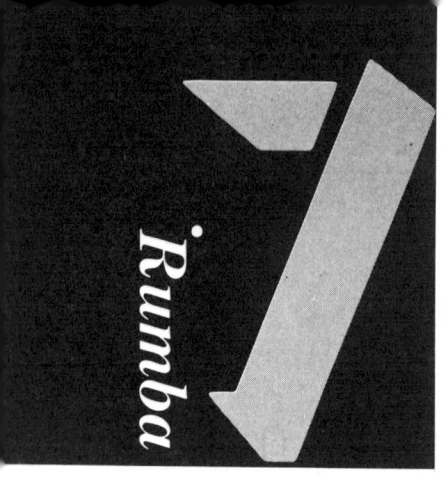

7
Rumba

지그재그

스타아트

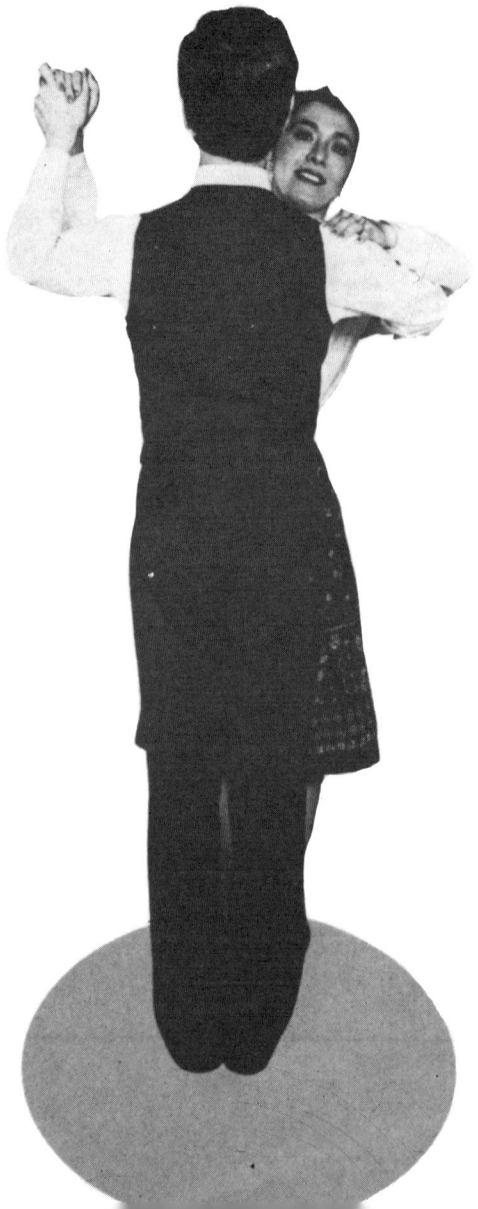

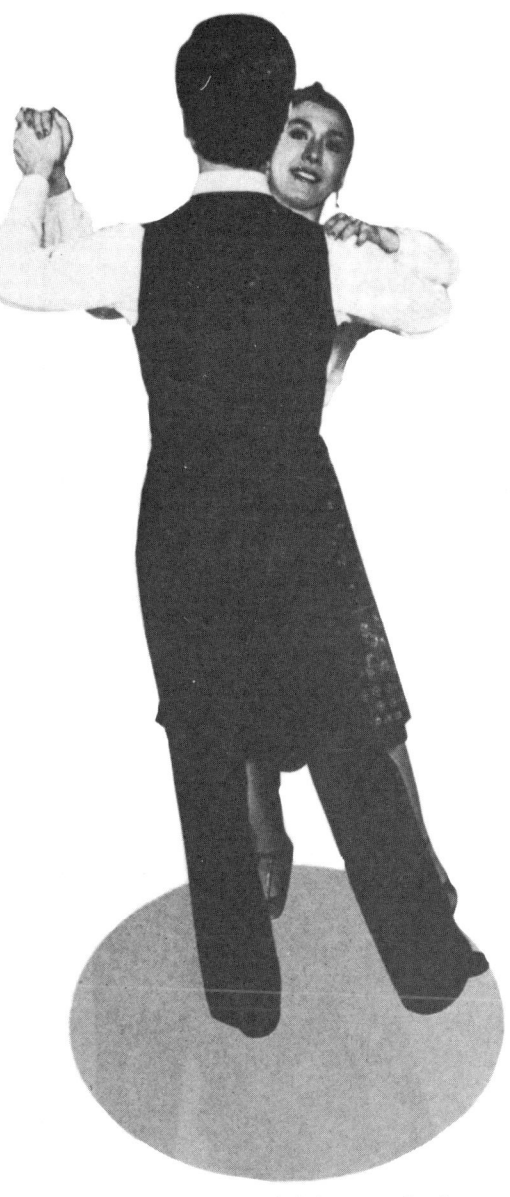

1 남성은 왼발을 오른발 옆으로 조금 벌린다.
여성은 오른발을 왼발 옆으로 조금 벌린다.

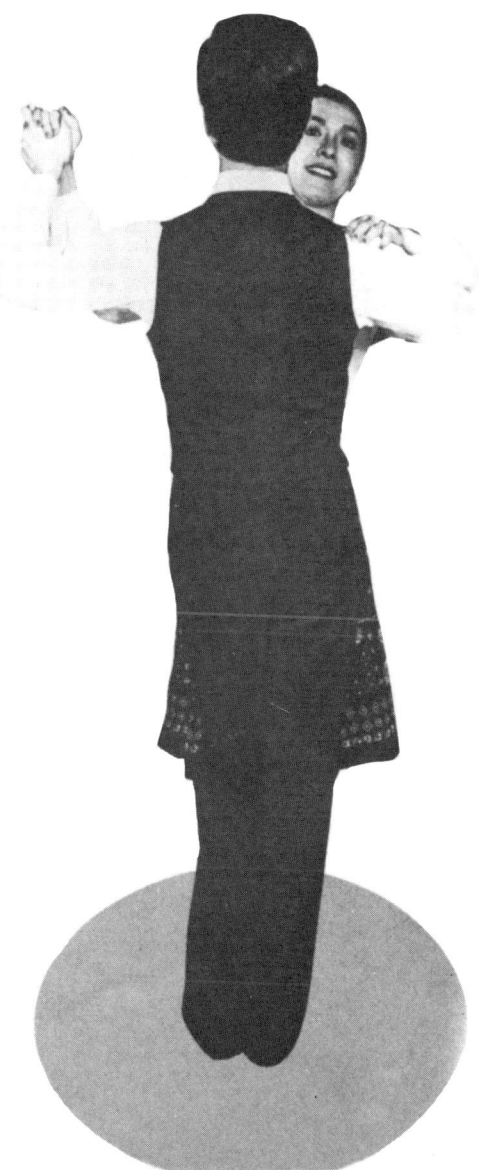

2 남성은 오른발을 왼발에 모은다.
여성은 왼발을 오른발에 모은다.

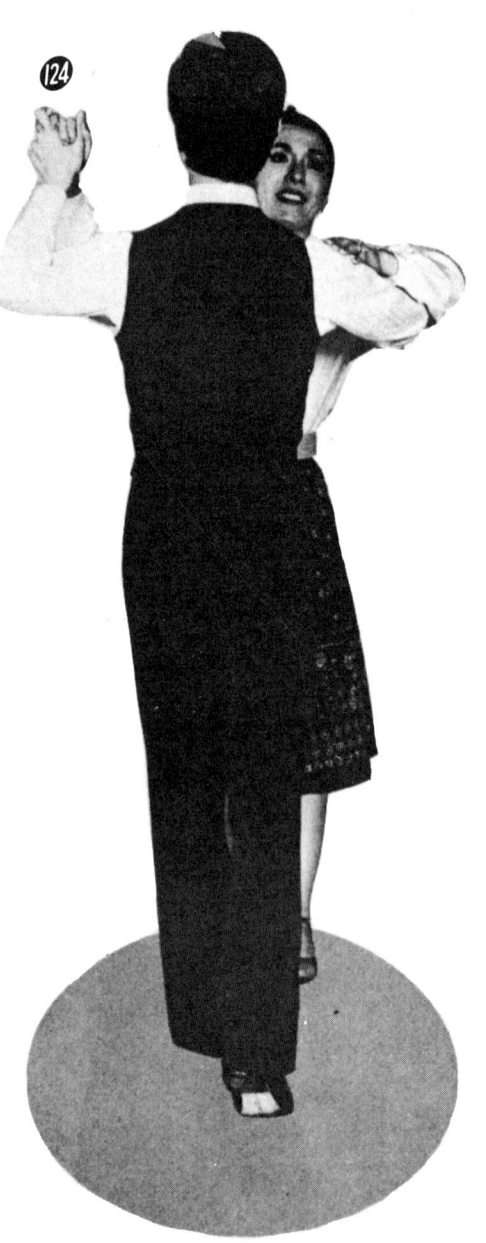

4 남성은 오른발을 왼발 옆으로 조금 벌린다.
(왼쪽으로 조금 회전한다.)
여성은 왼발을 오른발 옆으로 조금 벌린다.
(왼쪽으로 조금 회전한다.)

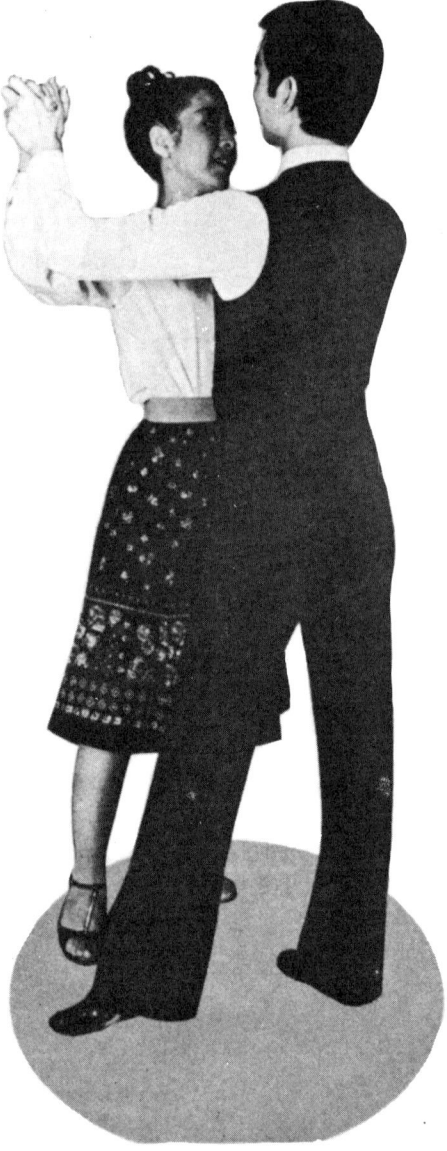

3 남성은 왼발 전진
여성은 오른발 후퇴

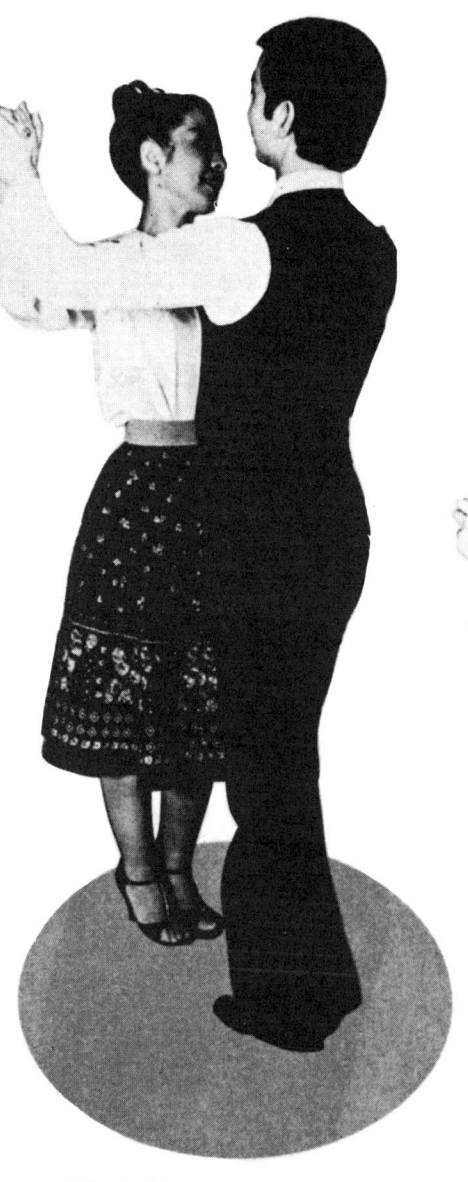

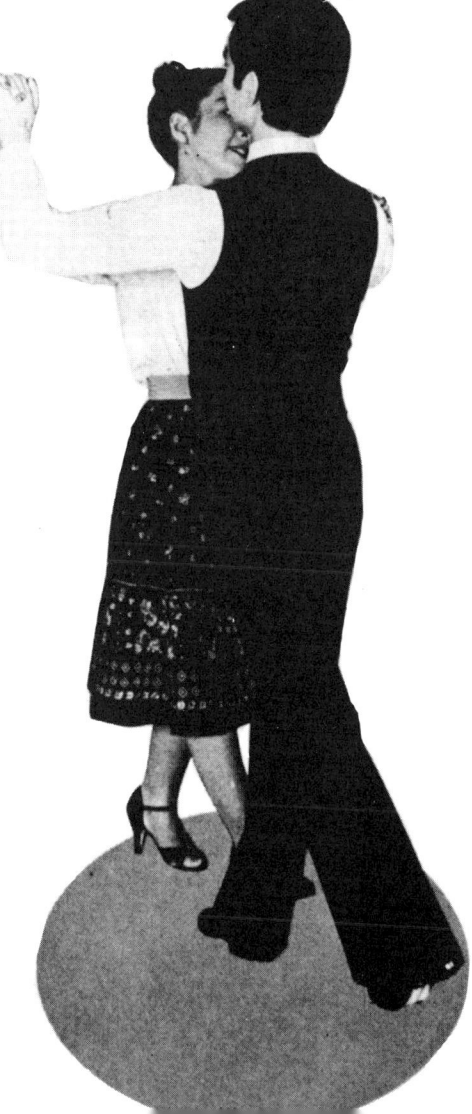

6 남성은 오른발 전진 (O·P)
여성은 왼발 후퇴 (P·O)

5 남성은 왼발을 오른발에 모은다.
(여성은 오른쪽에)
여성은 오른발을 왼발에 모은다.

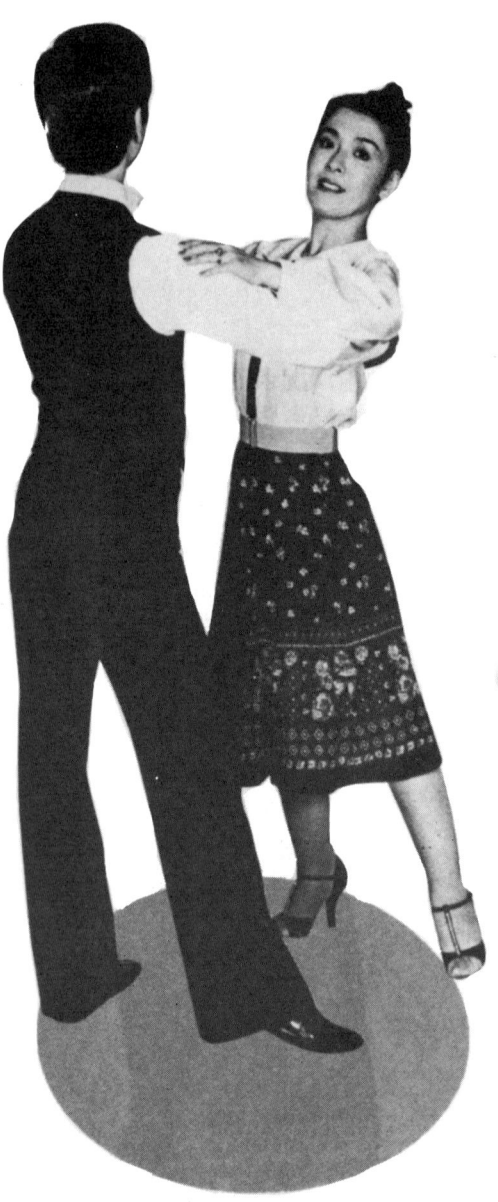

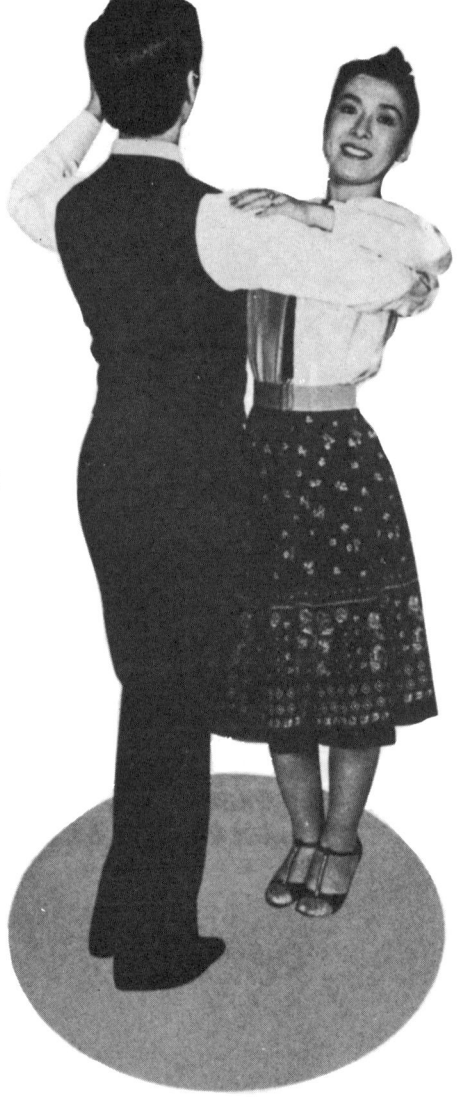

8 남성은 오른발을 왼발에 모은다.
(여성을 왼쪽에)
여성은 왼발을 오른발에 모은다.

7 남성은 왼발을 오른발 옆으로 조금 벌린다.
(오른쪽으로 1/4 회전)
여성은 오른발을 왼발 옆으로 조금 벌린다. (오른쪽으로 1/4 회전)

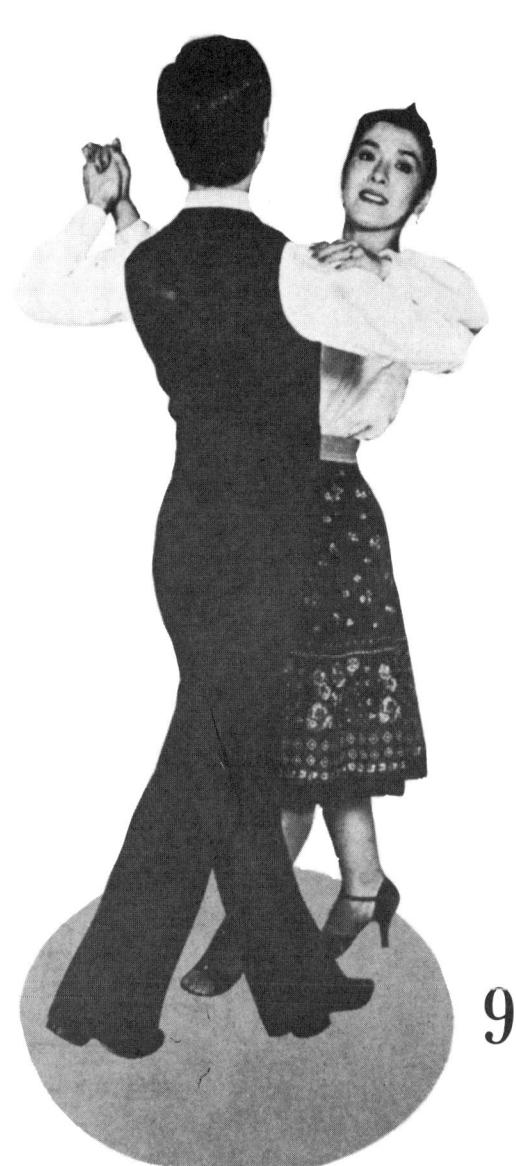

9 남성은 왼발 전진(O·P)
여성은 오른발 후퇴 (P·O)
4의 동작으로 돌아가던가
레프트 복스의 4로 이어간다.

　　남성이 후퇴의 지그재그
를 실시할 때는 여성의 스
텝을, 여성이 전진 지그재
그를 실시할 때는 남성의
스텝을 응용하면 좋을 것이
다.

지그재그

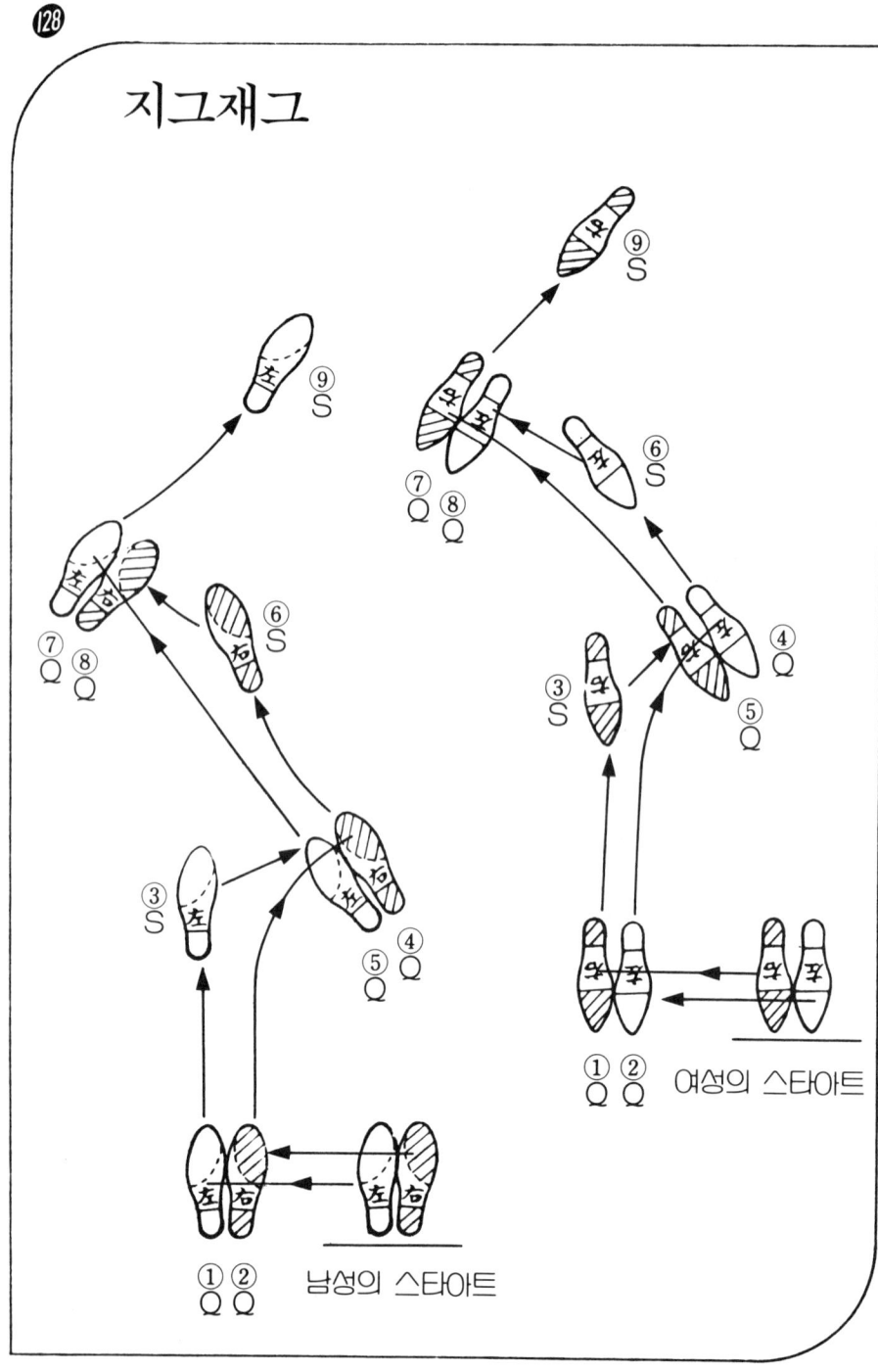

지르박
Jitter Bug

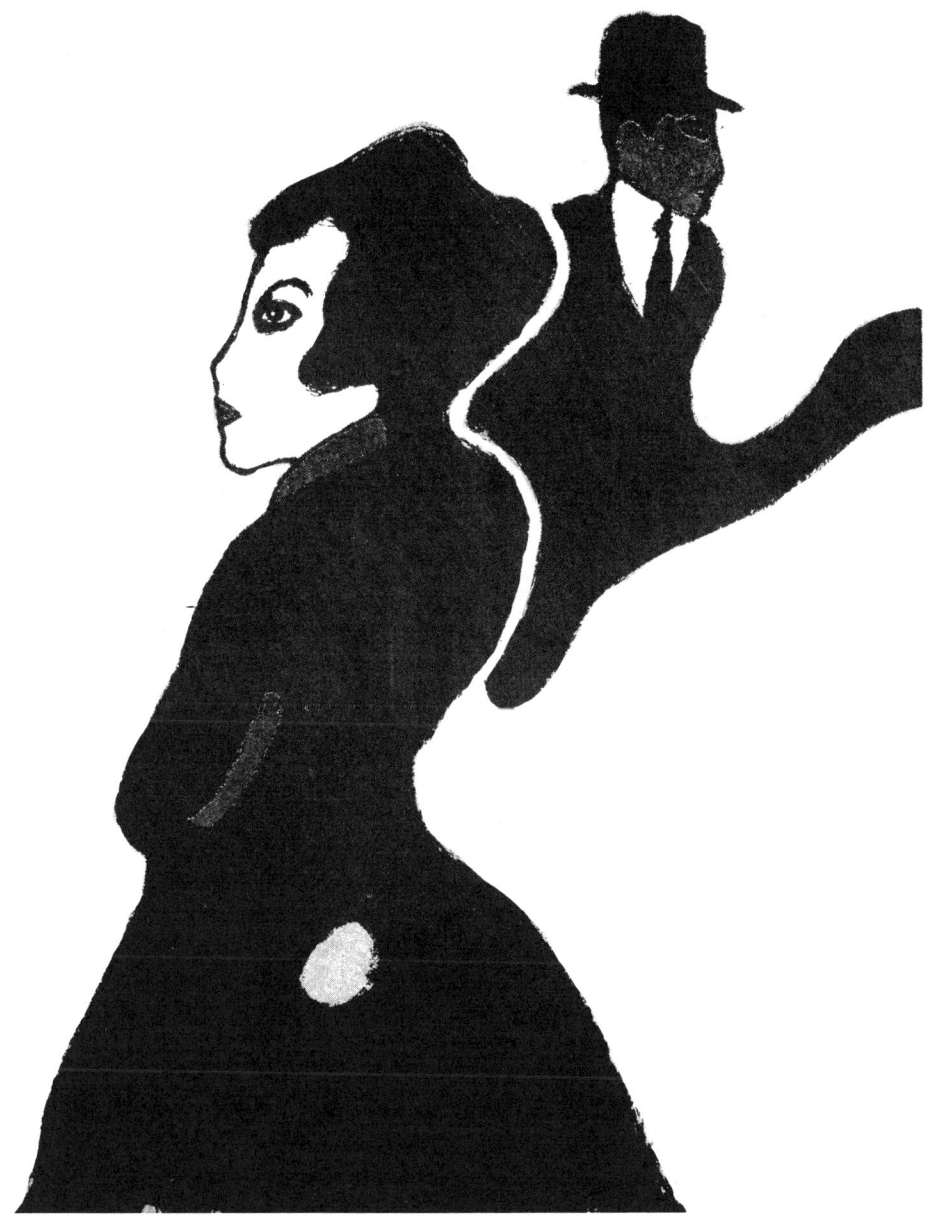

지르박이란…

지르박은 1940년 경 미국에서 생긴 춤이다. 제 2 차 세계 대전 중에서 부터 전쟁 중에 이르기까지 각국에 주둔한 병사들에 의해 얼핏 퍼져 세계적으로 유행하게 되었다. 이 단어에는 '재즈 광(狂)' 이라는 의미도 있는데 직역하면 '몸을 떠는 벌레' 라는 의미로 그 유래는 지르박을 낳은 흑인들이 몸을 떠는 벌레를 보고 이 스텝을 생각해 내었기 때문이라고 한다.

지르박의 음악은 4 분의 4 박자로 1 분 동안에 소절 40개 전후의 템포이다. 본 책에서 든 종목은 가장 빠른 템포이다.

호울드는 프롬나아드 포지션과 오픈 포지션이 있다.

프롬나아드 포지션은 서로 발을 모으고 약 30cm 정도 떨어져 서서 남성의 왼쪽과 여성의 오른쪽 몸을 밖으로 벌려 얕은 V 자형의

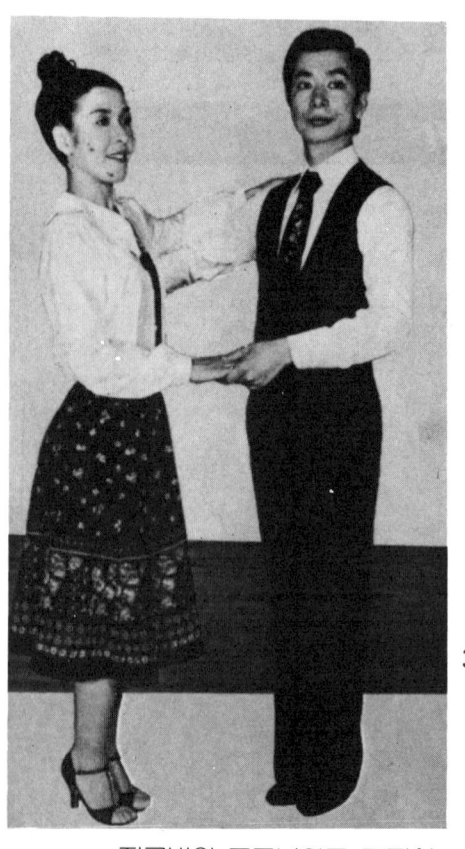

▲ 지르박의 프롬나아드 포지션

스타일을 만든다. 남성은 왼손에 여성의 오른손을 얹도록하여 가볍게 쥐고, 웨스트 위치에 둔다. 남성의 오른손은 여성의 어깨뼈 아래에 두고 여성의 왼팔은 남성의 오른팔에 가볍게 얹고 손은 어깨에 가볍게 얹는다.

또 두 사람의 얼굴은 진행 방향을 향한다. 스텝의 해설문에서는 P·P라고 표기한다.

오픈 포지션은 우선 서로 마주보고 서로 팔길이 정도로 떨어져 선다. 남성은 왼손으로 여성의 오른손을 가볍게 쥐어 웨스트 위치에 위치시킨다. 한편 남성의 오른손과 여성의 왼손은 팔 꿈치를 가볍게 구부려 몸과 평행이 되도록 한다. 해설문에서는 O·P로 표기 했다.

실제의 스텝에서는 리드는 남성의 팔로 하기 때문에 남녀 모두 팔을 적당히 긴장시킬 필요가 있다.

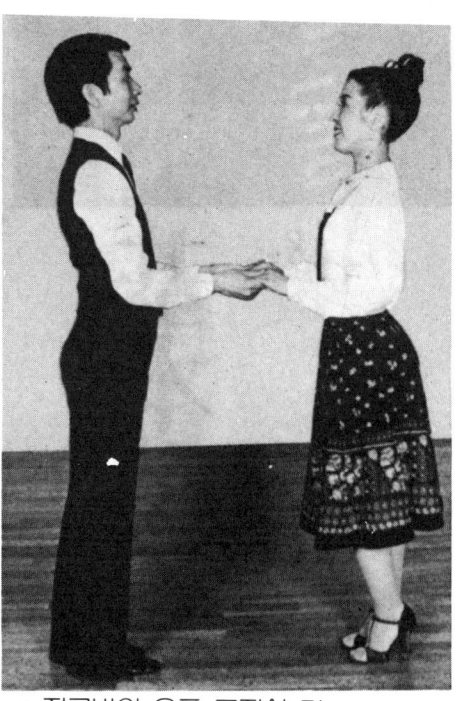
▲지르박의 오픈 포지션 및 더블 핸드

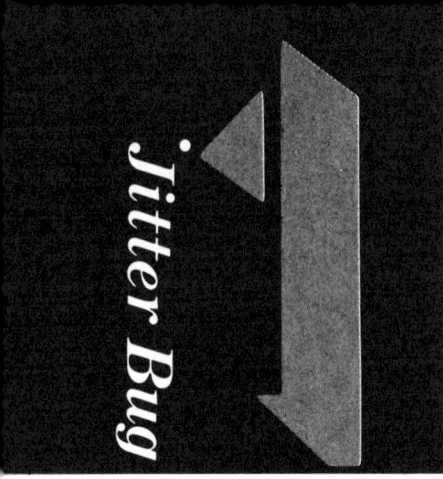

Jitter Bug

기본동작 1

스타아트
프롬나아드 포지션으로 시작한다.

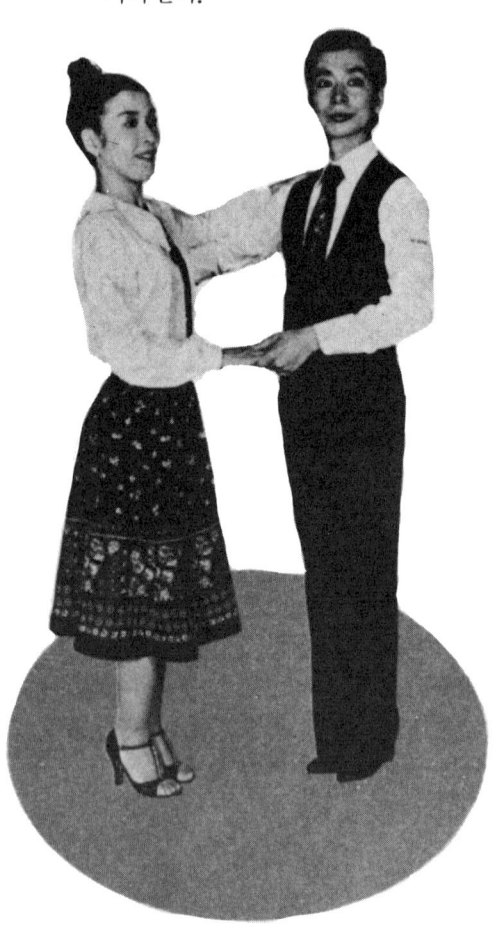

1 남성은 왼발을 오른발 옆으로 벌린다. (오른발은 그대로)
여성은 오른발을 왼발 옆으로 벌린다. (왼발은 그대로)

2 남성은 오른발에 체중을 싣는다.
여성은 왼발에 체중을 싣는다.

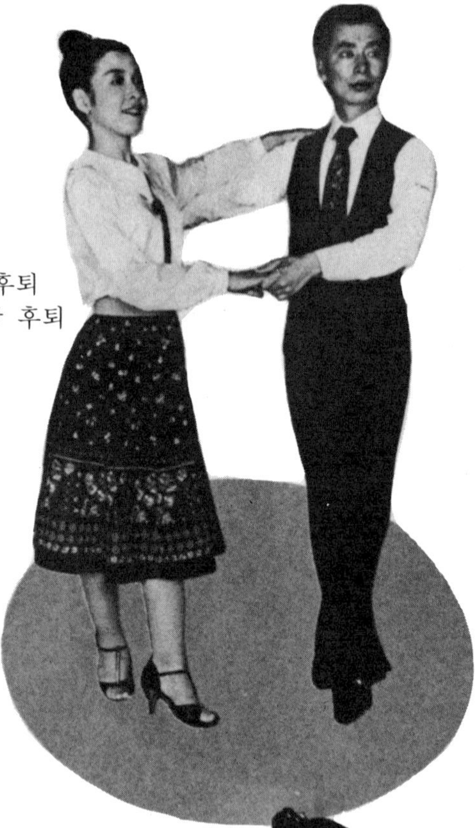

3 남성은 왼발을 조금 후퇴
여성은 오른발을 조금 후퇴

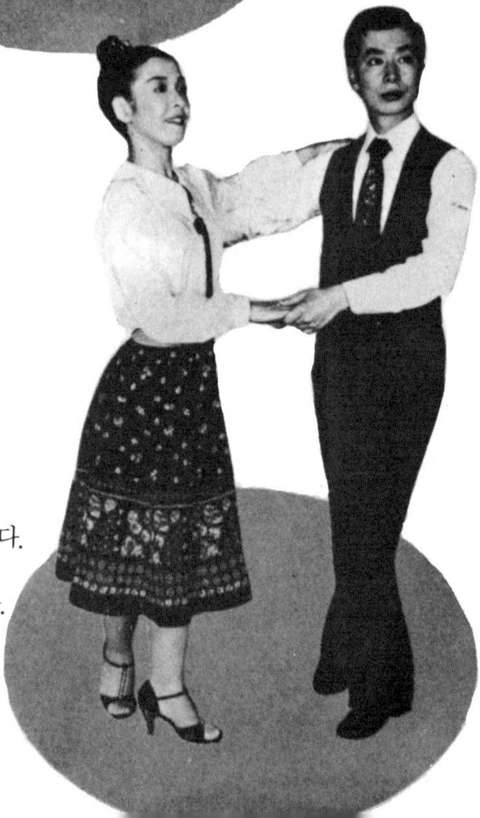

4 남성은 오른발에 체중을 싣는다.
(1 의 동작으로 돌아간다.)
여성은 왼발에 체중을 싣는다.
(1 의 동작으로 돌아간다.)

기본 동작 1

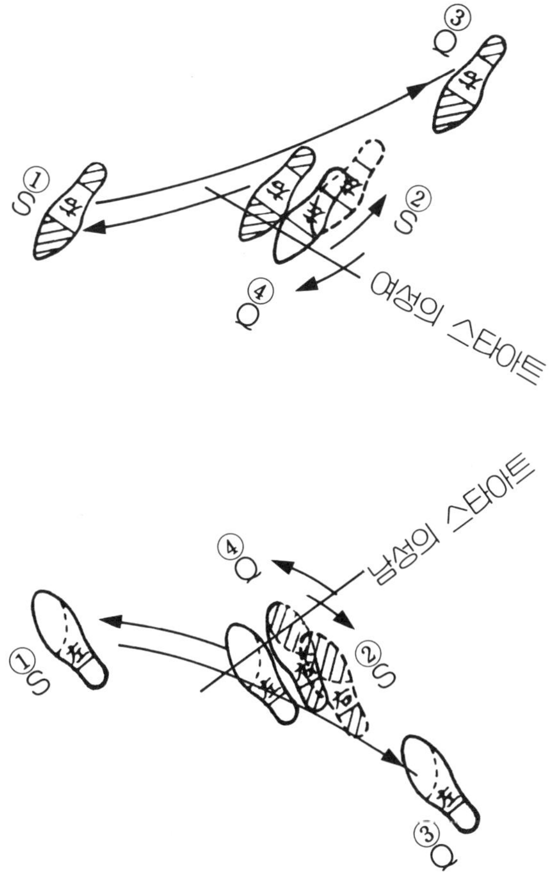

여성의 스타아트

남성의 스타아트

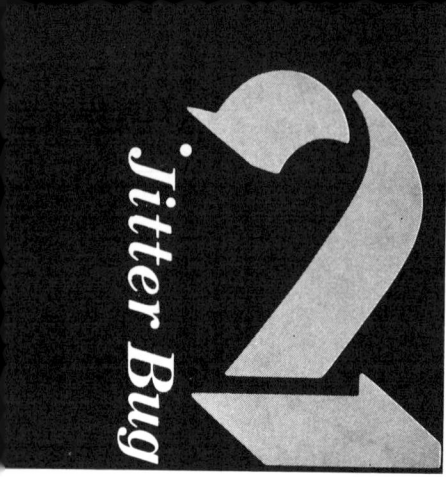

기본 동작 2

스타아트
오픈 포지션으로 서로 손을
마주잡고 시작한다.

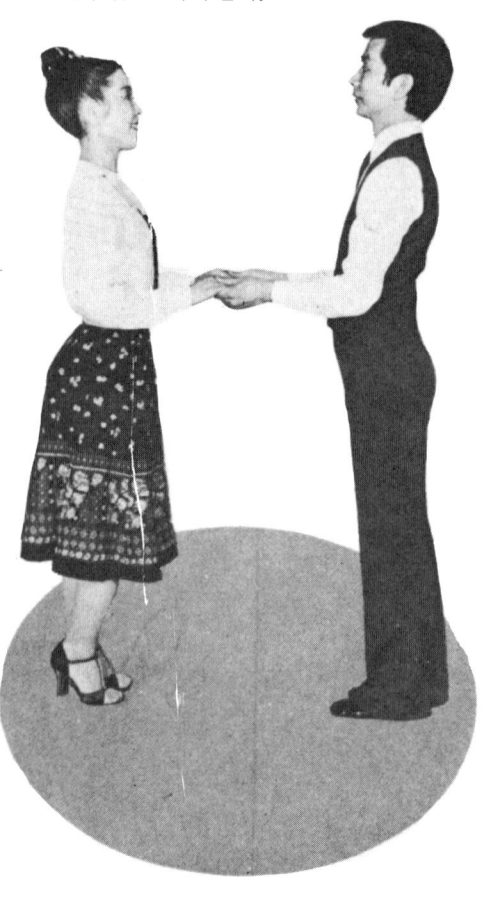

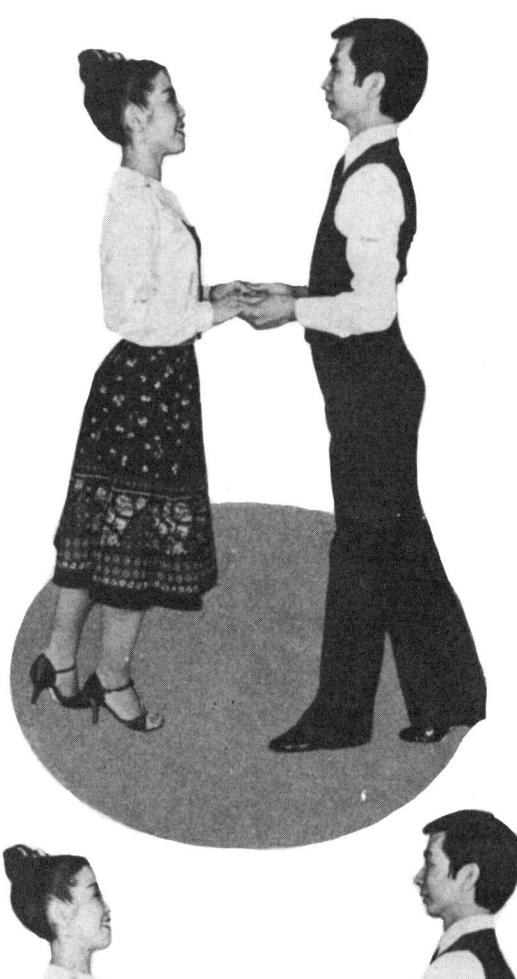

1 남성은 왼발을 조금 전진
(여성을 당긴다.)
여성은 오른발을 조금 전진
(남성 쪽으로 가까이 간다.)

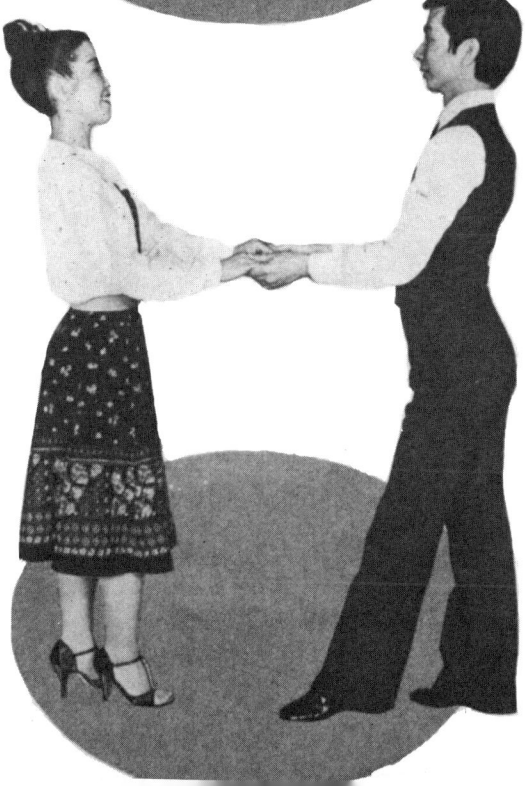

2 남성은 오른발에 체중을 싣는다.
(여성을 다시 민다.)
여성은 체중을 왼발에 싣는다.
(남성에게서 떨어진다.)

3 남성은 왼발을 조금 후퇴
여성은 오른발을 조금 후퇴

4 남성은 오른발에 체중을 싣는다.
(1의 동작으로 돌아간다.)
여성은 왼발에 체중을 싣는다.
(1의 동작으로 돌아간다.)

기본 동작 2

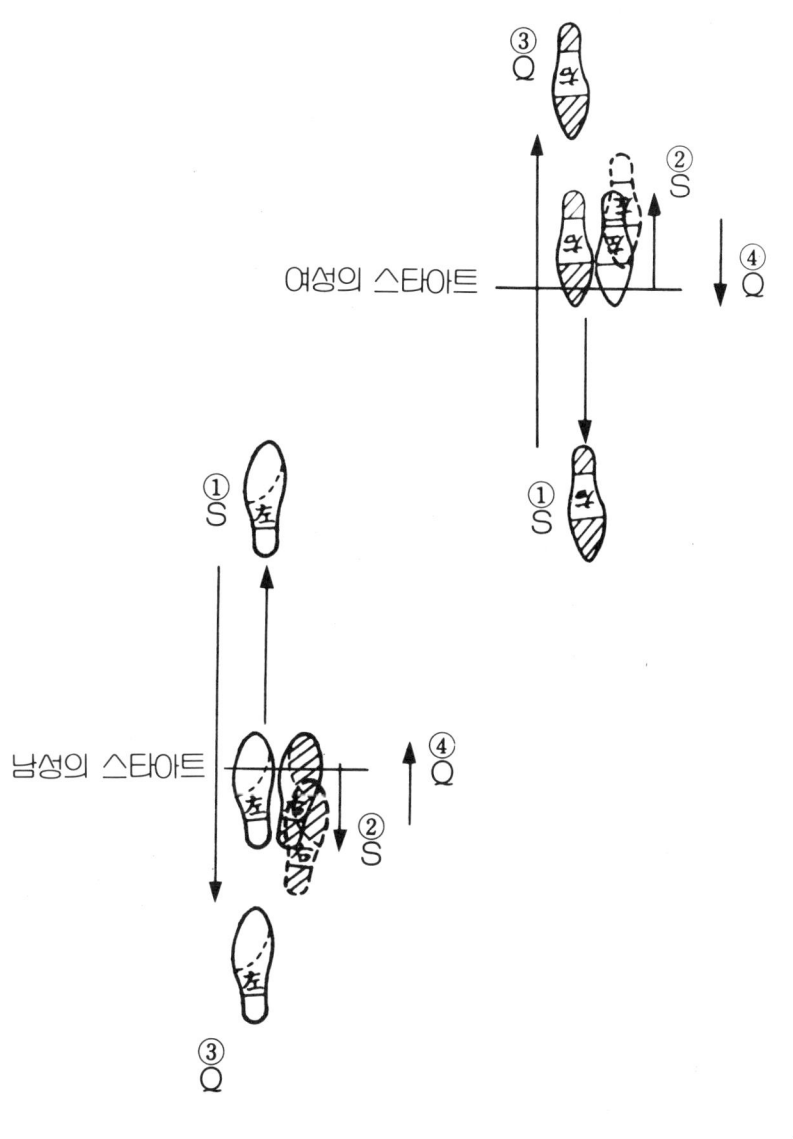

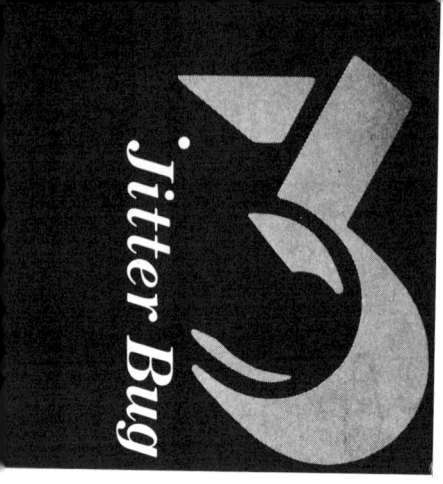

Jitter Bug

레이디스 라이트 턴

스타아트
프롬나아드 포지션으로 시작한다.

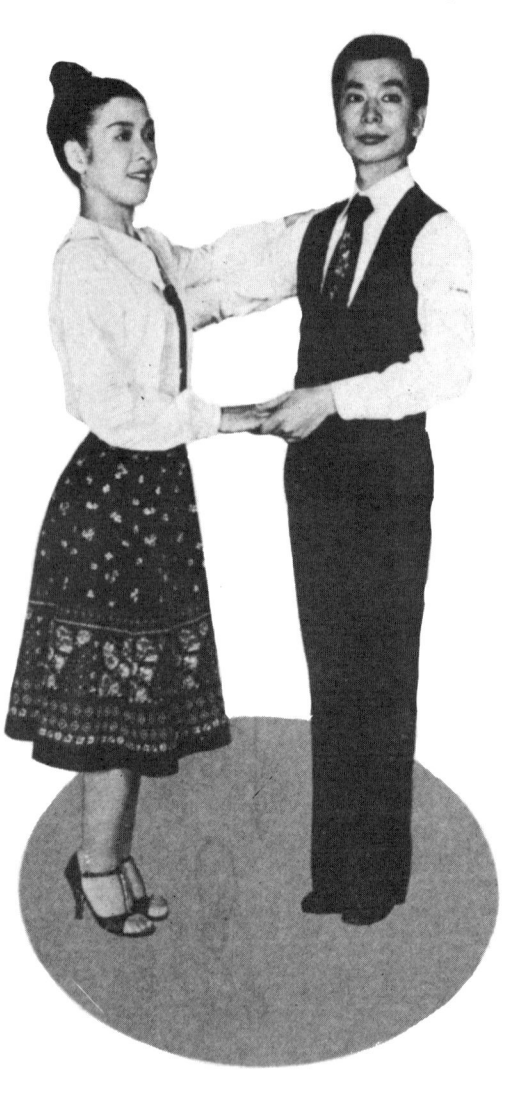

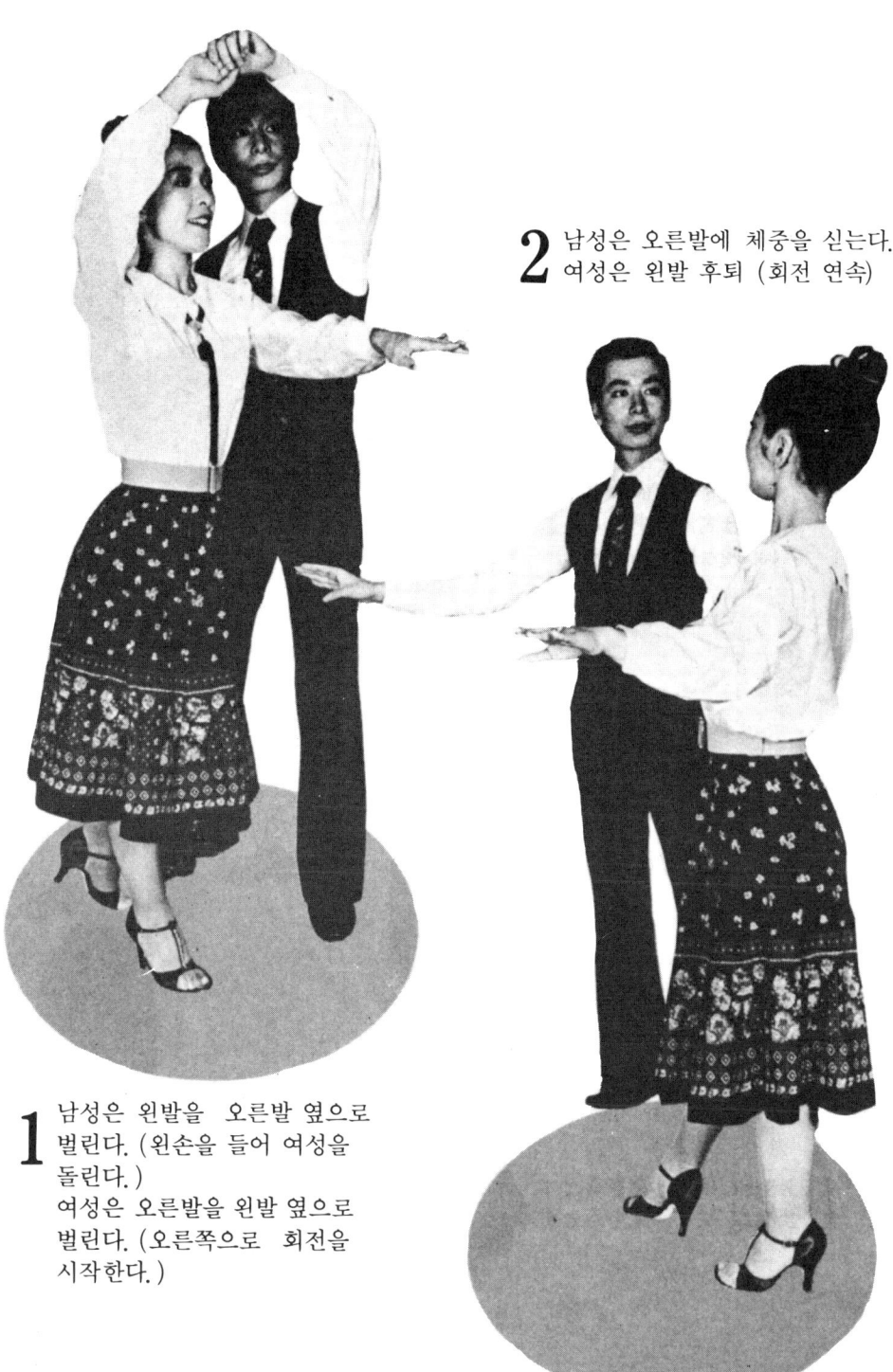

2 남성은 오른발에 체중을 싣는다.
여성은 왼발 후퇴 (회전 연속)

1 남성은 왼발을 오른발 옆으로 벌린다. (왼손을 들어 여성을 돌린다.)
여성은 오른발을 왼발 옆으로 벌린다. (오른쪽으로 회전을 시작한다.)

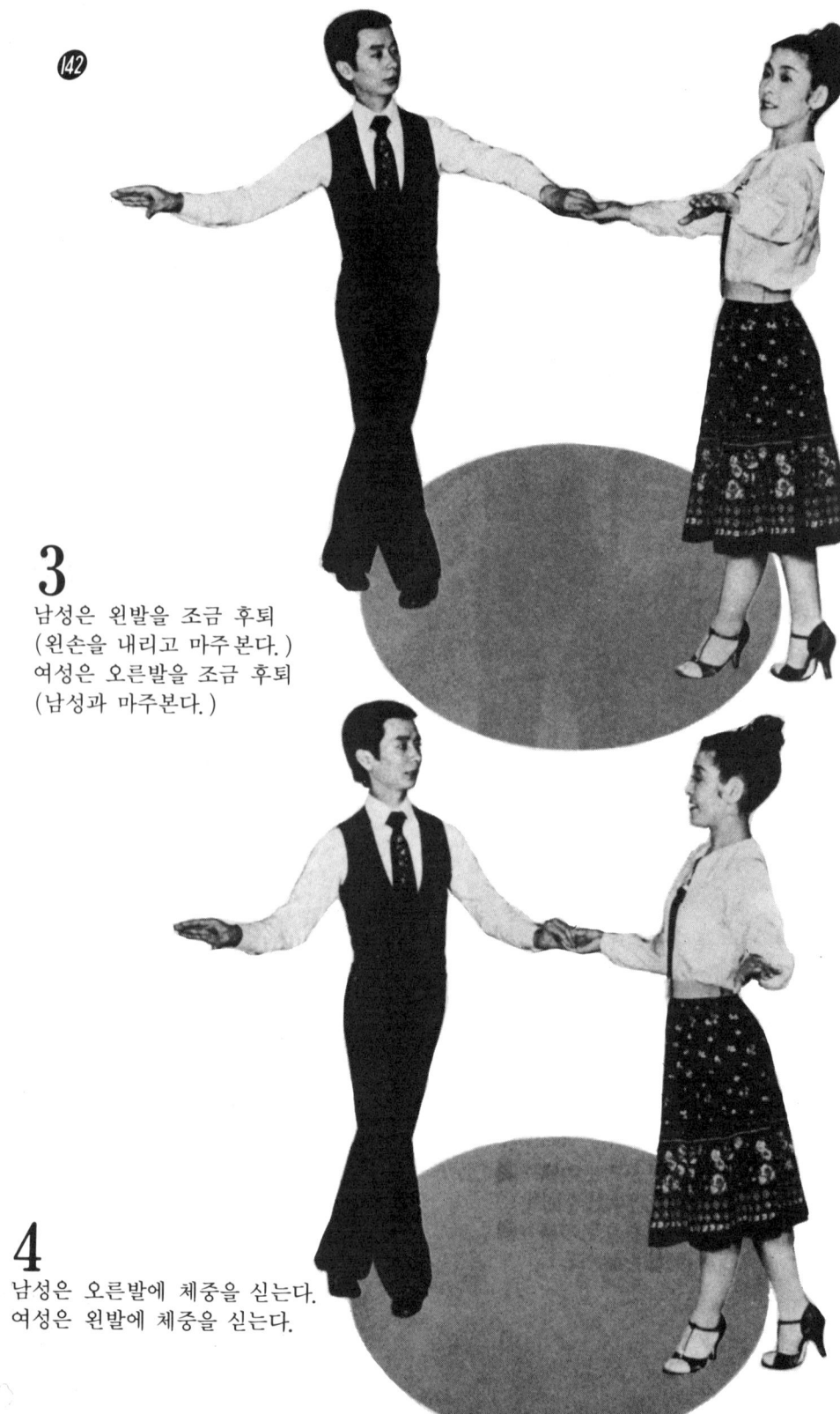

3
남성은 왼발을 조금 후퇴
(왼손을 내리고 마주본다.)
여성은 오른발을 조금 후퇴
(남성과 마주본다.)

4
남성은 오른발에 체중을 싣는다.
여성은 왼발에 체중을 싣는다.

레이디스 라이트 턴

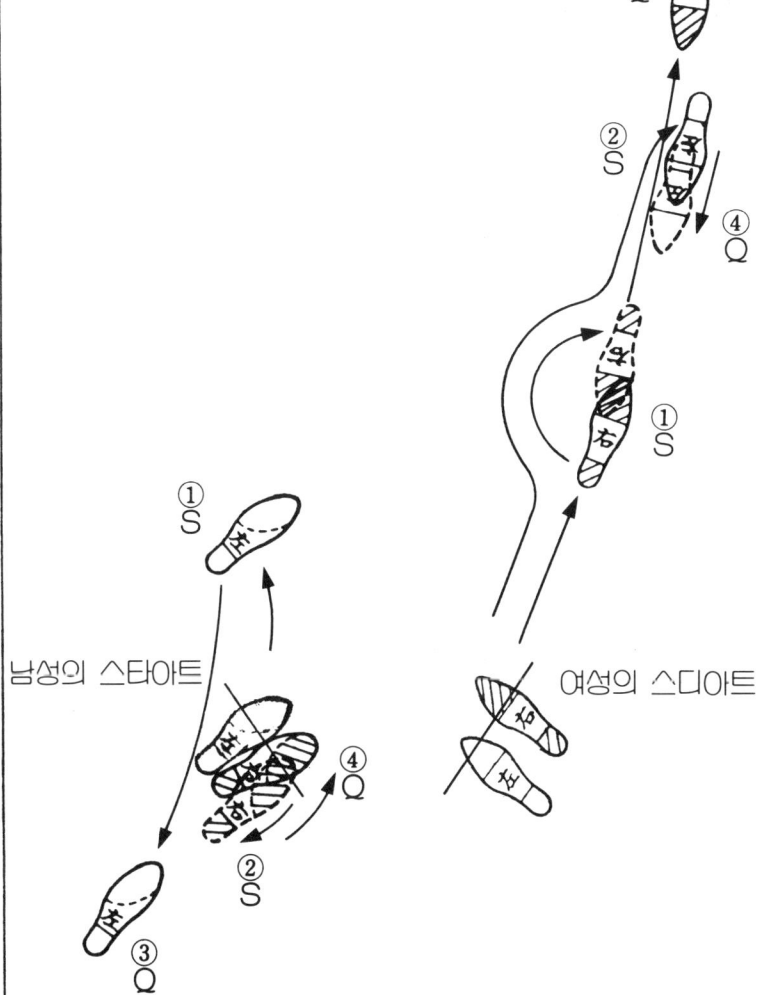

4

Jitter Bug

레이디스 레프트 턴

스타아트
오픈 포지션으로 마주보고
한손을 잡고 시작한다.

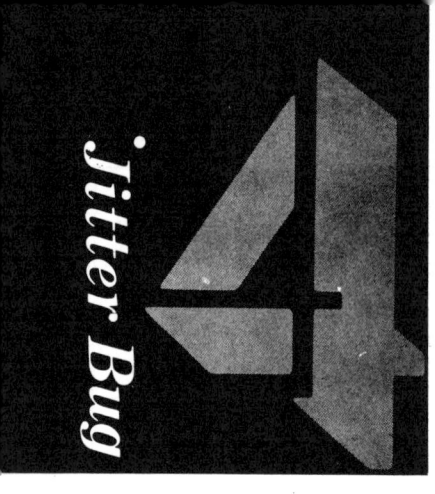

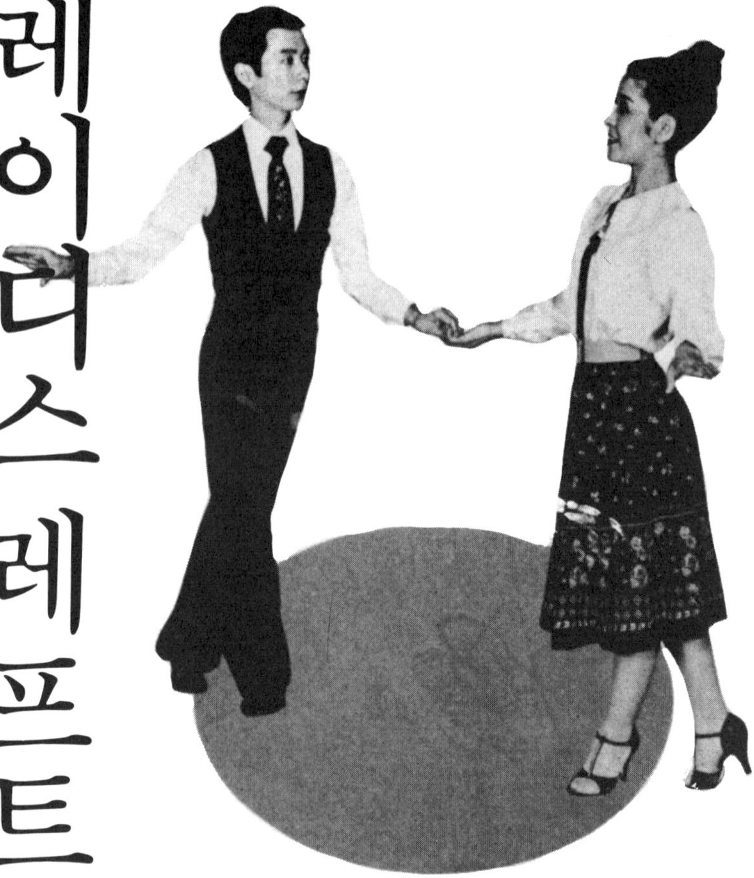

1 남성은 왼발 전진
(오른쪽으로 회전을 시작하면서 왼손을 올려 여성을 왼쪽으로 돌린다.) 여성은 오른발 전진
(왼쪽으로 회전을 시작하면서 남성에게 등을 향한다.)

2 남성은 오른발 후퇴 (회전 연속)
여성은 왼발 후퇴 (회전 연속)

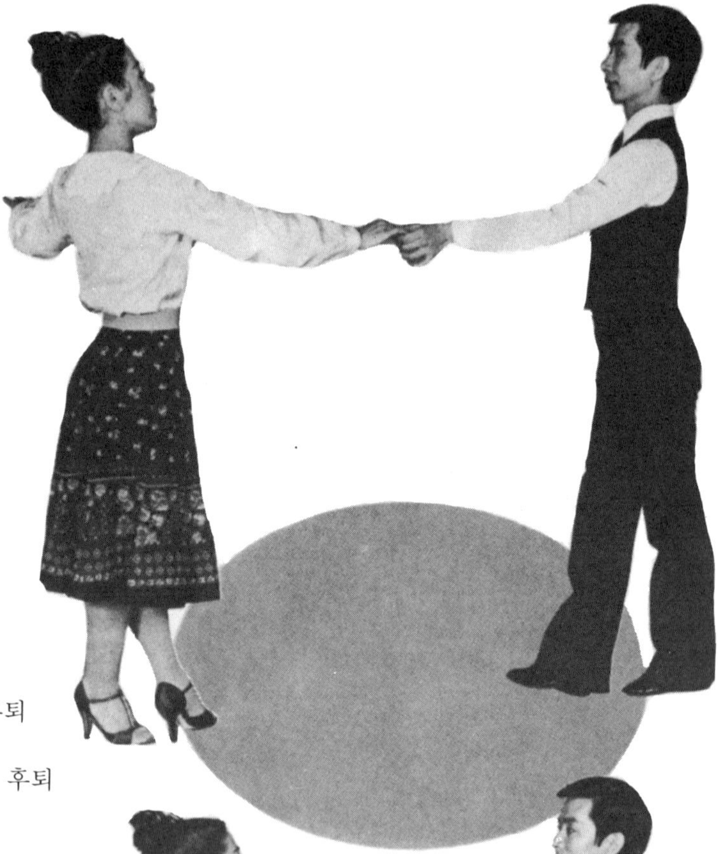

3
남성은 왼발을 조금 후퇴
(여성과 마주본다.)
여성은 오른발을 조금 후퇴
(남성과 마주본다.)

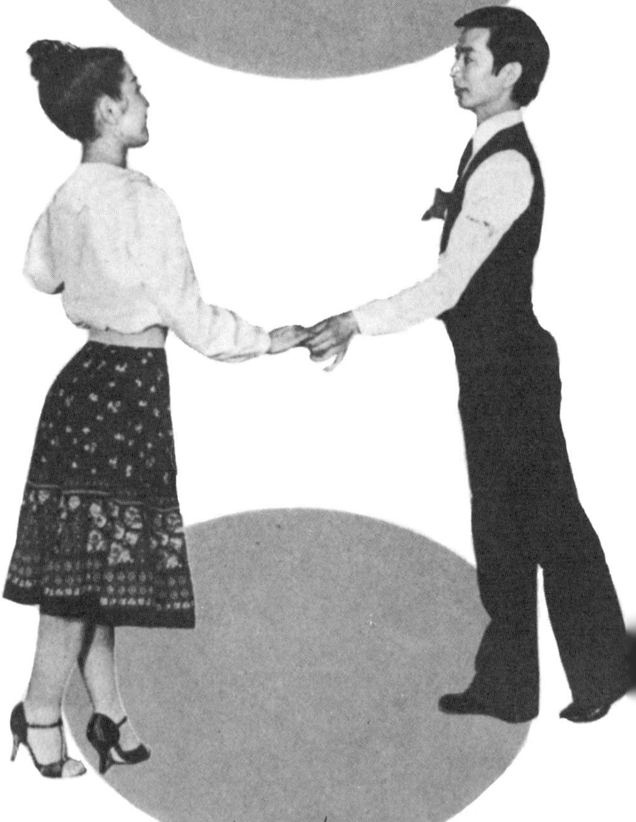

4
남성은 오른발에 체중을 싣는다.
(이 동안 남성은 항상 여성에게
면해 있다.)
여성은 왼발에 체중을 싣는다.
오픈 포지션의 상태가 된다.

레이디스 레프트 턴

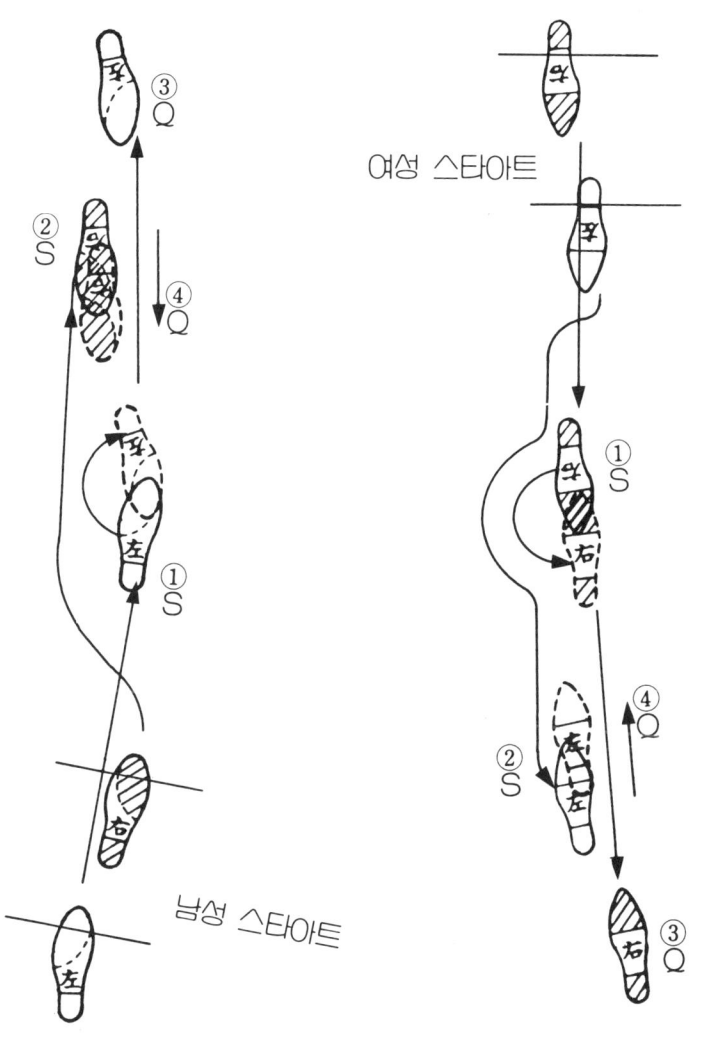

5 Jitter Bug

핸드 체인지

스타아트
오픈 포지션으로 마주보고
한손을 잡고 시작한다.

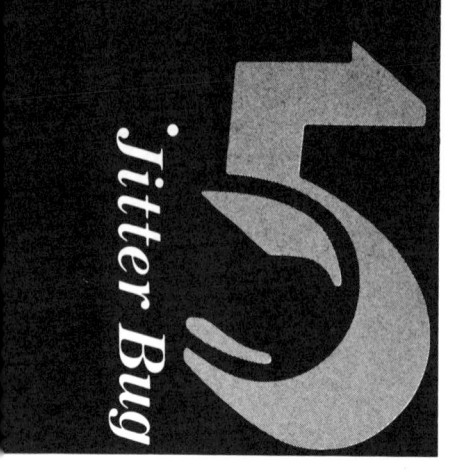

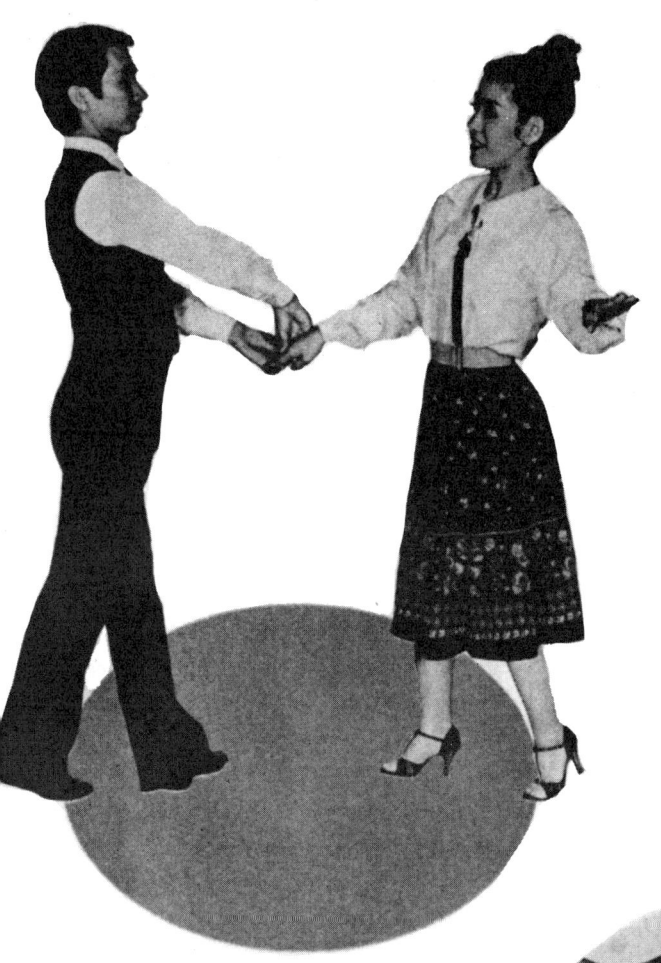

1 남성은 왼발 전진
(왼쪽으로 회전을 시작하면서
여성을 등진다.)
여성은 오른발 전진
(오른쪽으로 회전을 시작한다.)
이때 남성은 왼손에 잡고있던
여성의 오른손을 오른손에
바꾸어 잡는 동작에 들어간다.

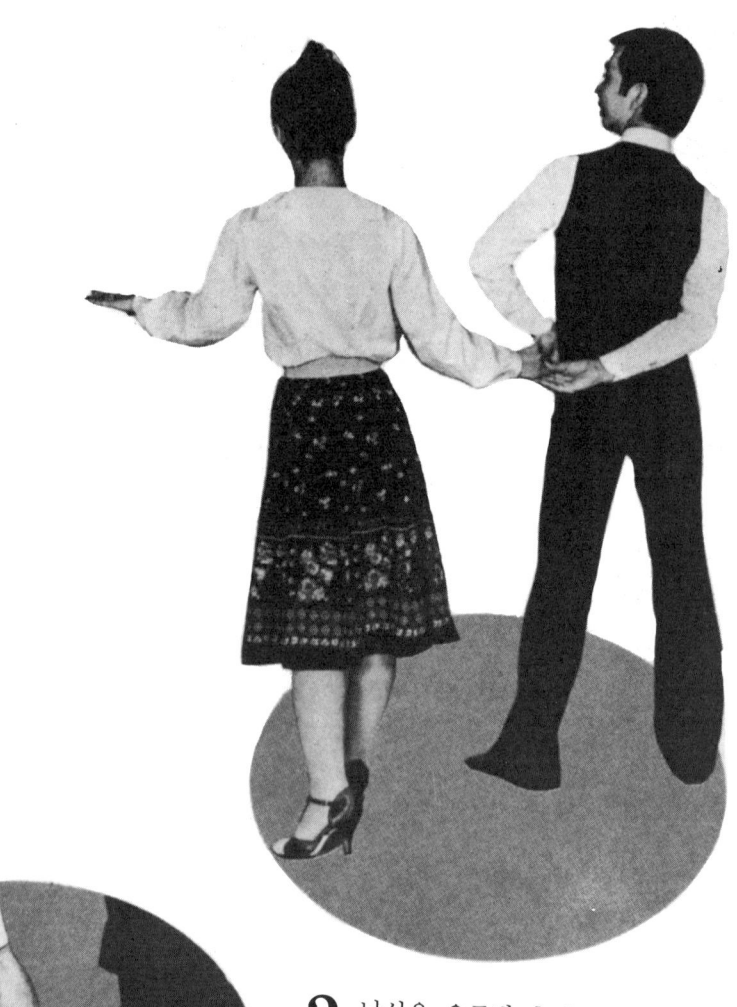

2 남성은 오른발 후퇴
(회전 연속)
여성은 왼발 후퇴
(회전 연속)
이때 남성은 여성의 오른손을
바꾸어 잡는다.

3 남성은 왼발을 조금 후퇴
(여성과 마주본다.)
여성은 오른발을 조금 후퇴

4 남성은 오른발에 체중을 싣는다.
(이 때 여성은 항상 남자에게
면해 있다.)
여성은 왼발에 체중을 싣는다.

핸드 체인지

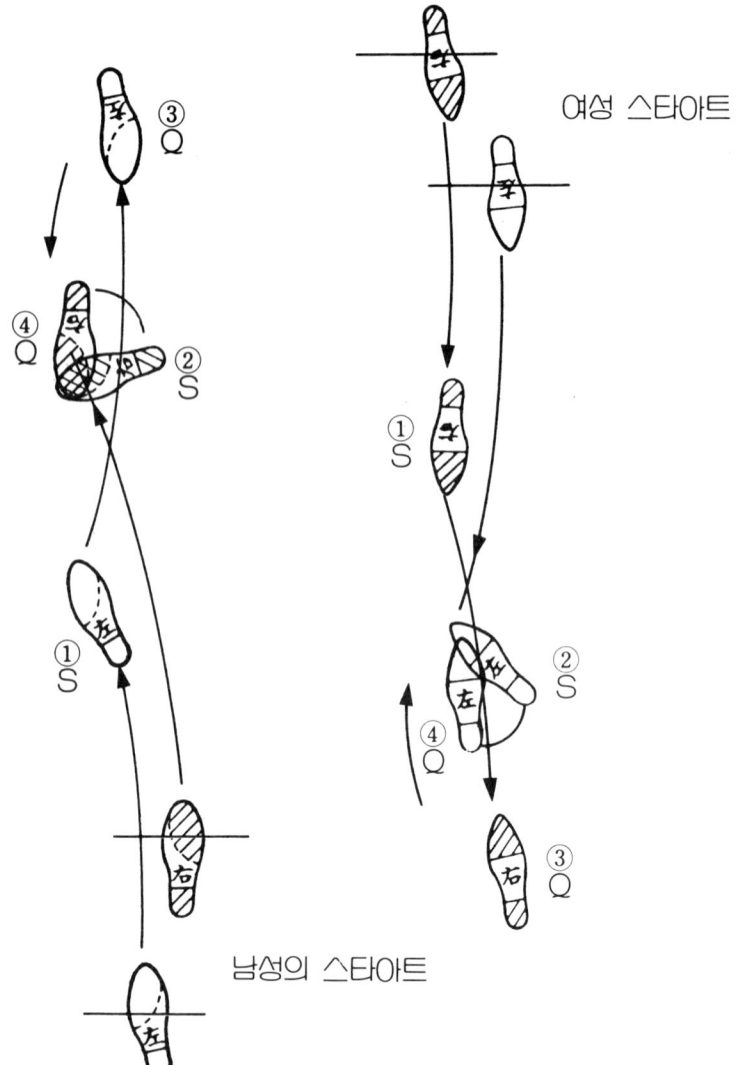

왈츠
Waltz

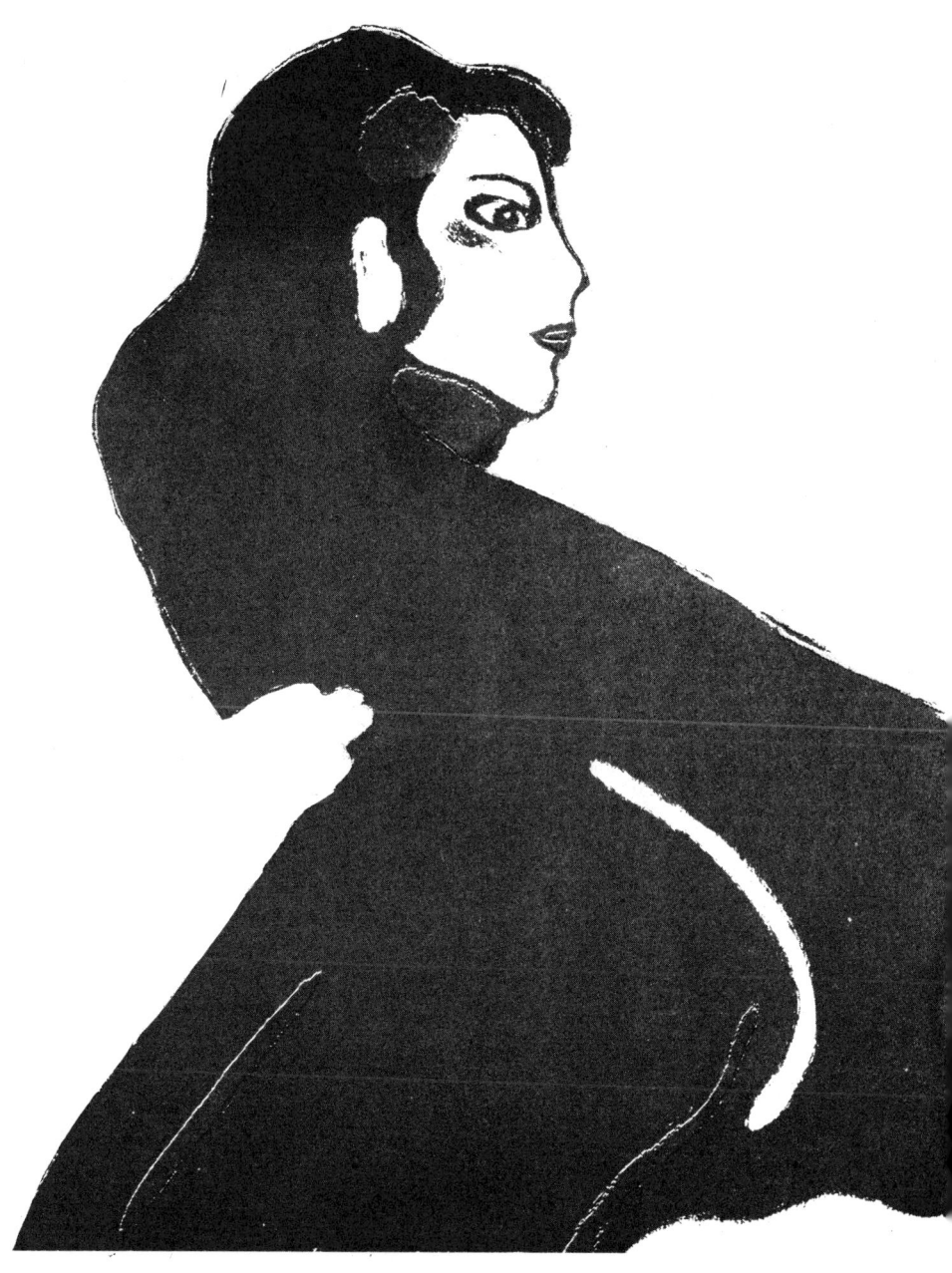

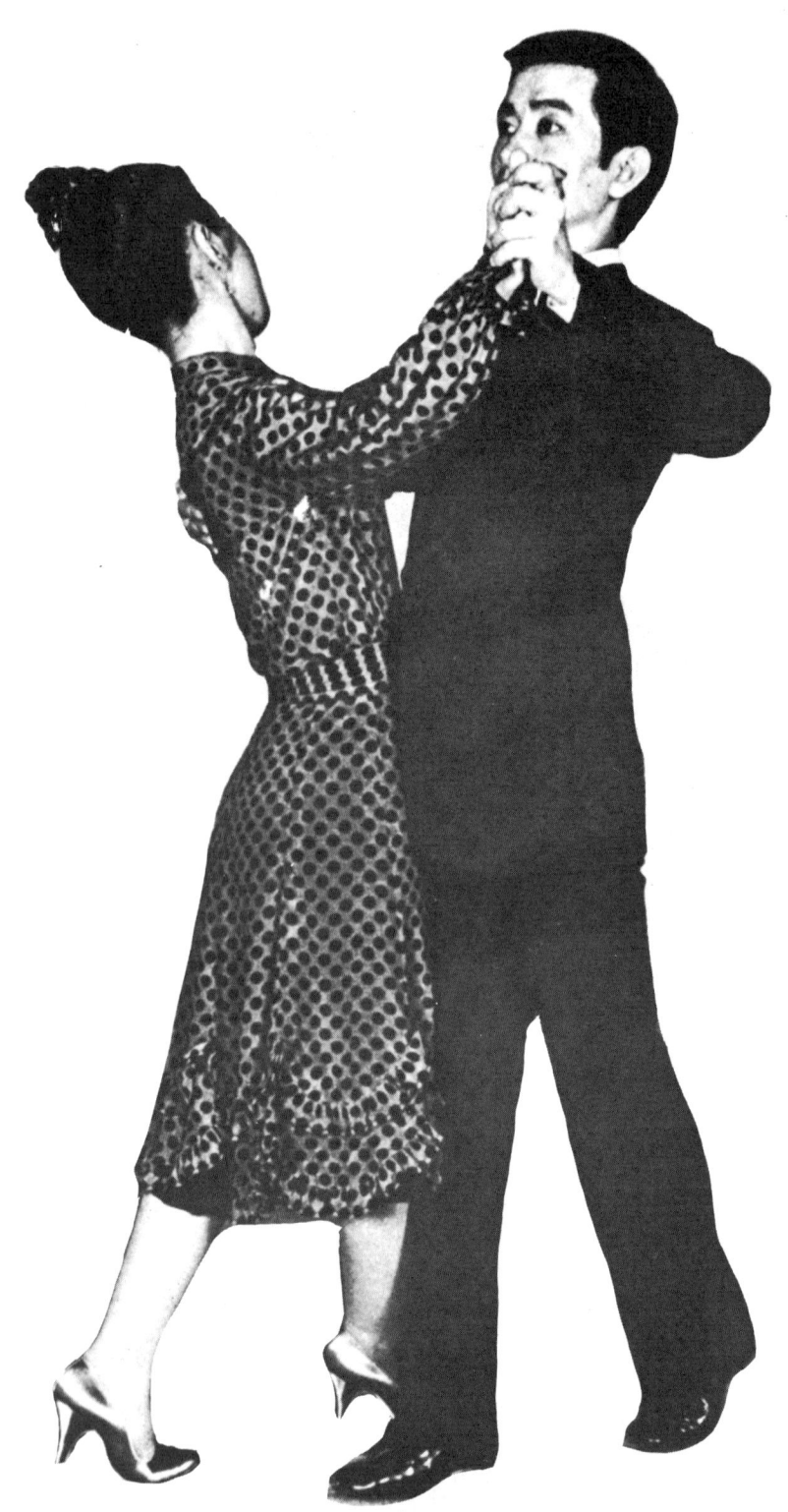

왈츠란…

왈츠는 그 우아한 턴이나 흐르는 듯한 움직임 때문에 항상 인기가 있는 춤이다. 이 왈츠에는 템포가 빠른 것과 느린 것이 있는데 일반적으로 왈츠라고 부르는 경우에는 템포가 느린 것을 가리키고 이것을 모던·왈츠라고 부르고 있다. 여기에서 소개할 것은 이 모던·왈츠이다.

음악은 1분간에 32소절 전후로 연주되며 처음 비이트에 엑센트가 있는 3박자의 곡이다. 그러므로 휘거도 3보, 6보, 9보와 같이 3보씩 구성되어 있다. 또 스텝의 속도는 다른 종목과 달리 모두 같다. 호울드는 처음 서술한 크로즈드 호울드를 사용한다.

또 왈츠의 스텝에는 아웃사이드·파트너(Outside Partner) 라는 독특한 스텝이 있다.

이것은 왼발 전진 때에 파트너의 오른쪽 밖으로 스텝을 밟으라는 의미로 머릿글자를 따서 O·P라고 표기하고 있다. 또 이 동작을 상대편에서 본 경우에는 파트너를 오른쪽밖으로 위치시키면서 후퇴하는 것이 된다. 이것을 파트너·아웃사이드 (Partner Outside) 라고 부르며 P·O 로 표기한다. 본문에서는 5와 10에서 싣고 있으므로 잘 연습하기 바란다. (사진 참조)

◀ 아웃사이드·파트너의 스텝

기본 동작 1

Waltz

스타아트
남성은 벽에 면하여
여성은 벽을 등지고 시작한다.

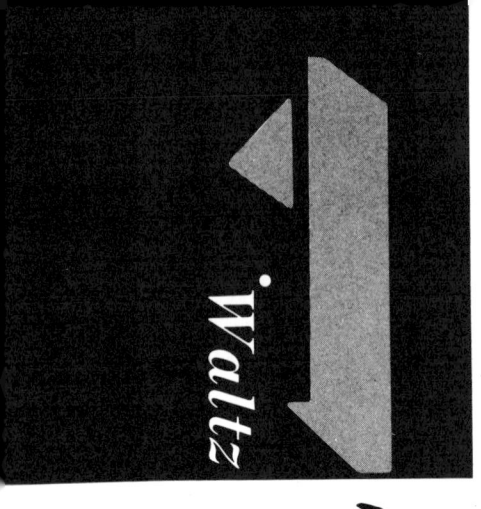

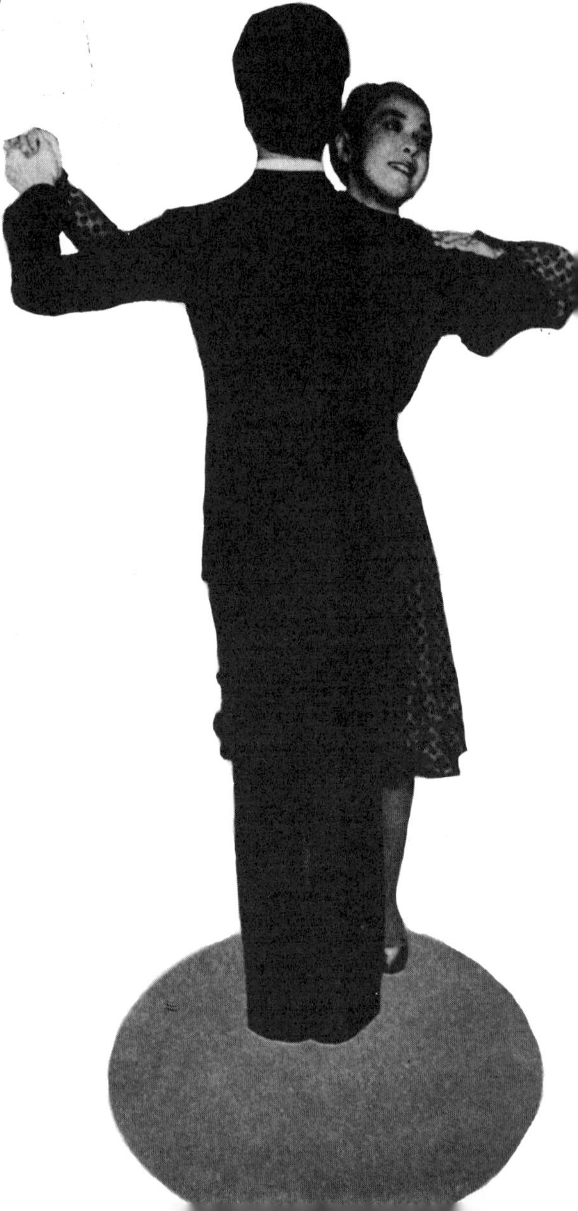

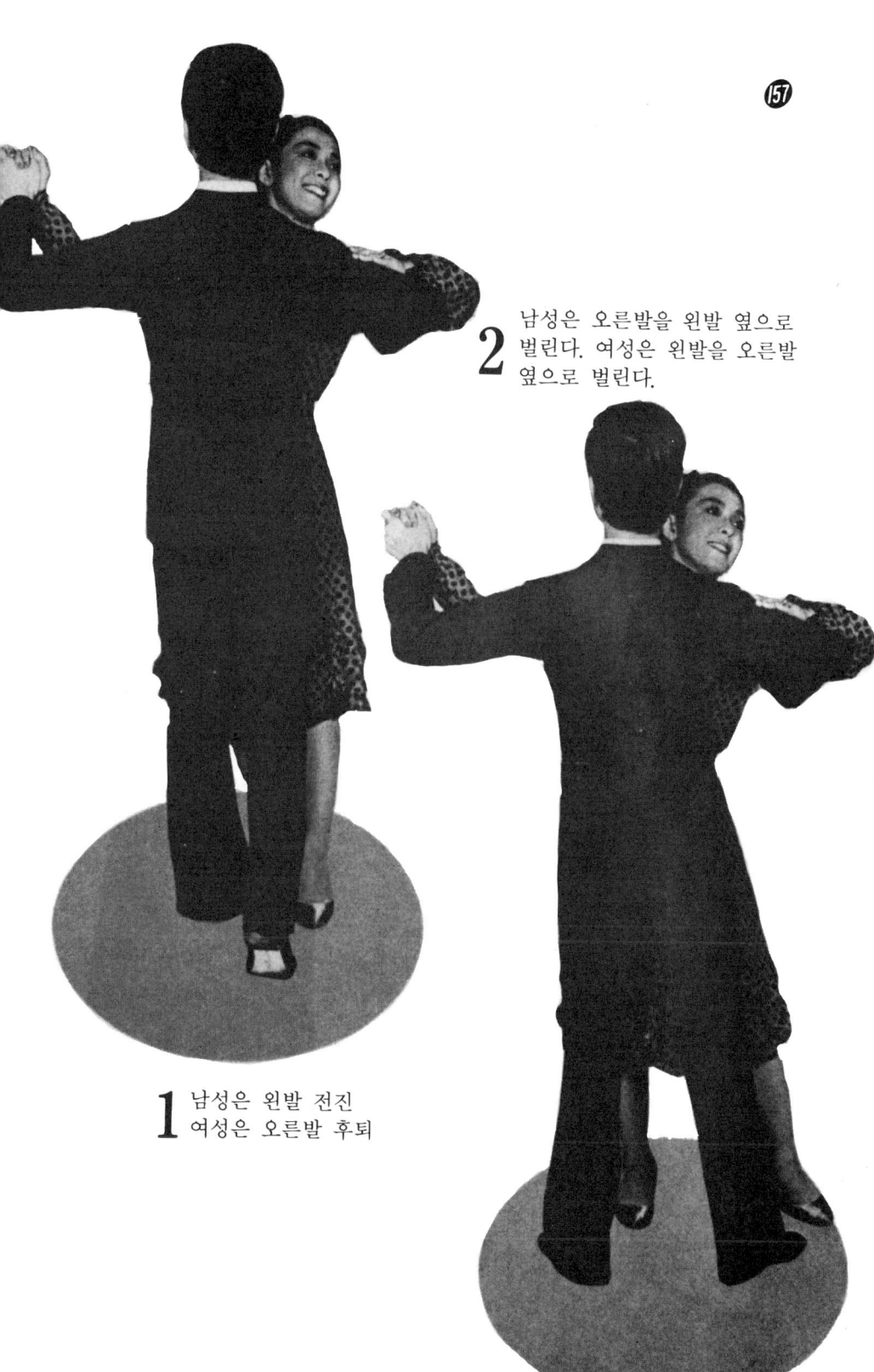

2 남성은 오른발을 왼발 옆으로 벌린다. 여성은 왼발을 오른발 옆으로 벌린다.

1 남성은 왼발 전진
여성은 오른발 후퇴

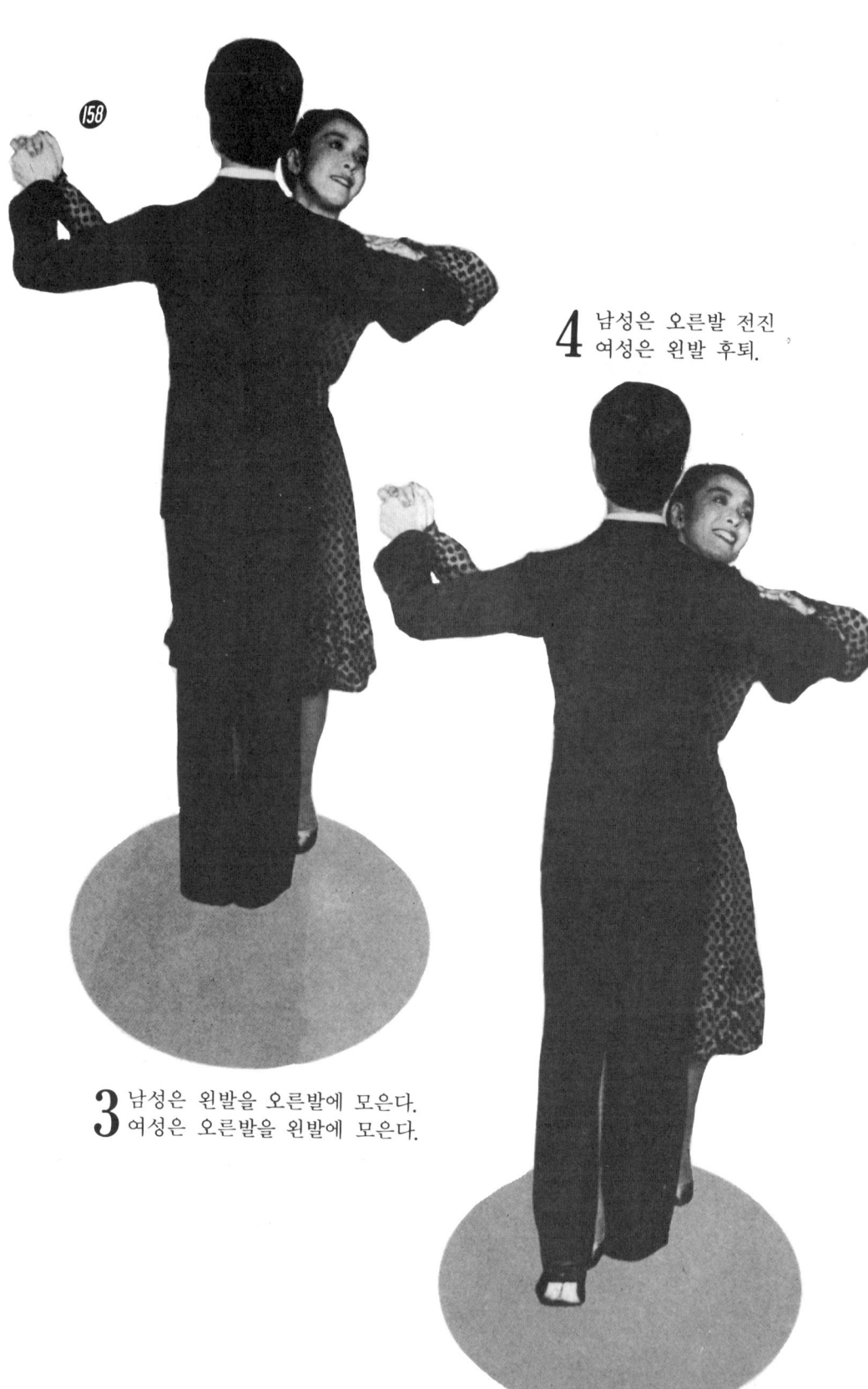

4 남성은 오른발 전진
여성은 왼발 후퇴.

3 남성은 왼발을 오른발에 모은다.
여성은 오른발을 왼발에 모은다.

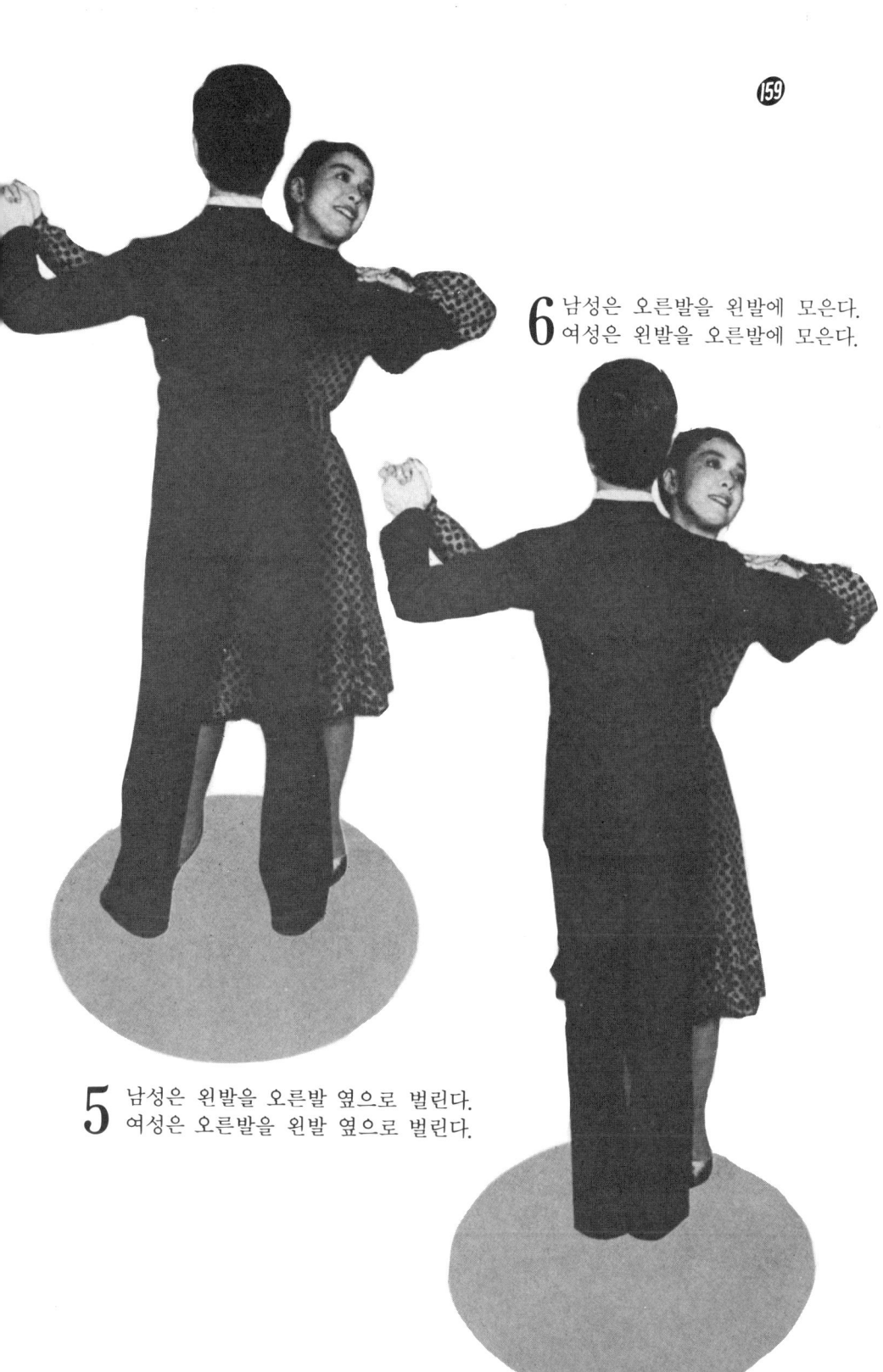

6 남성은 오른발을 왼발에 모은다.
여성은 왼발을 오른발에 모은다.

5 남성은 왼발을 오른발 옆으로 벌린다.
여성은 오른발을 왼발 옆으로 벌린다.

기본 동작 1

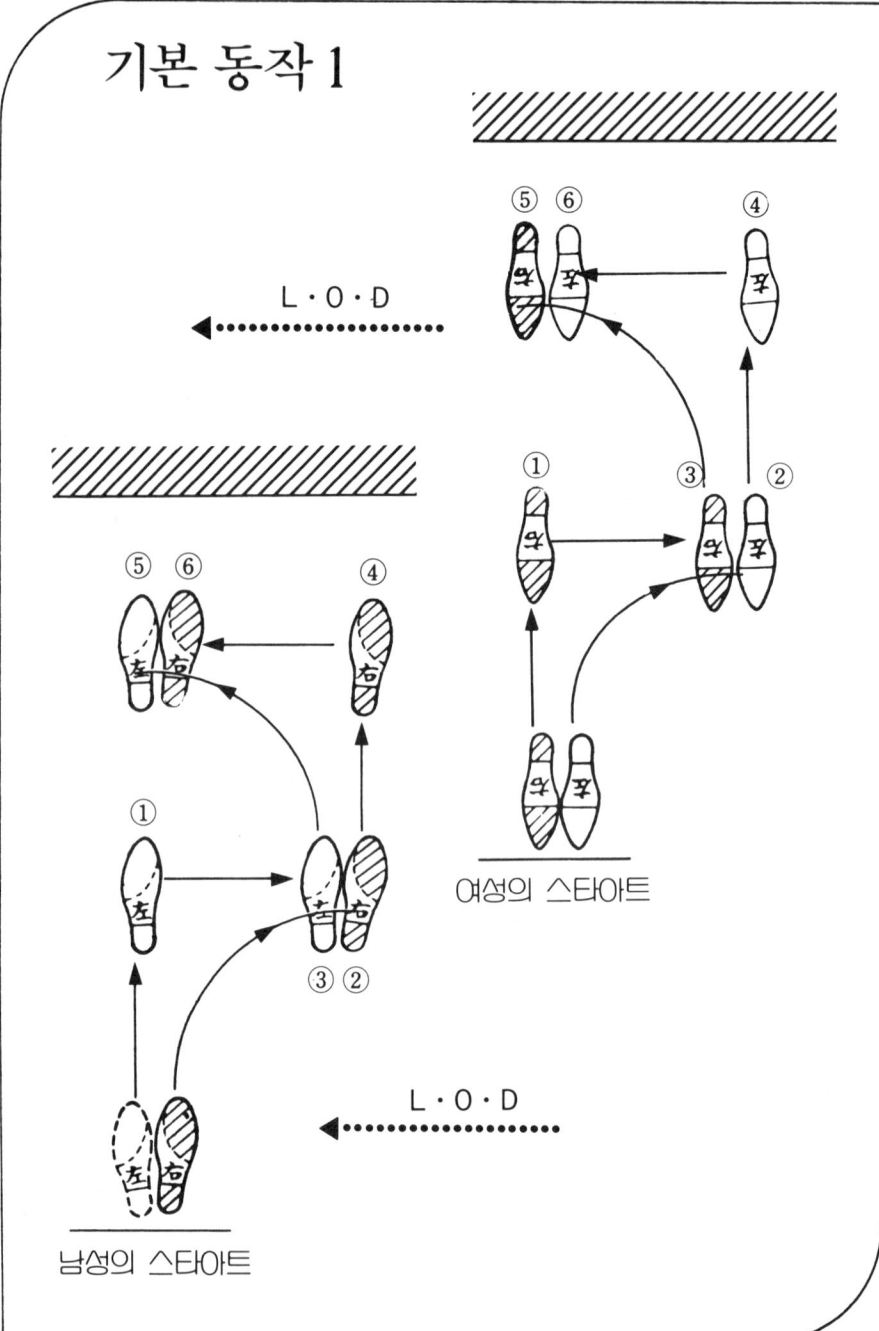

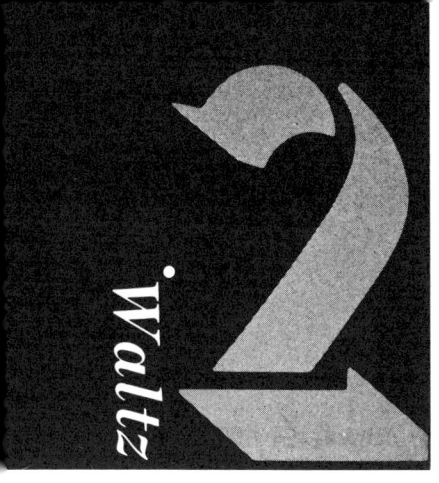

2
Waltz

기본 동작 2

스타아트
남성은 벽에 면하여
여성은 벽을 등지고 시작한다.

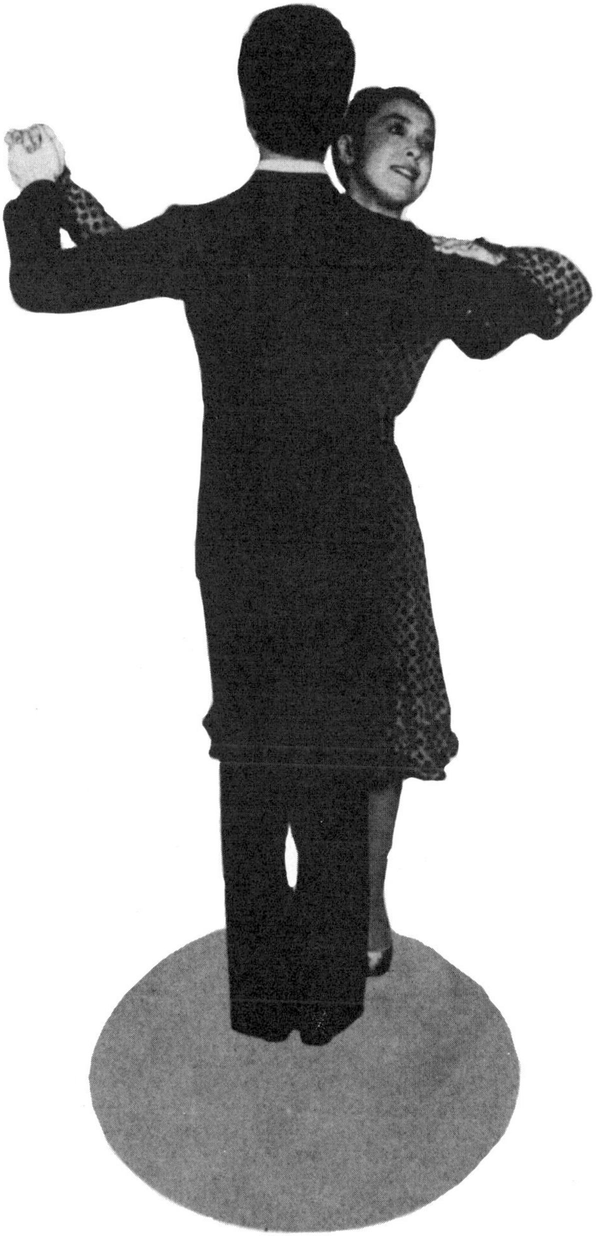

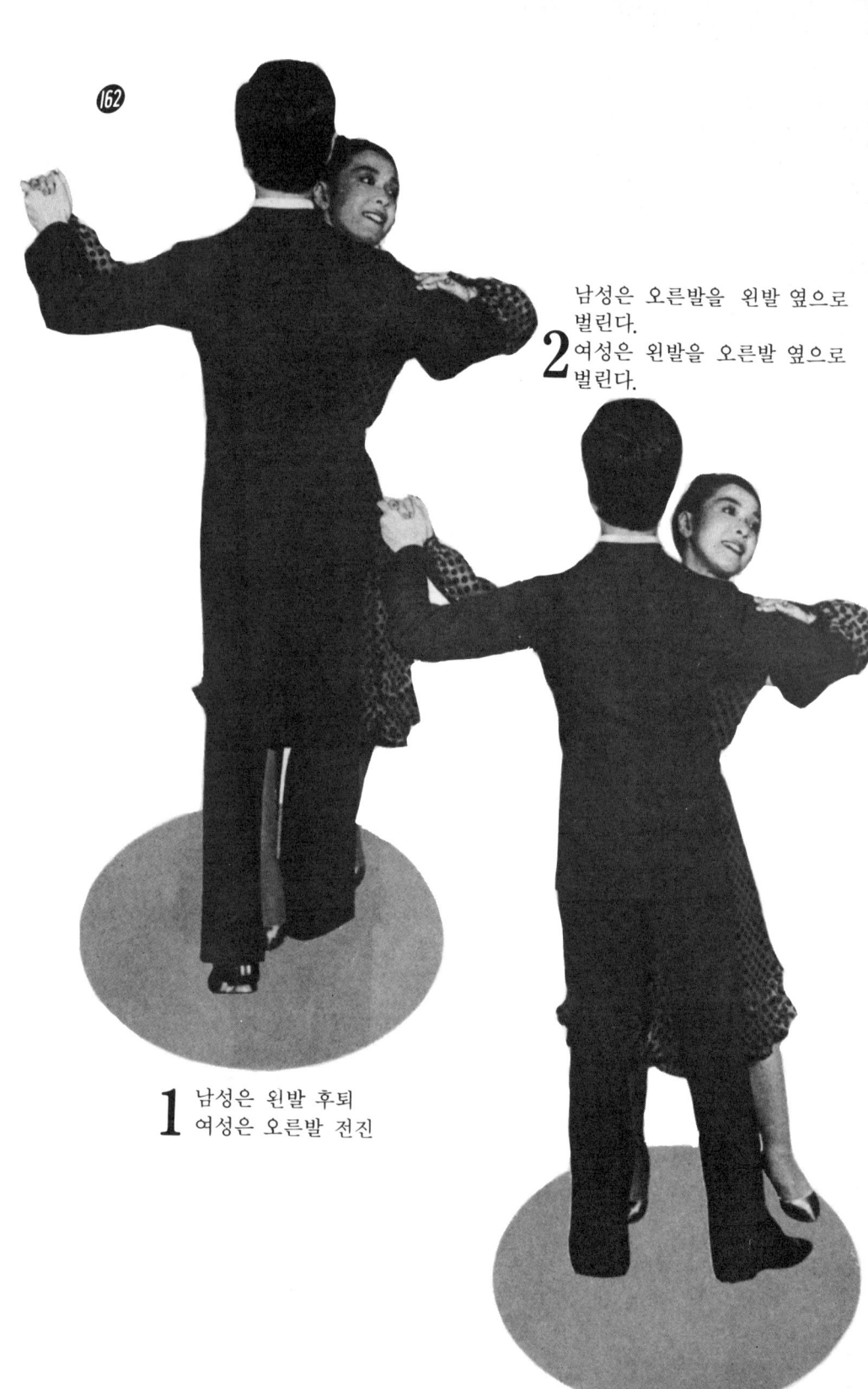

2 남성은 오른발을 왼발 옆으로 벌린다.
여성은 왼발을 오른발 옆으로 벌린다.

1 남성은 왼발 후퇴
여성은 오른발 전진

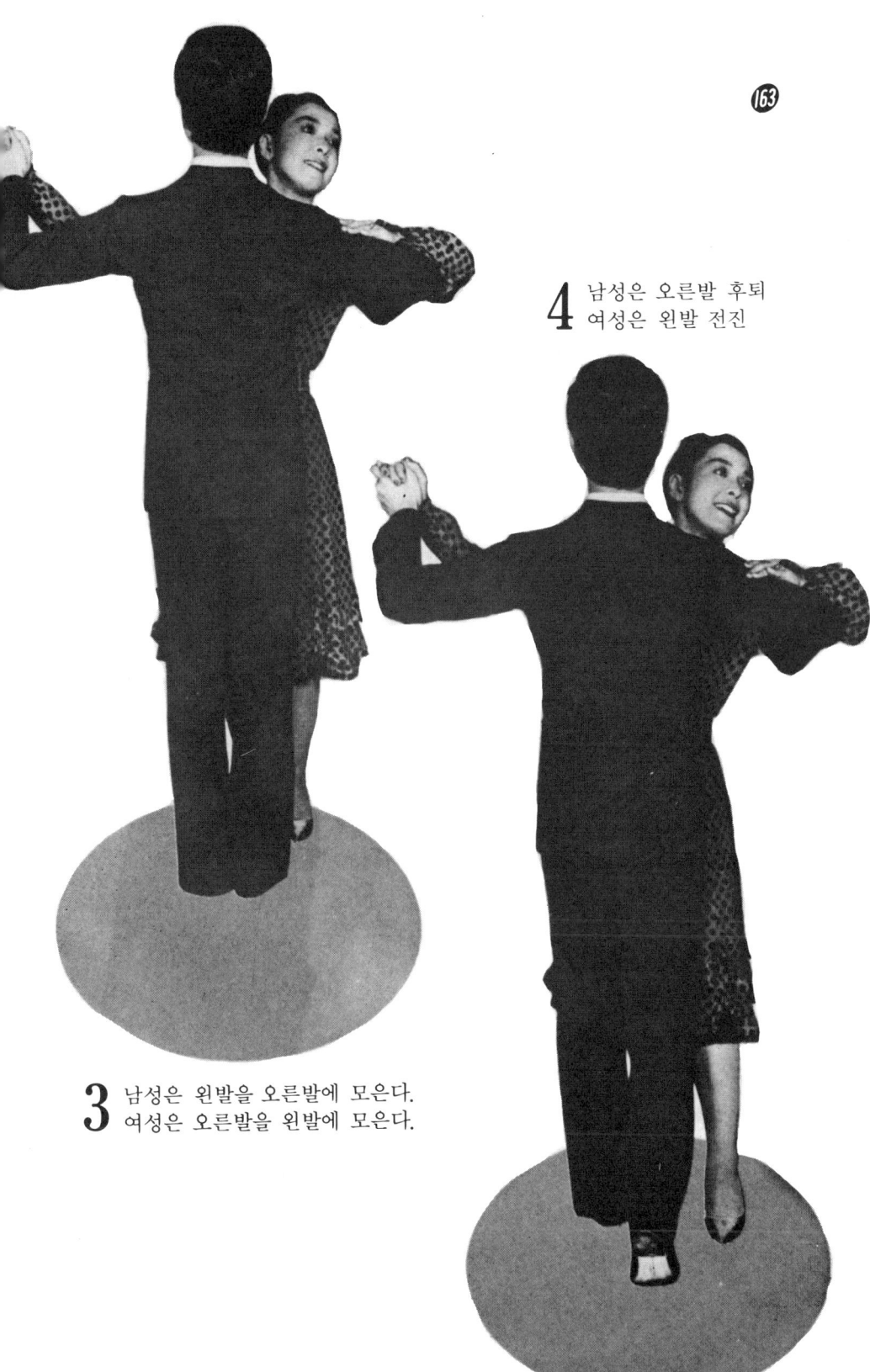

4 남성은 오른발 후퇴
여성은 왼발 전진

3 남성은 왼발을 오른발에 모은다.
여성은 오른발을 왼발에 모은다.

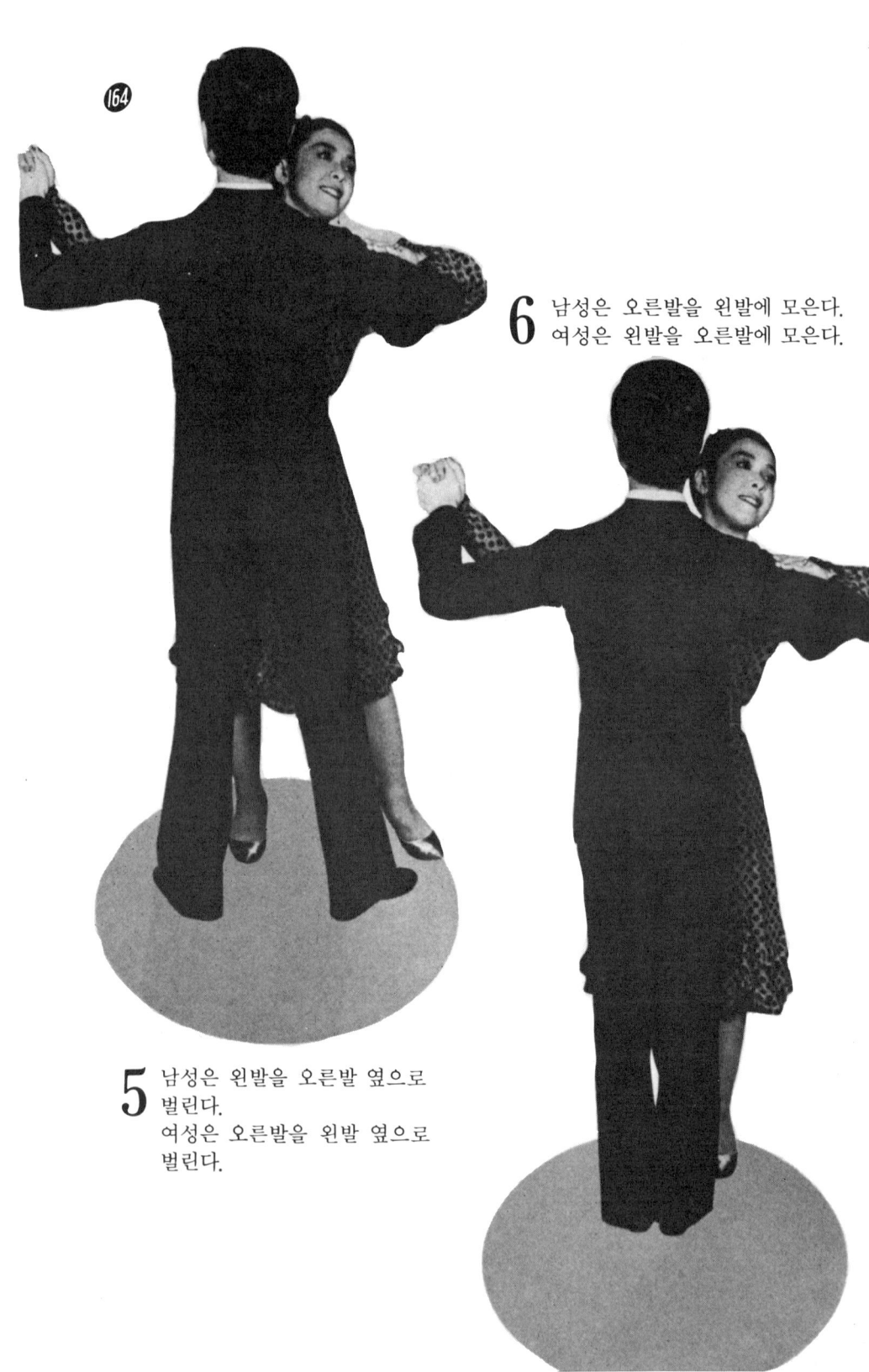

6 남성은 오른발을 왼발에 모은다.
여성은 왼발을 오른발에 모은다.

5 남성은 왼발을 오른발 옆으로 벌린다.
여성은 오른발을 왼발 옆으로 벌린다.

기본 동작 2

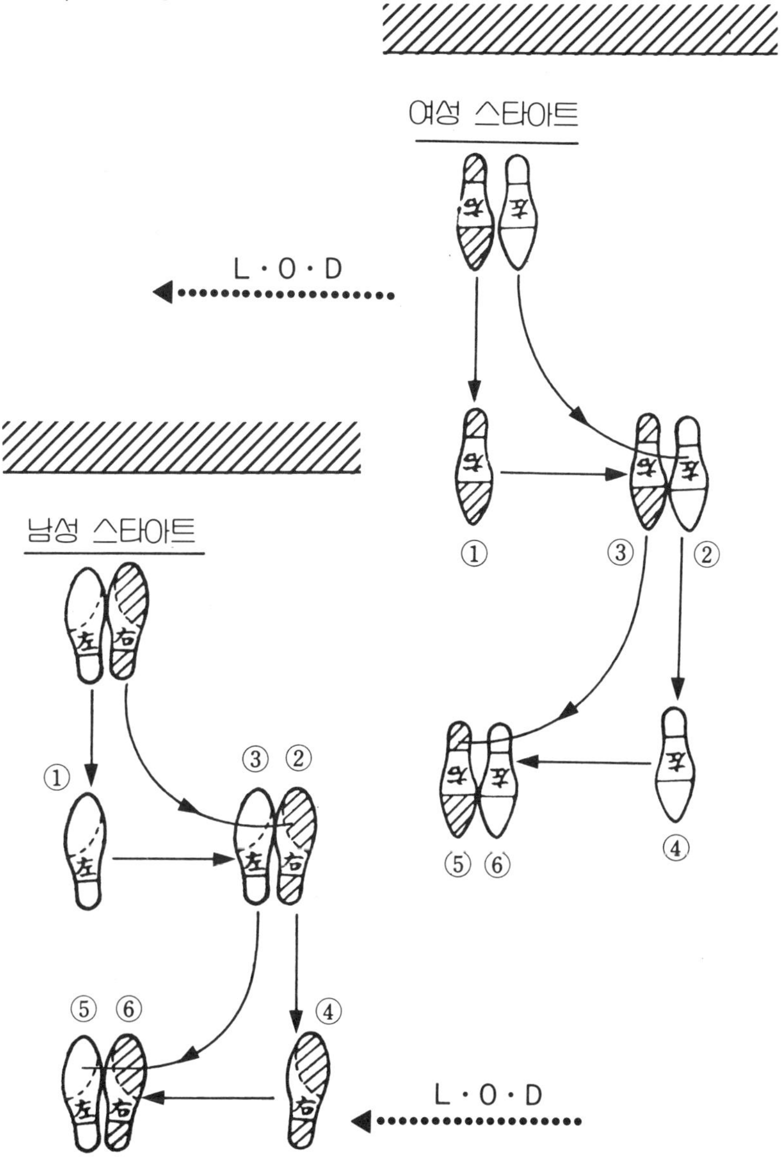

여성 스타아트

L·O·D

① ③ ②

⑤ ⑥ ④

남성 스타아트

③ ②

①

⑤ ⑥ ④

L·O·D

3 Waltz

내츄럴 턴
(오른쪽 돌기)

스타아트
남성은 벽에 면하여
여성은 벽을 등지고 시작한다.

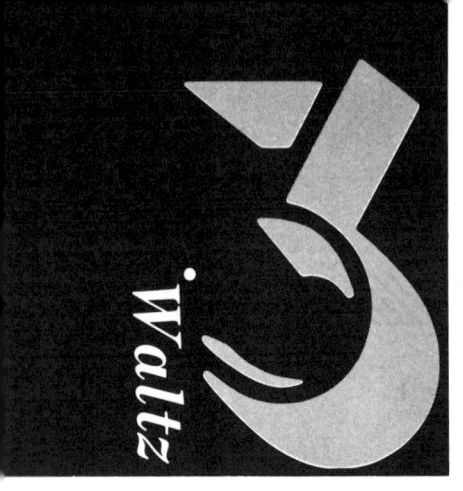

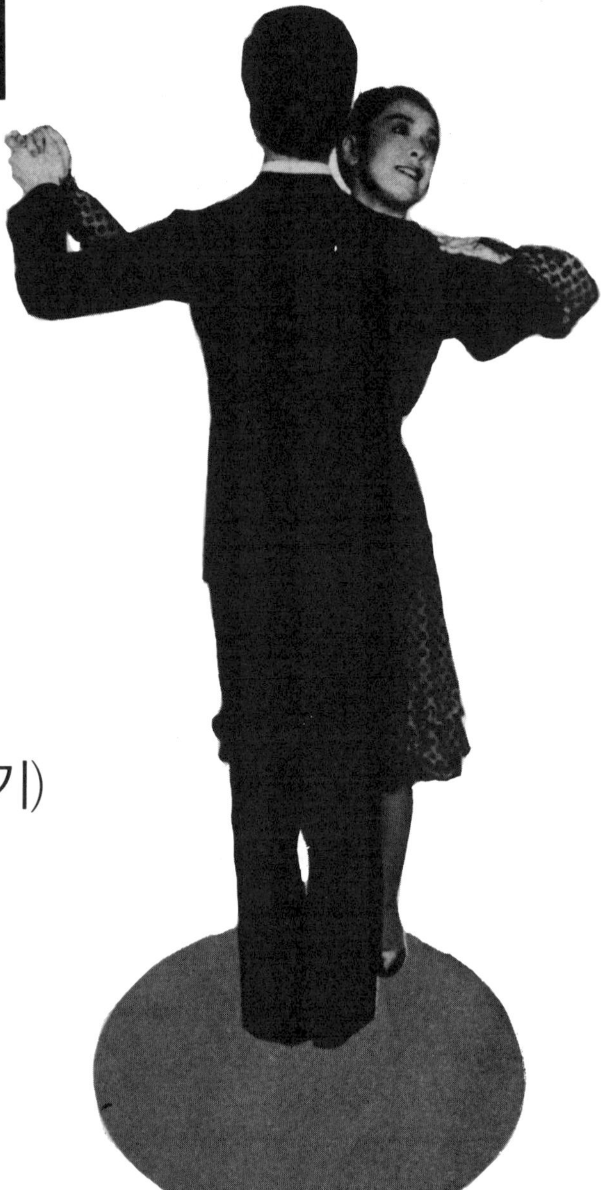

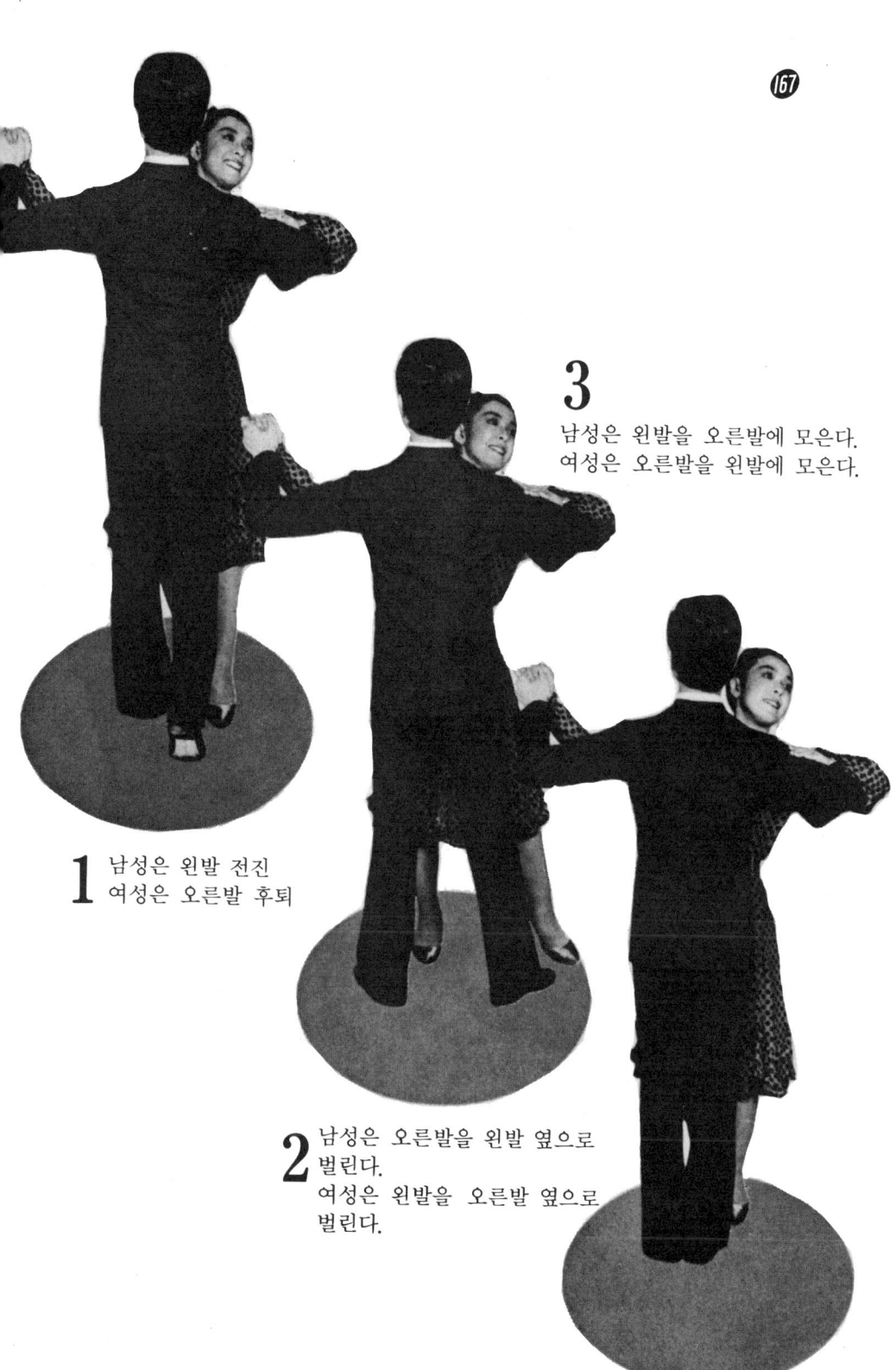

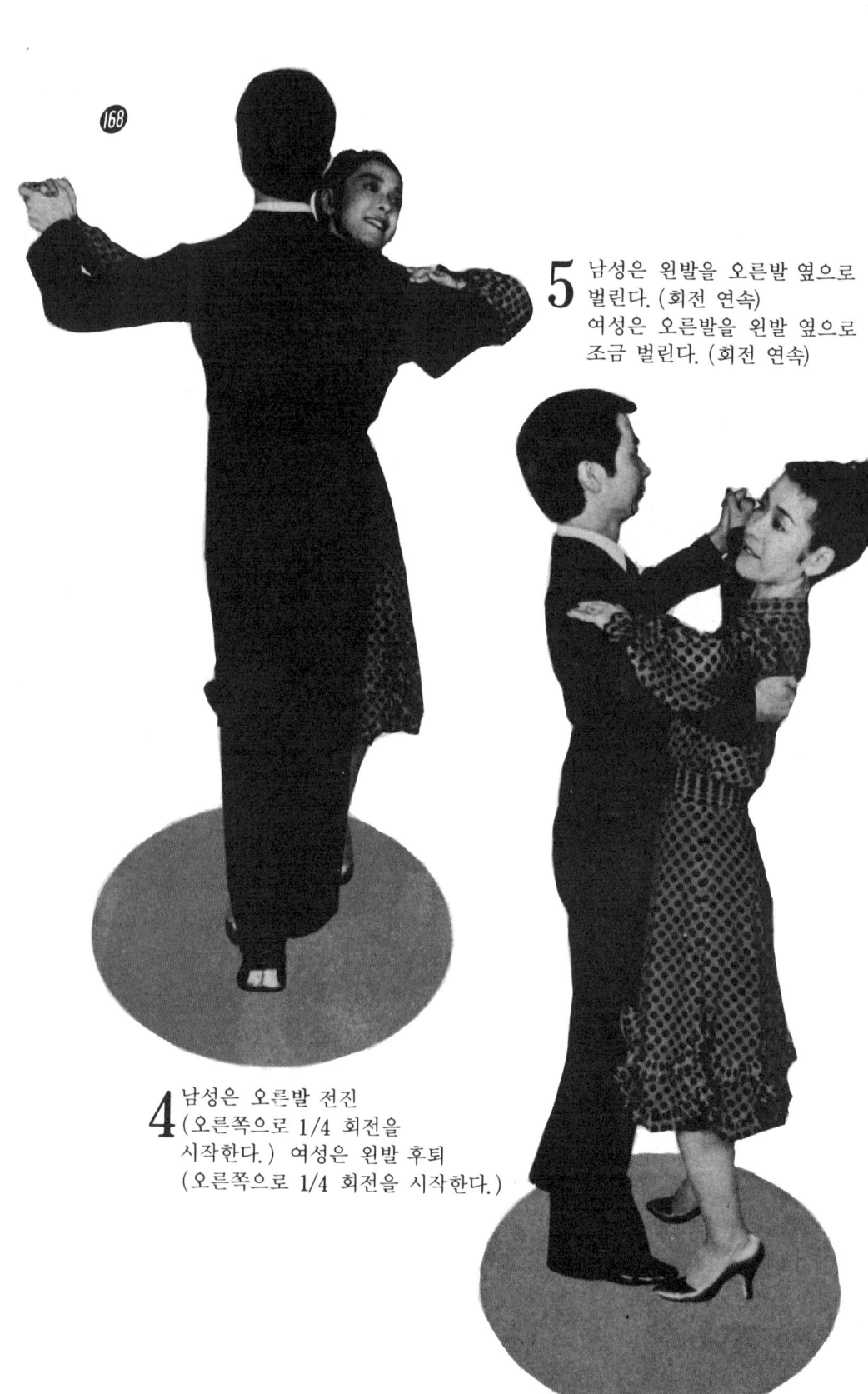

5 남성은 왼발을 오른발 옆으로 벌린다. (회전 연속)
여성은 오른발을 왼발 옆으로 조금 벌린다. (회전 연속)

4 남성은 오른발 전진 (오른쪽으로 1/4 회전을 시작한다.) 여성은 왼발 후퇴 (오른쪽으로 1/4 회전을 시작한다.)

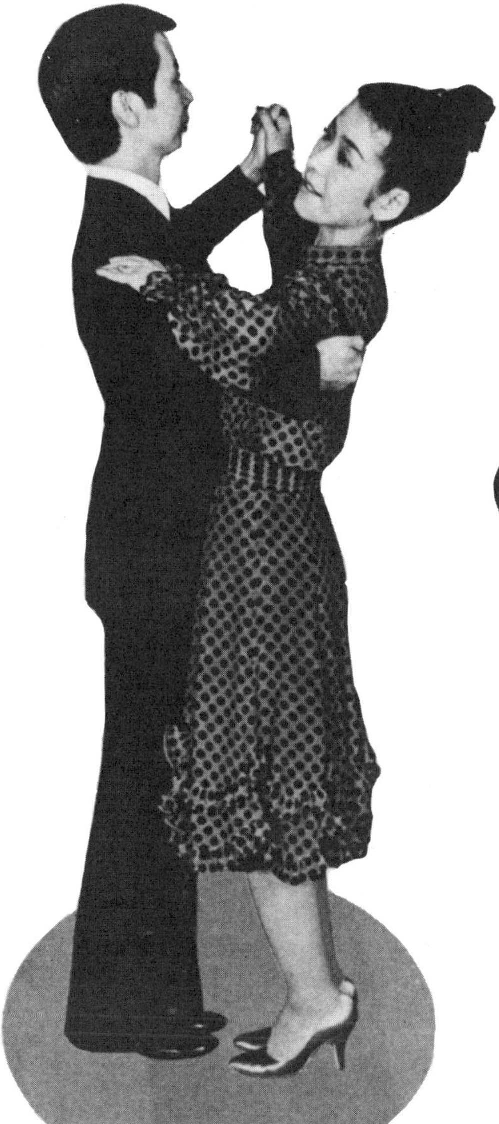

7 남성은 왼발 후퇴
  (오른쪽으로 1/4 회전을 시작한다.)
  여성은 오른발 전진
  (오른쪽으로 1/4 회전을 시작한다.)

6 남성은 오른발을 왼발에 모은다.
  (회전 종료)
  여성은 왼발을 오른발에 모은다.
  (회전 종료)

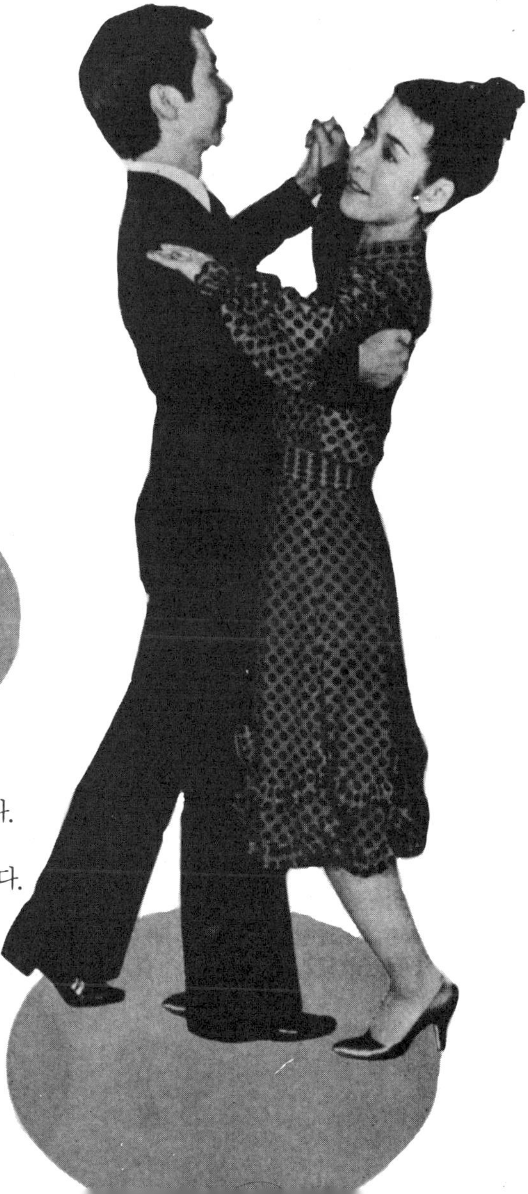

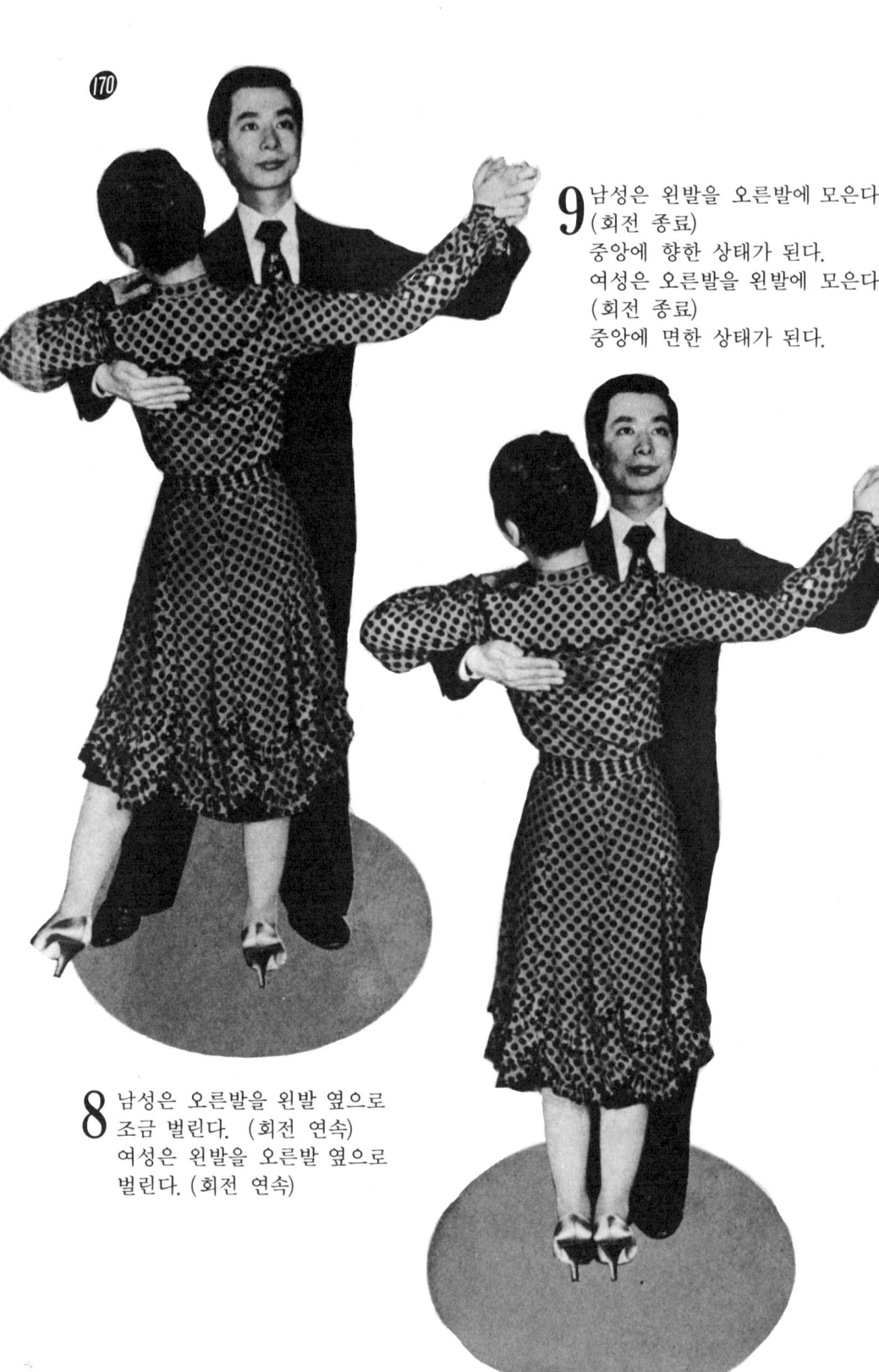

9 남성은 왼발을 오른발에 모은다.
(회전 종료)
중앙에 향한 상태가 된다.
여성은 오른발을 왼발에 모은다.
(회전 종료)
중앙에 면한 상태가 된다.

8 남성은 오른발을 왼발 옆으로 조금 벌린다. (회전 연속)
여성은 왼발을 오른발 옆으로 벌린다. (회전 연속)

내츄럴 턴

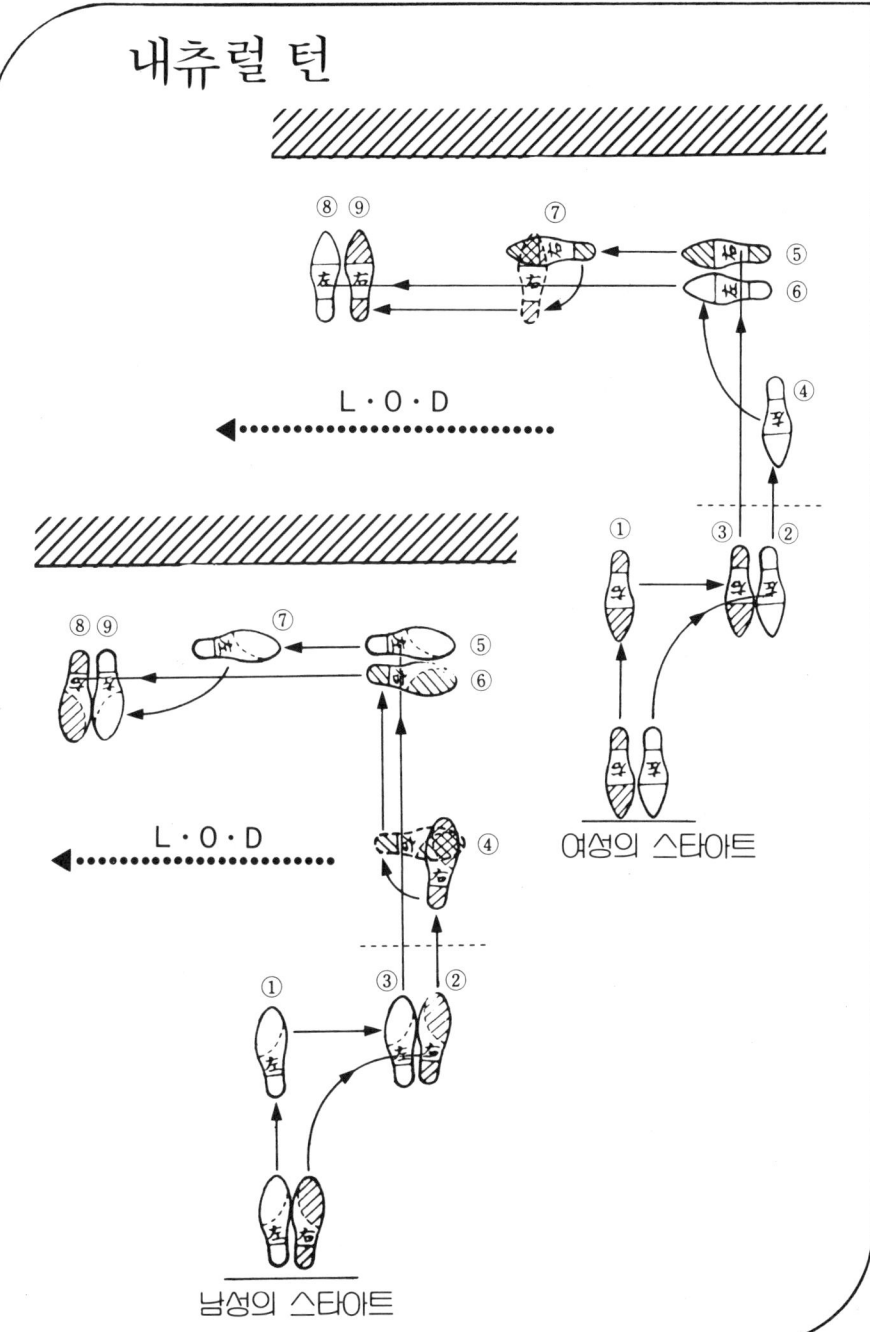

4
Waltz

리버어스 턴
(왼쪽 돌기)

스타아트
남성은 중앙에 면하여
여성은 중앙을 등지고 시작한다.

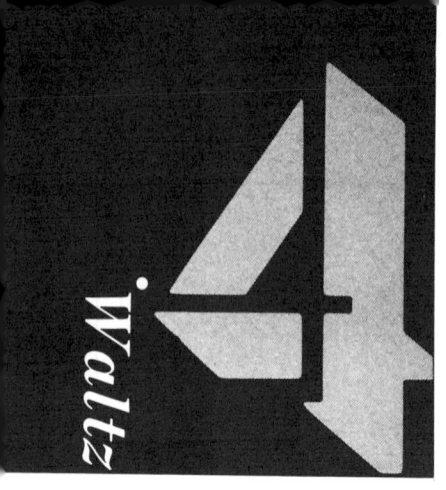

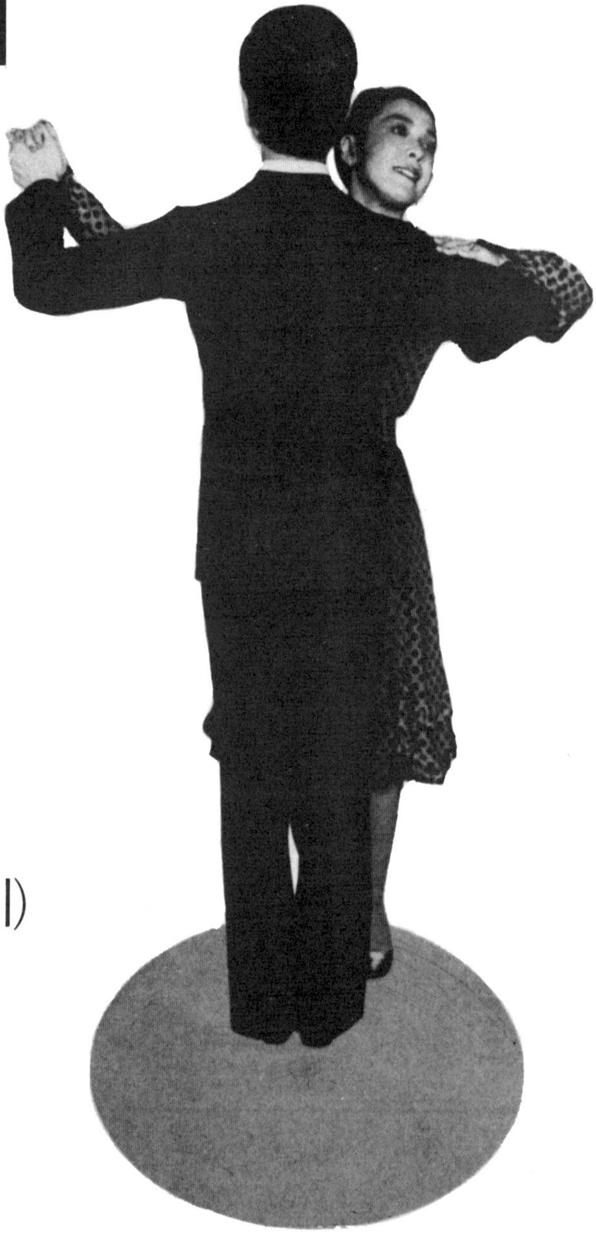

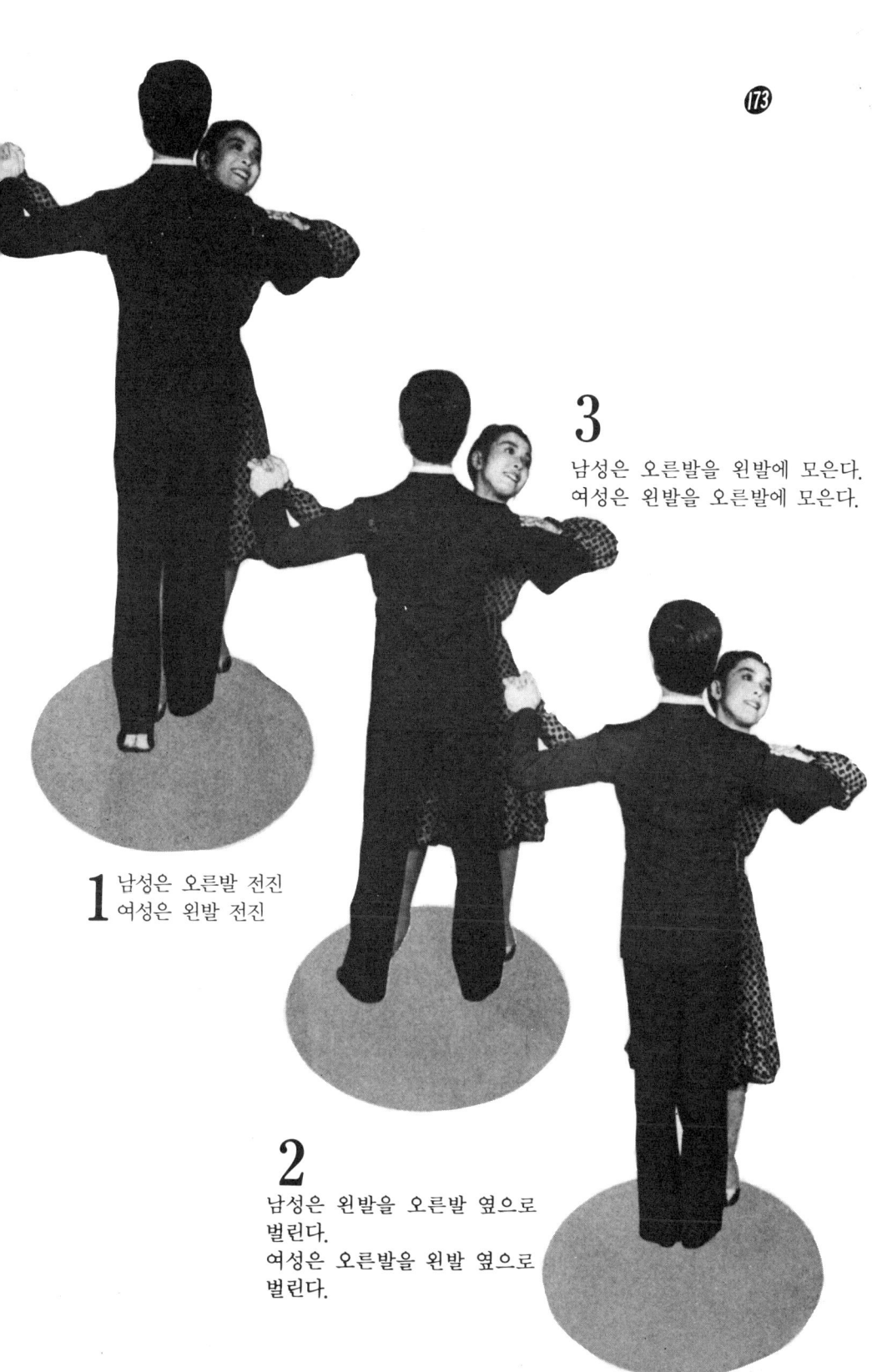

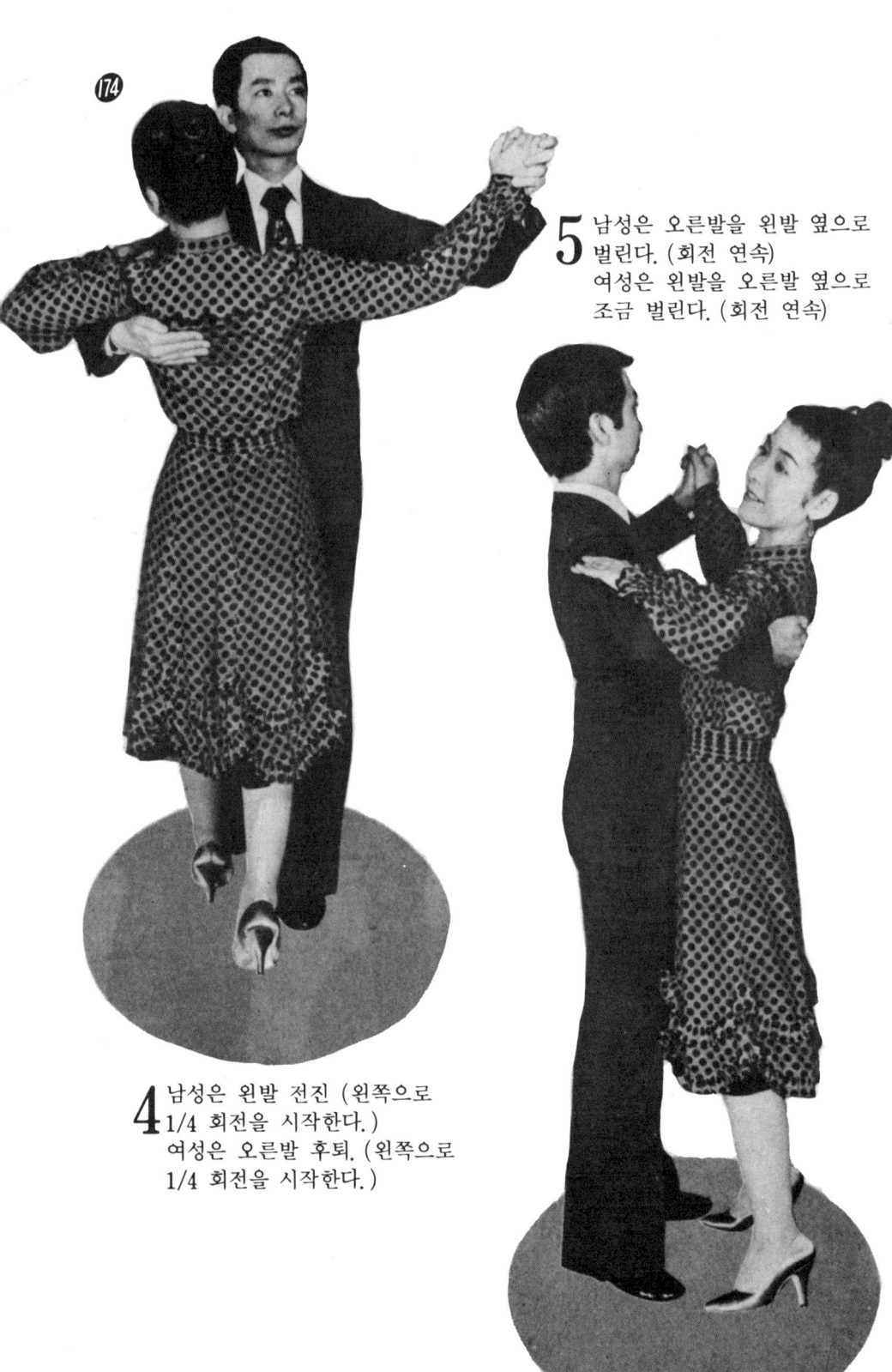

5 남성은 오른발을 왼발 옆으로 벌린다. (회전 연속)
여성은 왼발을 오른발 옆으로 조금 벌린다. (회전 연속)

4 남성은 왼발 전진 (왼쪽으로 1/4 회전을 시작한다.)
여성은 오른발 후퇴. (왼쪽으로 1/4 회전을 시작한다.)

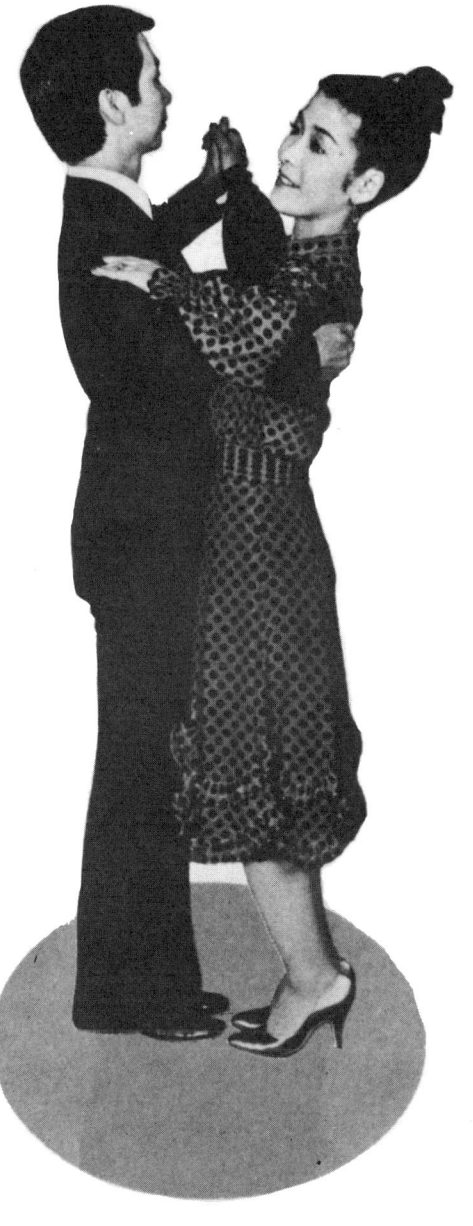

7 남성은 오른발을 후퇴
(왼쪽으로 1/4 회전을 시작한다.)
여성은 왼발 전진
(왼쪽으로 1/4 회전을 시작한다.)

6 남성은 왼발을 오른발에 모은다.
(회전 종료)
여성은 오른발을 왼발에 모은다.
(회전 종료)

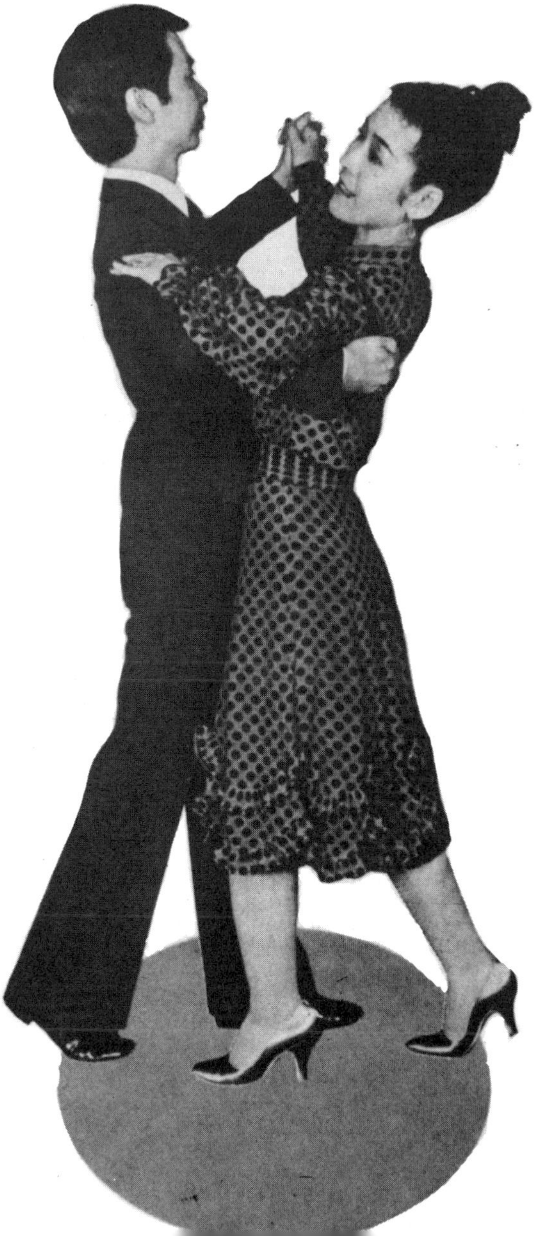

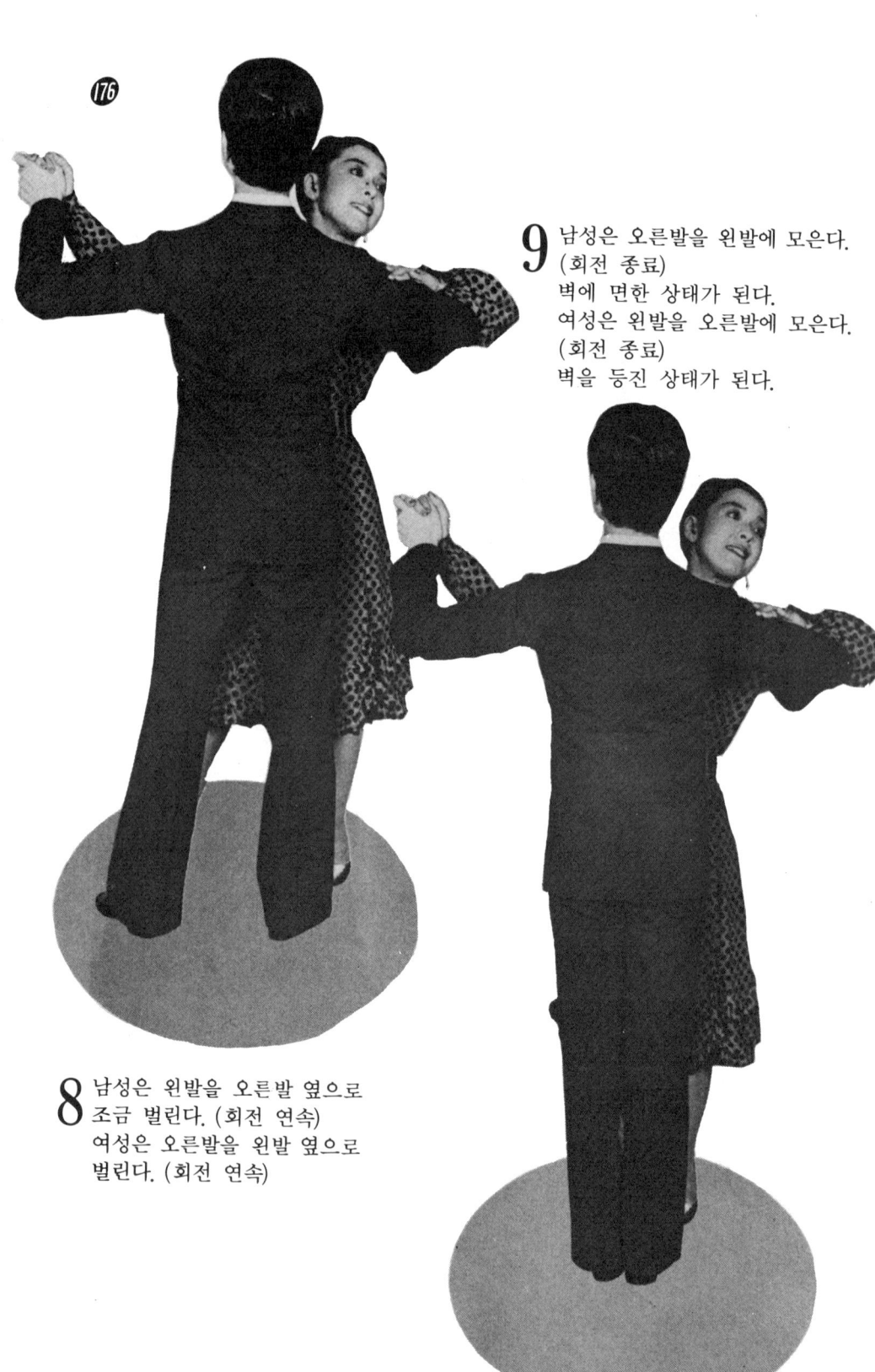

9 남성은 오른발을 왼발에 모은다.
(회전 종료)
벽에 면한 상태가 된다.
여성은 왼발을 오른발에 모은다.
(회전 종료)
벽을 등진 상태가 된다.

8 남성은 왼발을 오른발 옆으로
조금 벌린다. (회전 연속)
여성은 오른발을 왼발 옆으로
벌린다. (회전 연속)

리버어스 턴

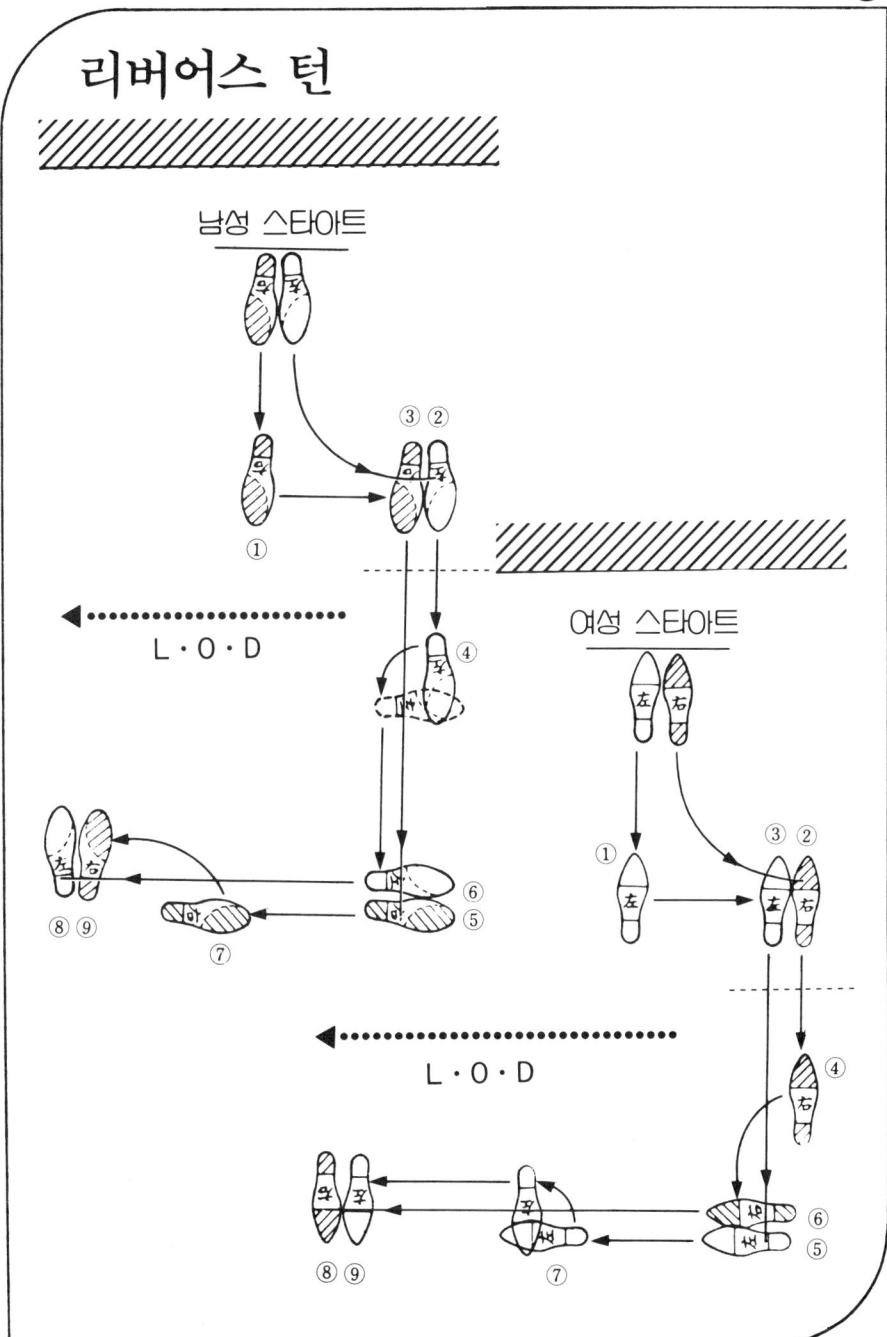

5 *Waltz*

코너 체인지

스타아트
남성은 벽에 면하여
여성은 벽을 등지고 시작한다.

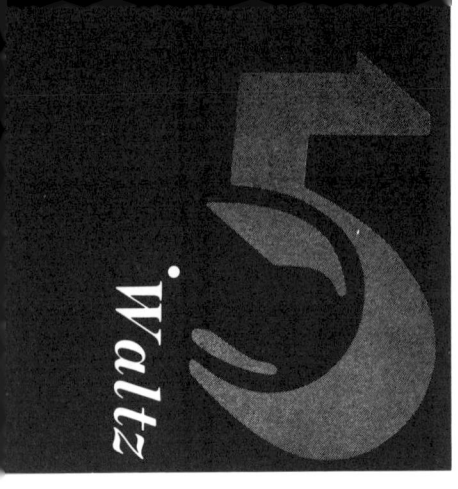

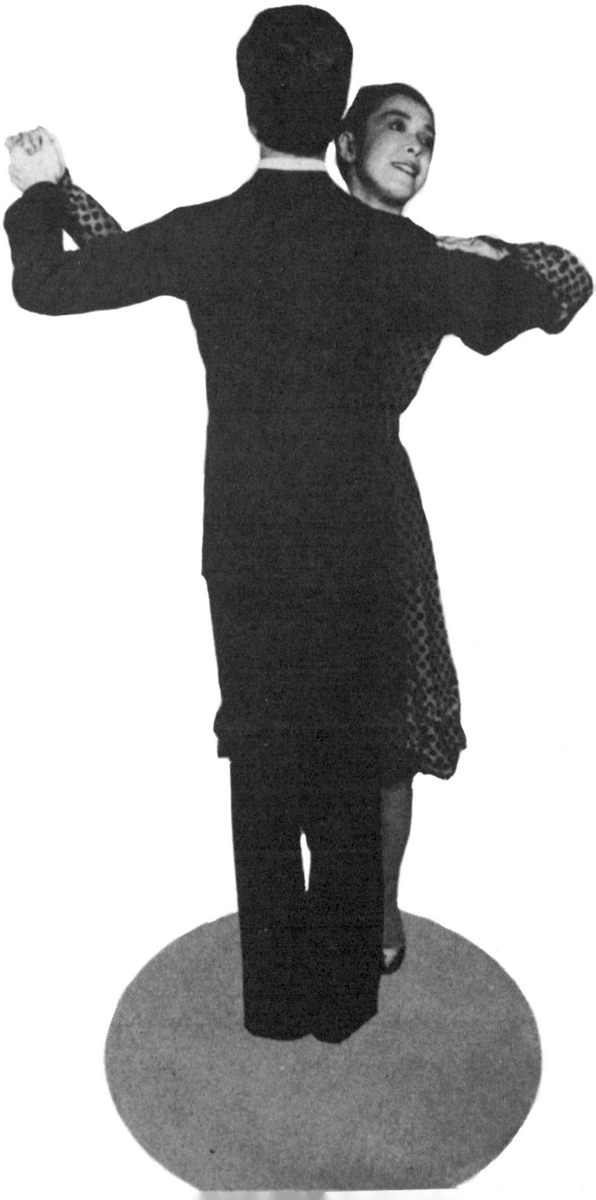

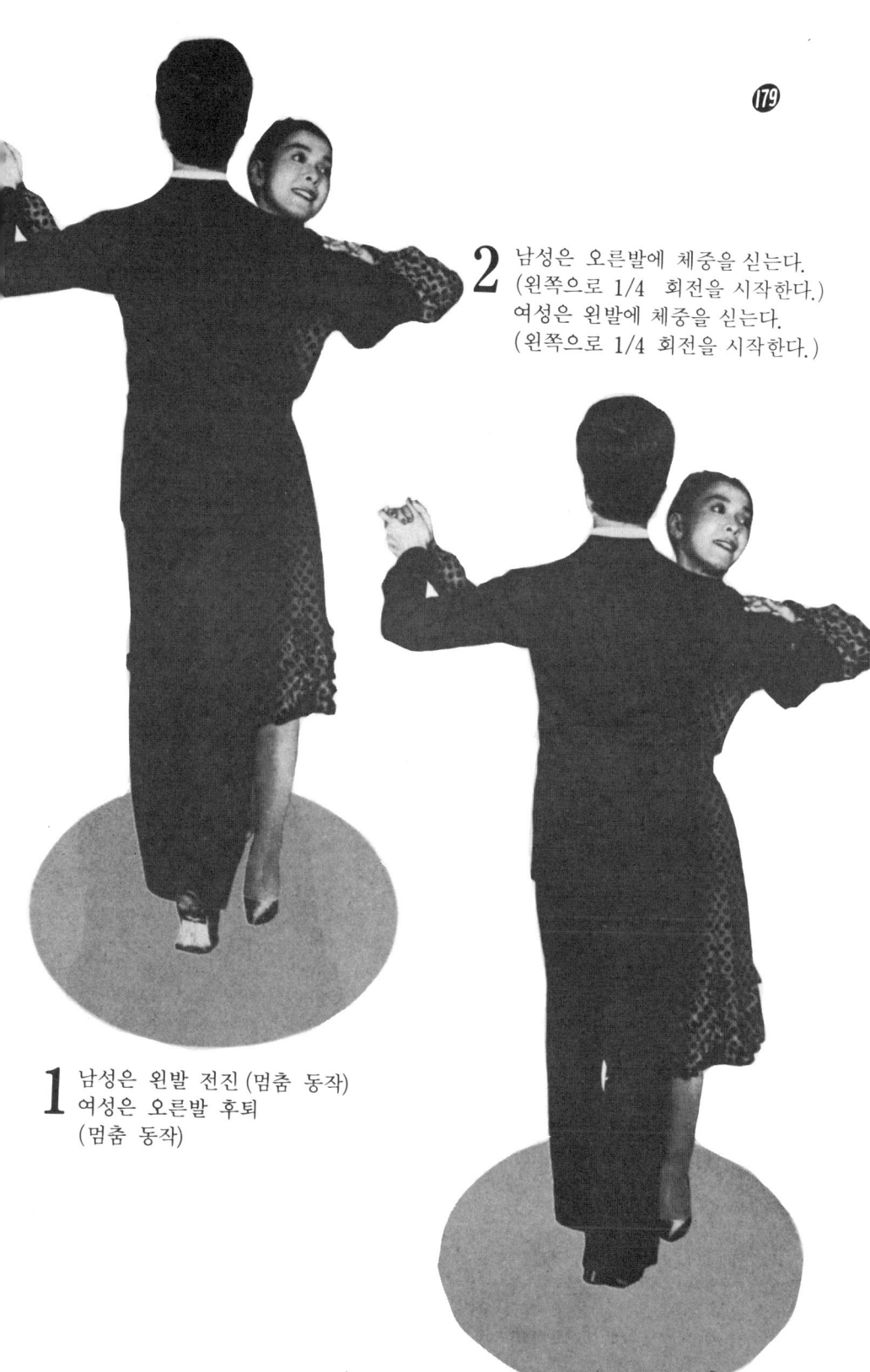

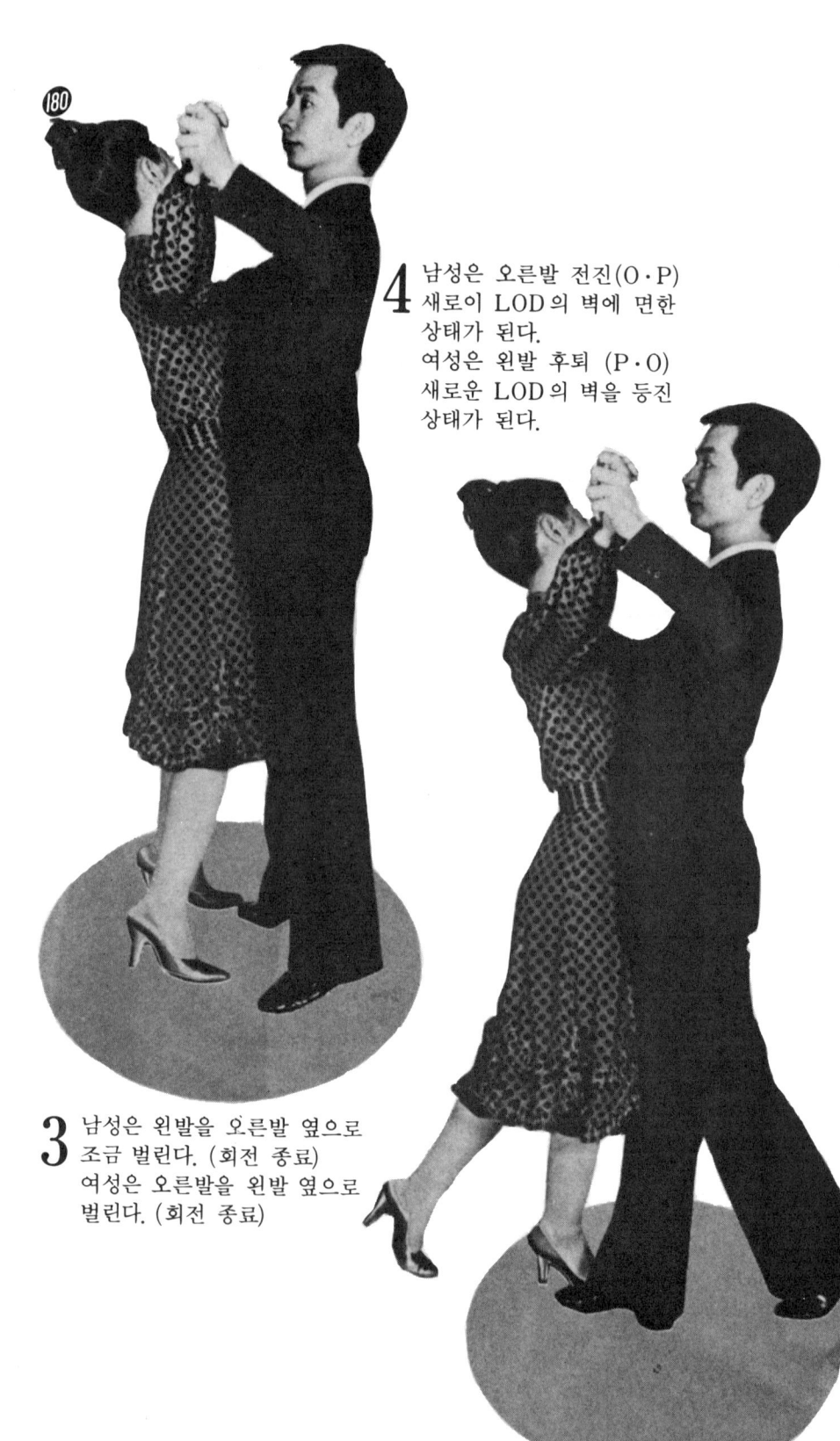

4 남성은 오른발 전진(O·P)
  새로이 LOD의 벽에 면한
  상태가 된다.
  여성은 왼발 후퇴 (P·O)
  새로운 LOD의 벽을 등진
  상태가 된다.

3 남성은 왼발을 오른발 옆으로
  조금 벌린다. (회전 종료)
  여성은 오른발을 왼발 옆으로
  벌린다. (회전 종료)

코너 체인지

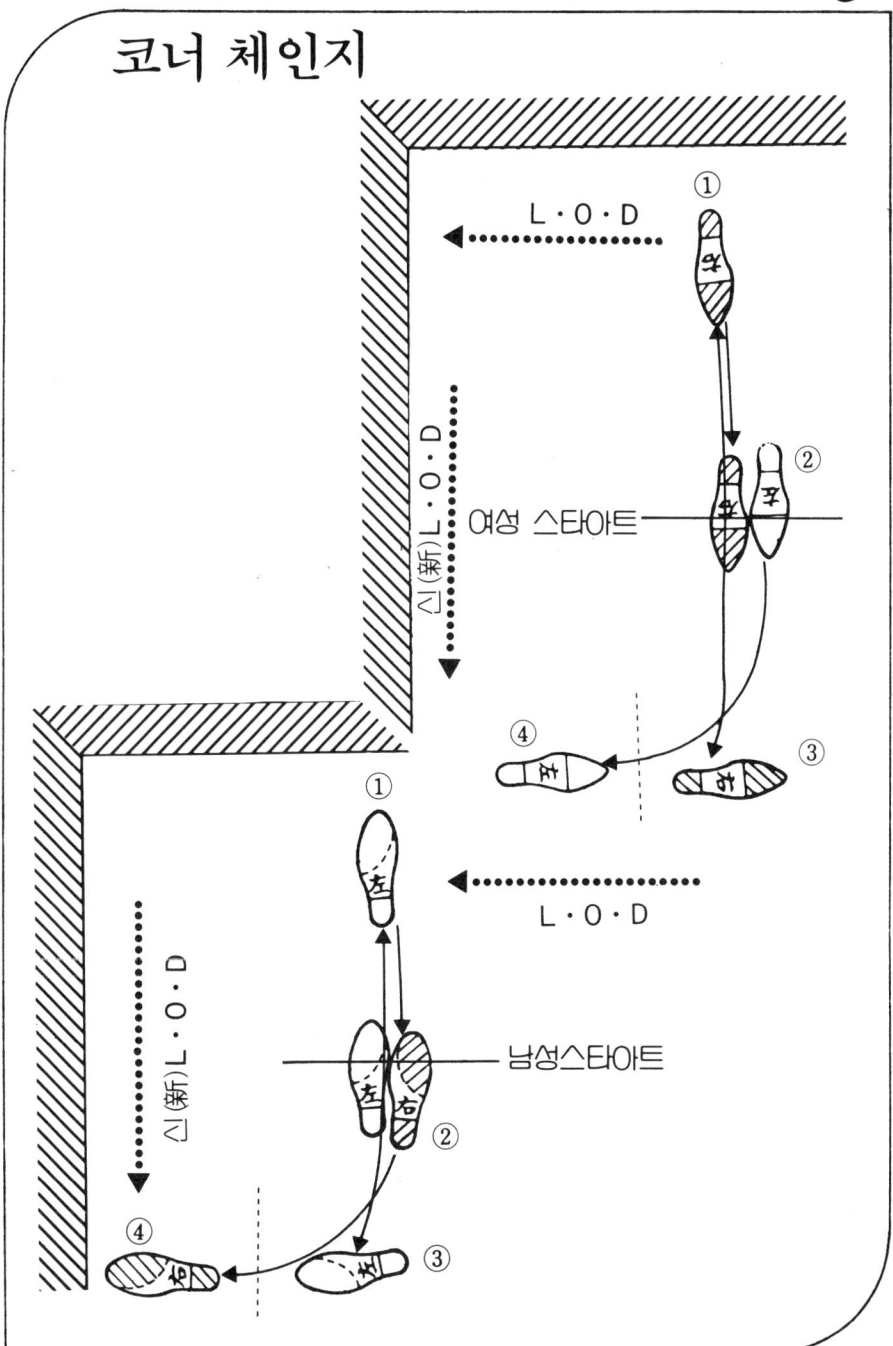

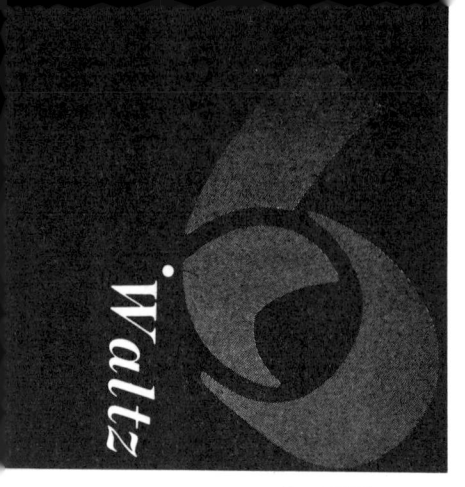

스타아트
남성은 벽에 면하여
여성은 벽을 비스듬히 등진
상태에서 시작한다.

크로즈드 체인지
내츄럴 턴

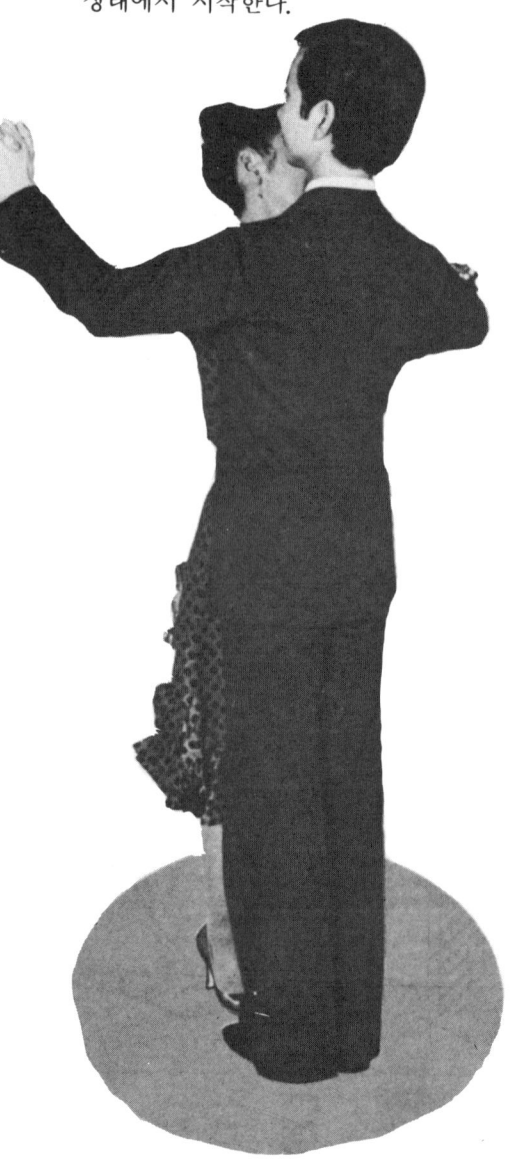

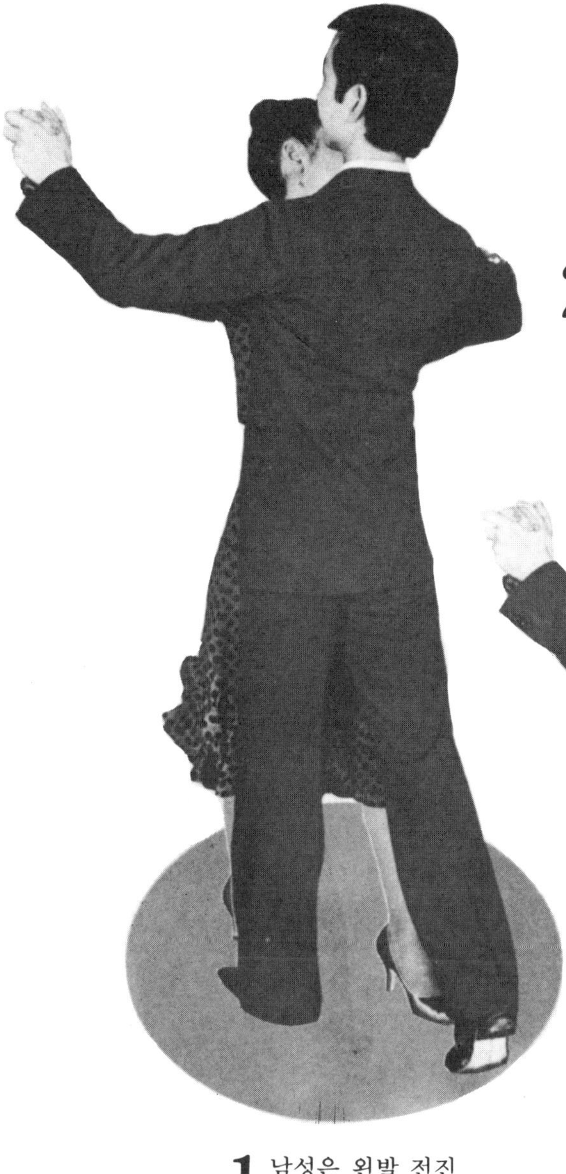

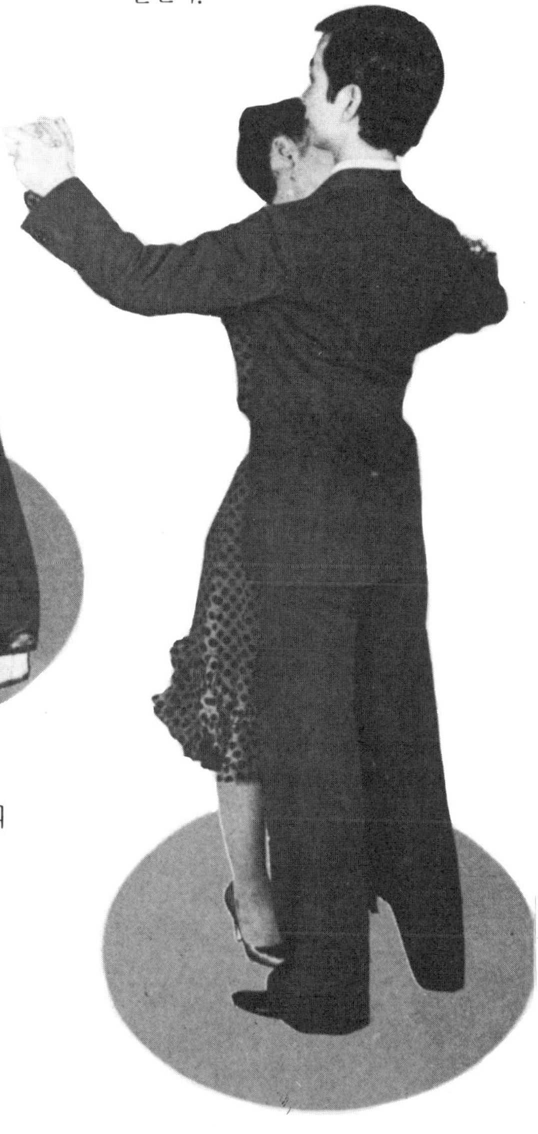

2 남성은 오른발을 왼발 옆으로 벌린다.
여성은 왼발을 오른발 옆으로 벌린다.

1 남성은 왼발 전진
여성은 오른발 후퇴

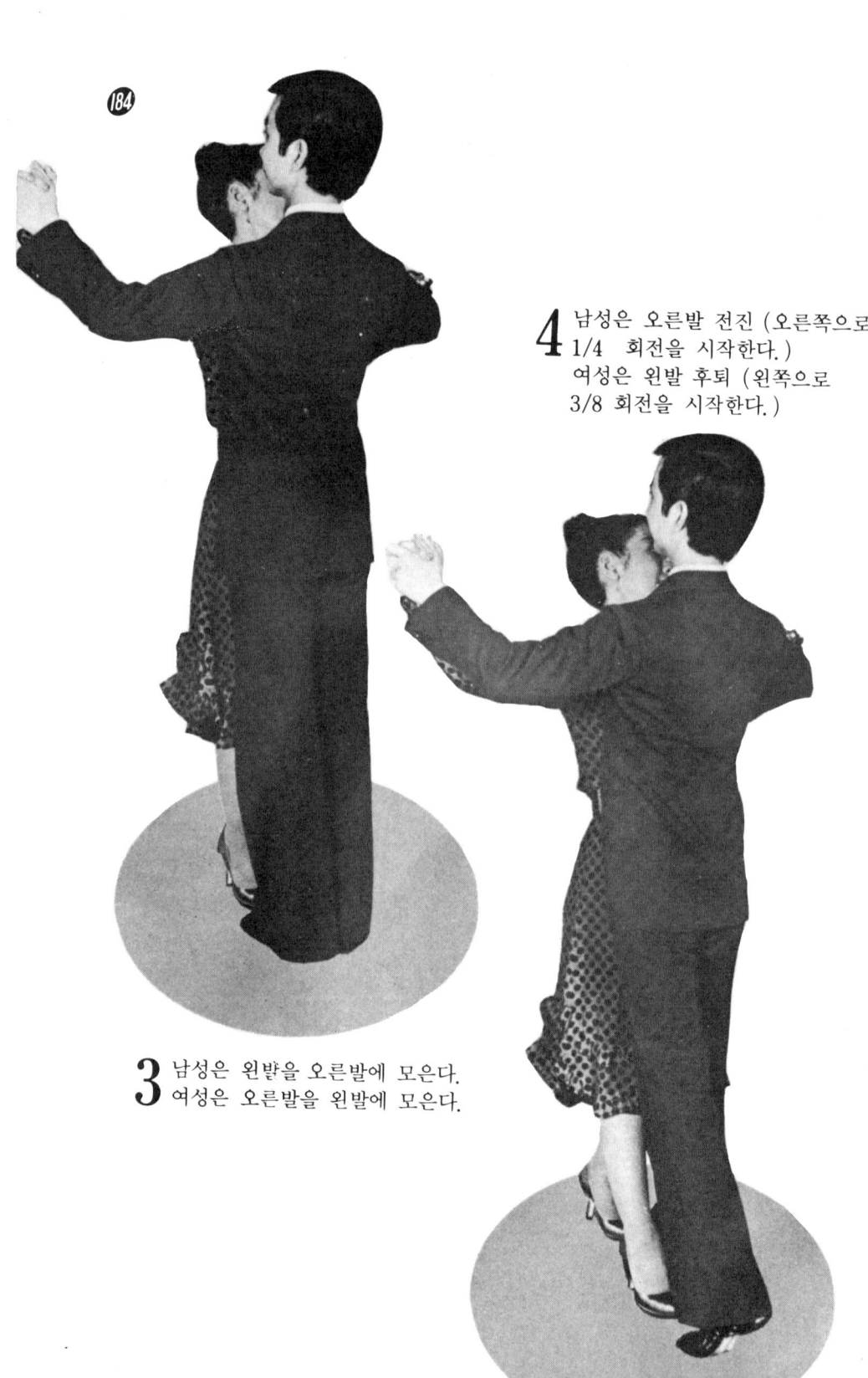

4 남성은 오른발 전진 (오른쪽으로 1/4 회전을 시작한다.)
여성은 왼발 후퇴 (왼쪽으로 3/8 회전을 시작한다.)

3 남성은 왼발을 오른발에 모은다.
여성은 오른발을 왼발에 모은다.

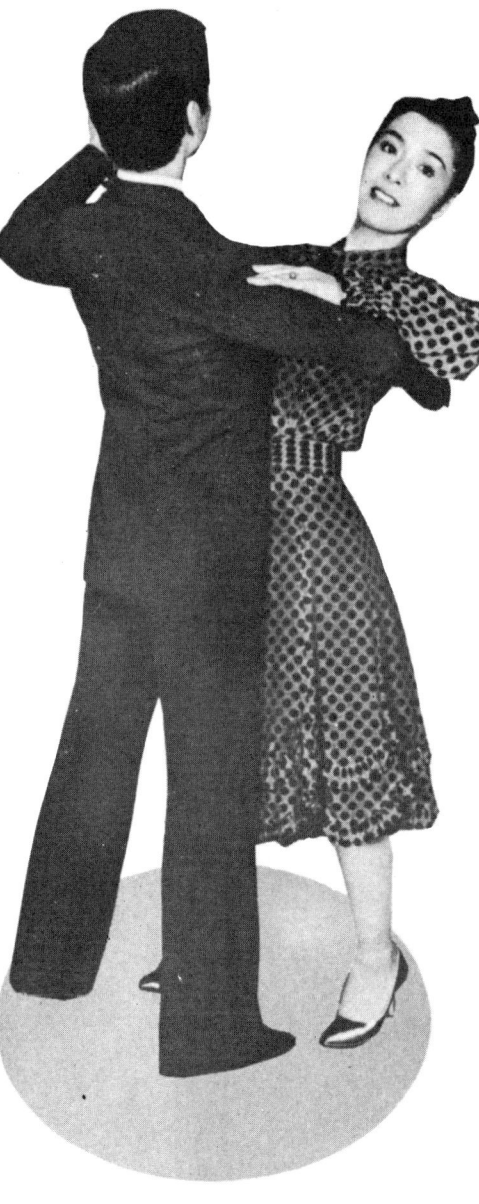

6 남성은 오른발을 왼발에 모은다.
(회전 종료)
여성은 왼발을 오른발에 모은다.
(회전 종료)

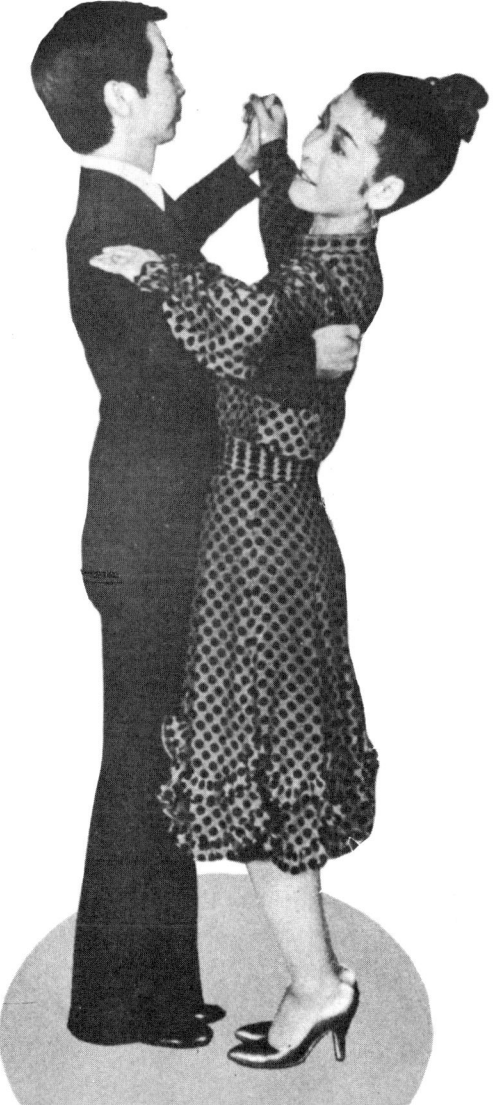

5 남성은 왼발을 오른발 옆으로 벌린다. (또 오른쪽으로 1/8 회전)
여성은 오른발을 왼발 옆으로 조금 벌린다. (회전 연속)

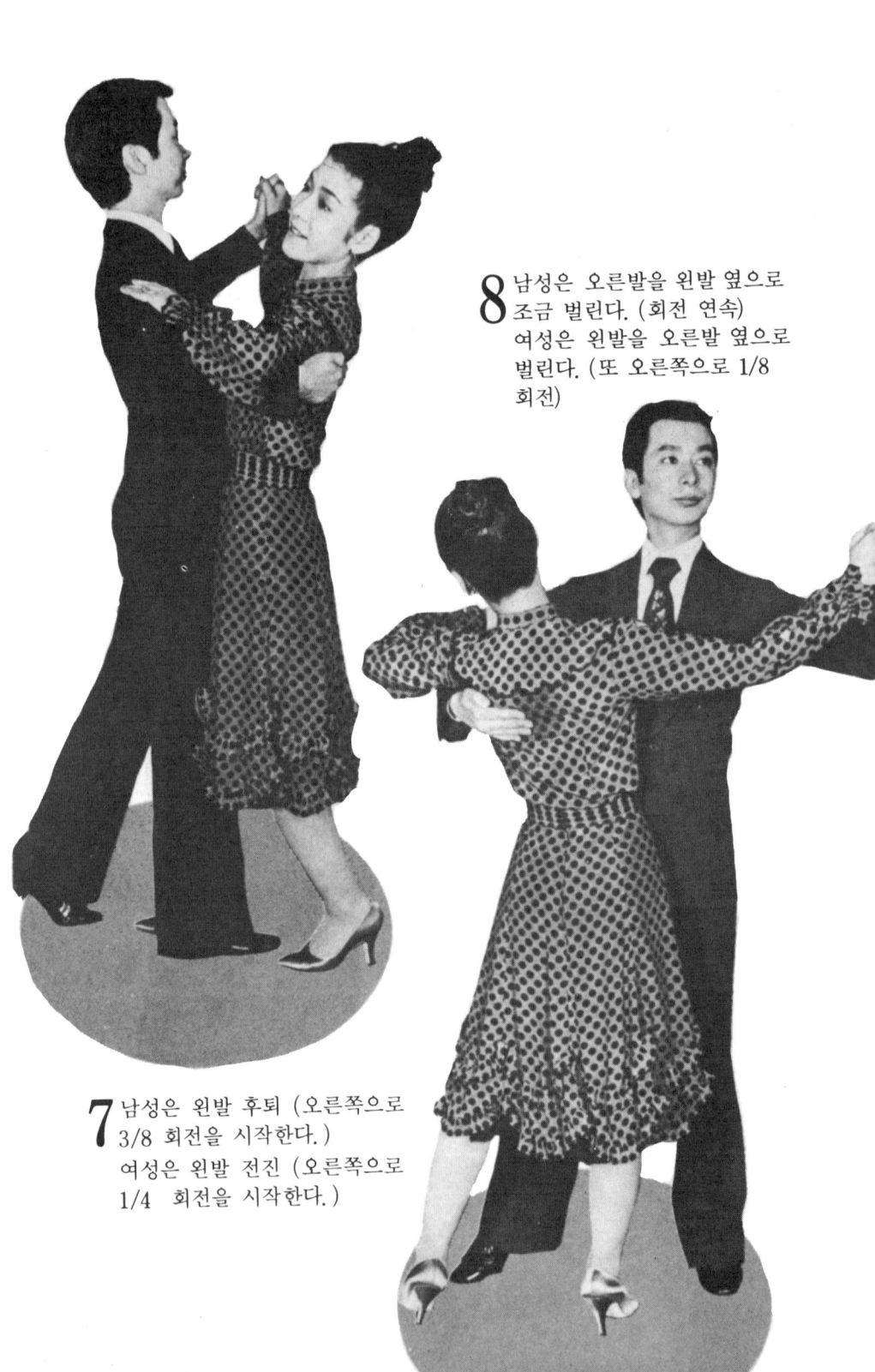

8 남성은 오른발을 왼발 옆으로 조금 벌린다. (회전 연속) 여성은 왼발을 오른발 옆으로 벌린다. (또 오른쪽으로 1/8 회전)

7 남성은 왼발 후퇴 (오른쪽으로 3/8 회전을 시작한다.) 여성은 왼발 전진 (오른쪽으로 1/4 회전을 시작한다.)

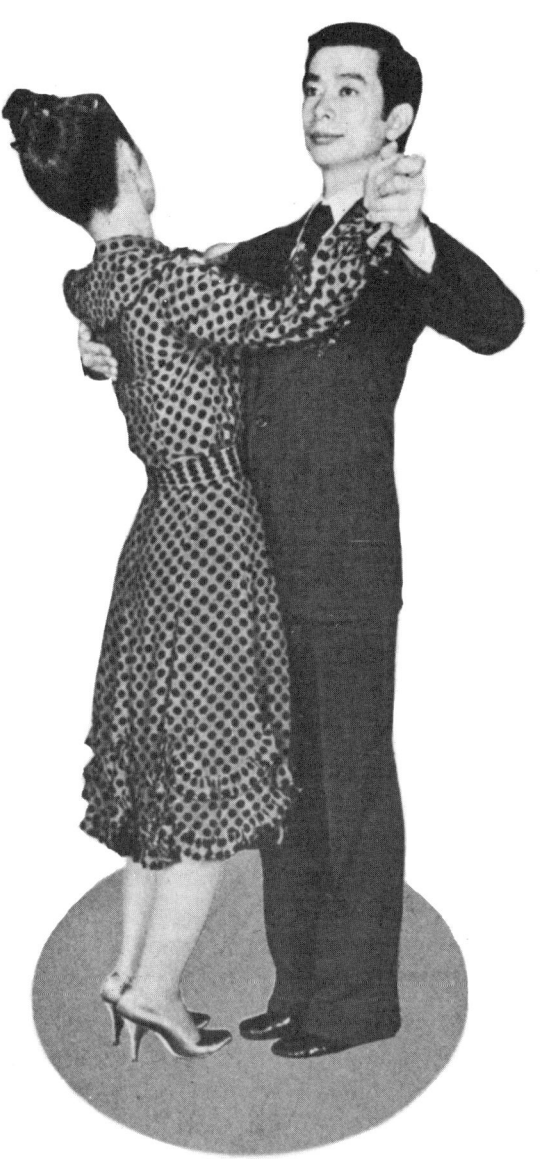

9 남성은 왼발을 오른발에 모은다.
(회전 종료)
중앙 비스듬히 면한 상태가 된다.
여성은 오른발을 왼발에 모은다.
(회전 종료)
중앙 비스듬히 등진 상태가
된다.

크로즈드 체인지 내츄럴 턴

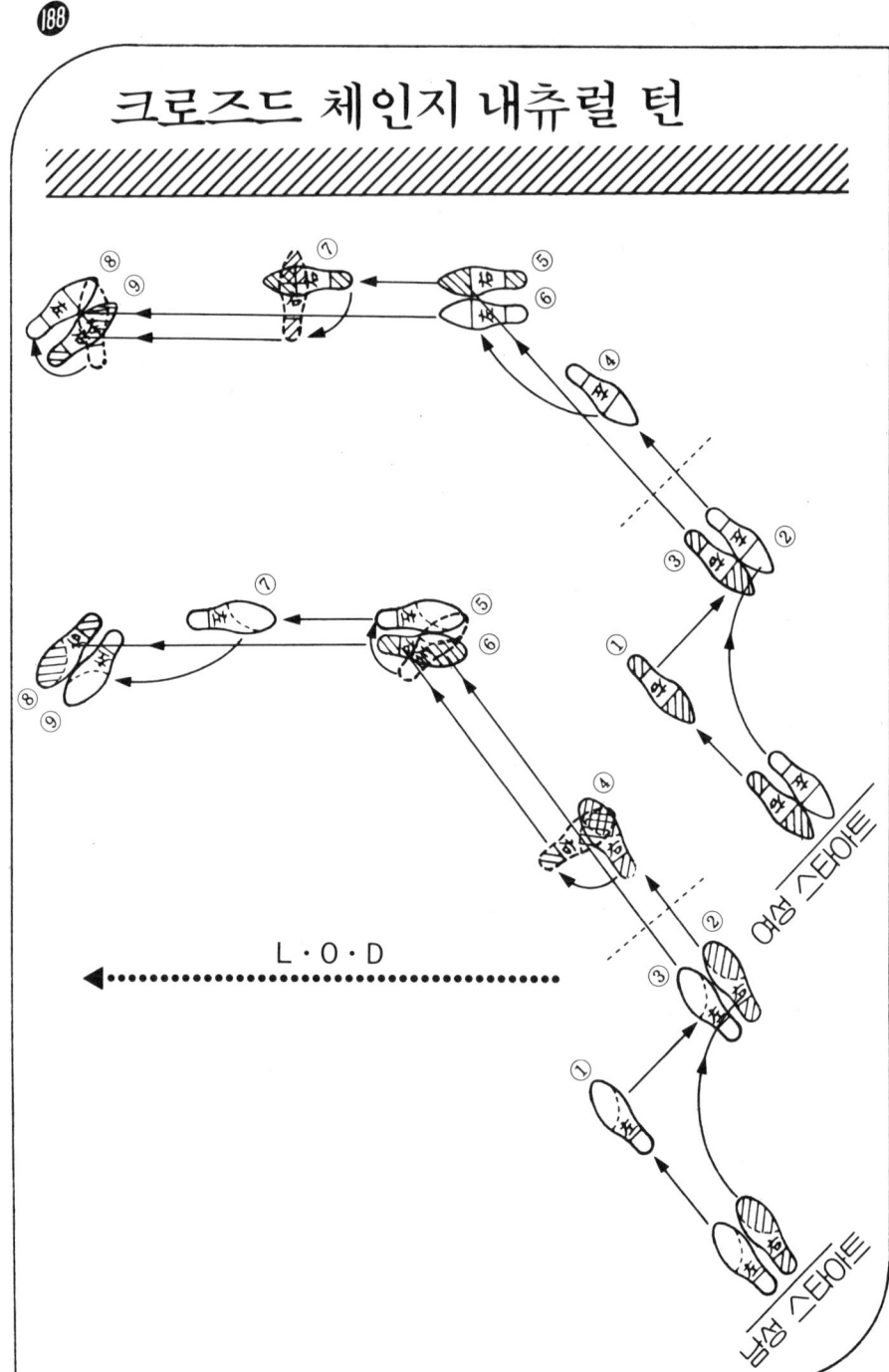

7
Waltz

크로즈드 체인지 리버어스 턴

스타아트
남성은 중앙 비스듬히 면하여 여성은 중앙 비스듬히 등지고 시작한다.

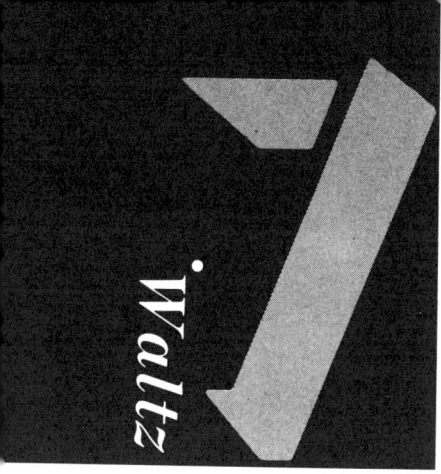

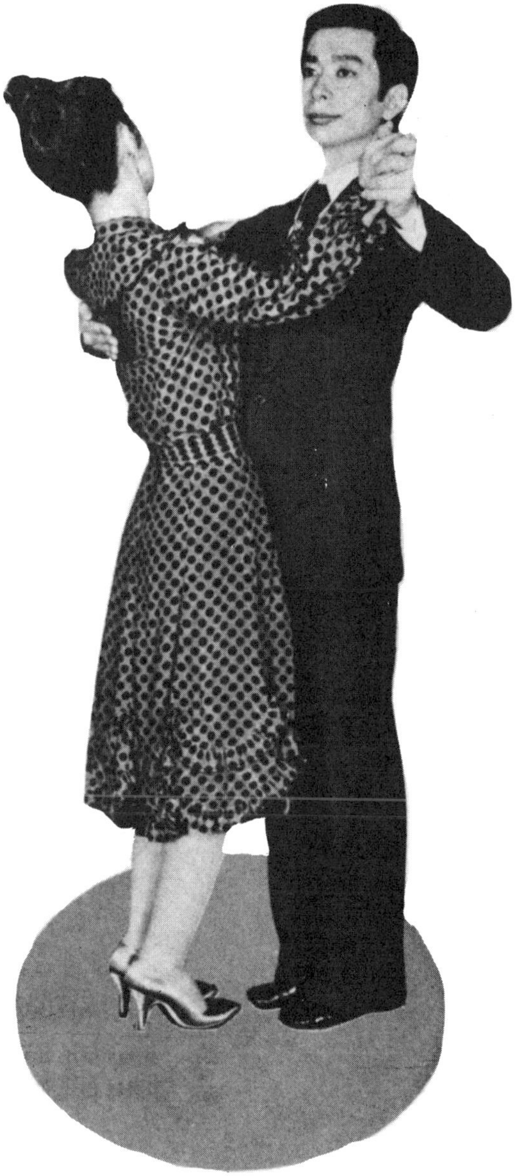

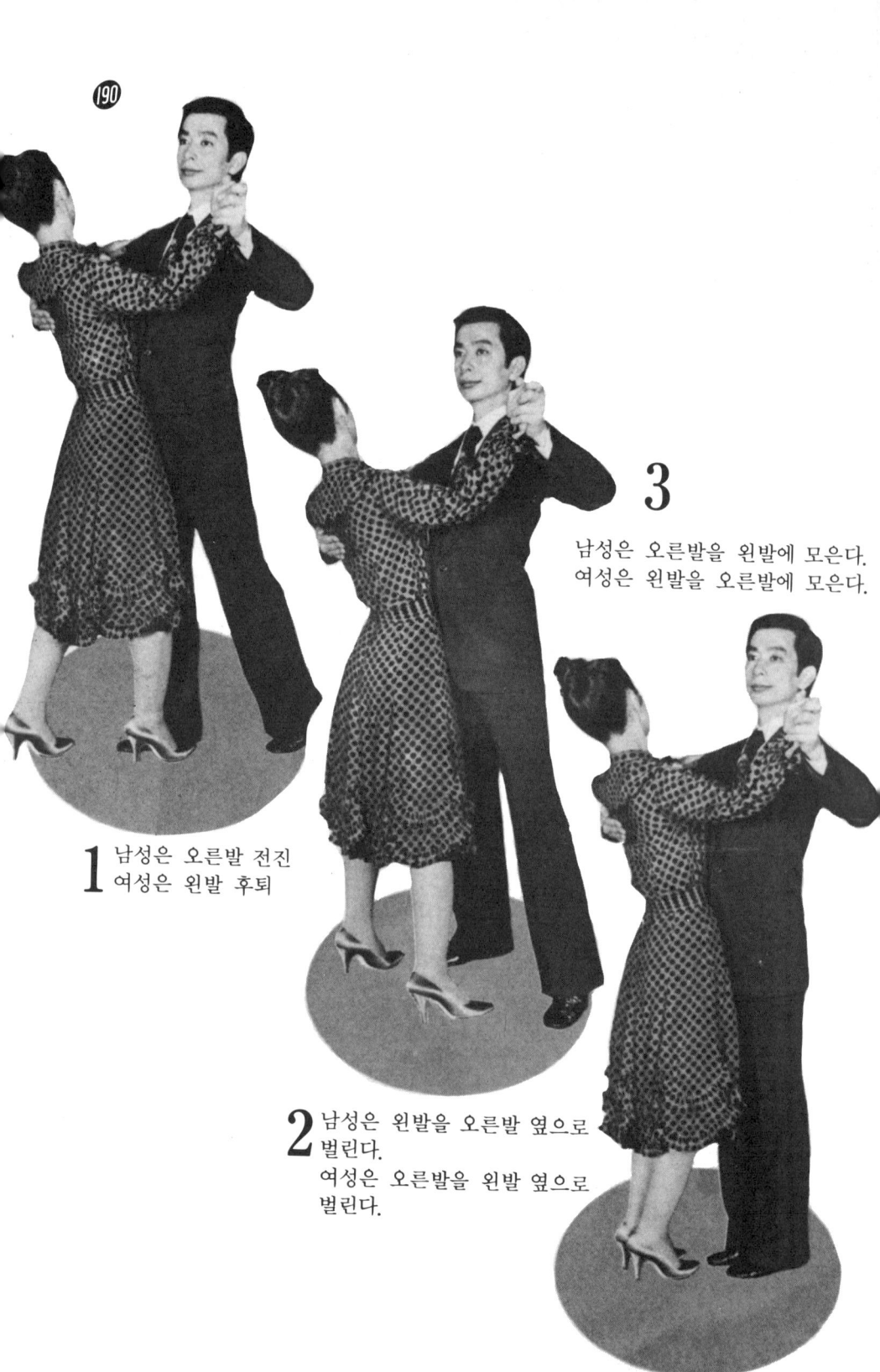

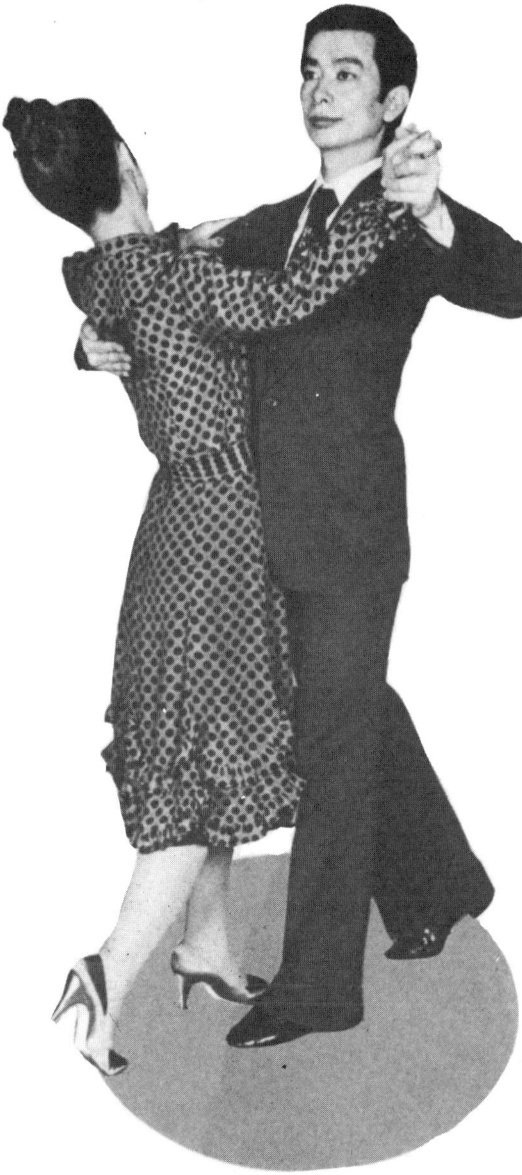

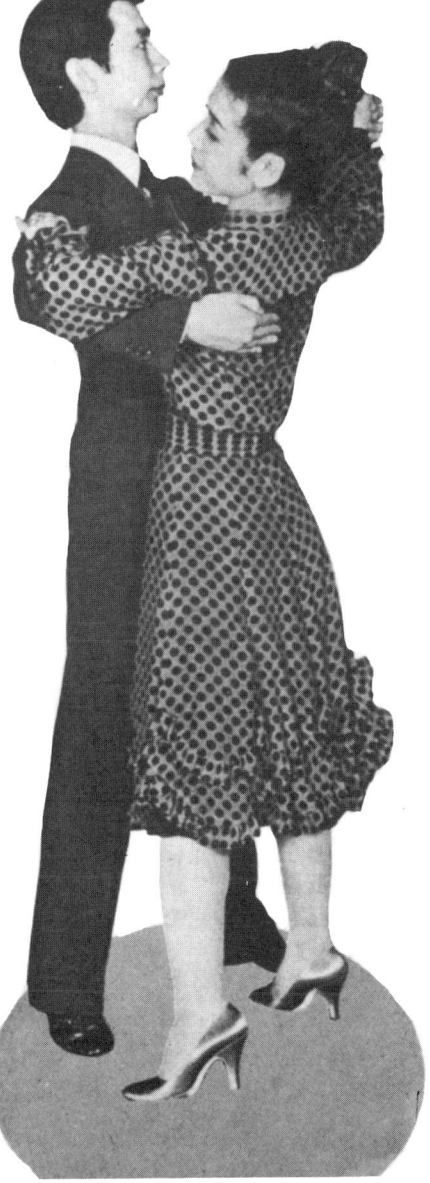

5 남성은 오른발을 왼발 옆으로 벌린다. (또 왼쪽으로 1/8 회전)
여성은 왼발을 오른발 옆으로 조금 벌린다. (회전 연속)

4 남성은 왼발 전진 (왼쪽으로 1/4 회전을 시작한다.)
여성은 오른발 후퇴 (왼쪽으로 3/8 회전을 시작한다.)

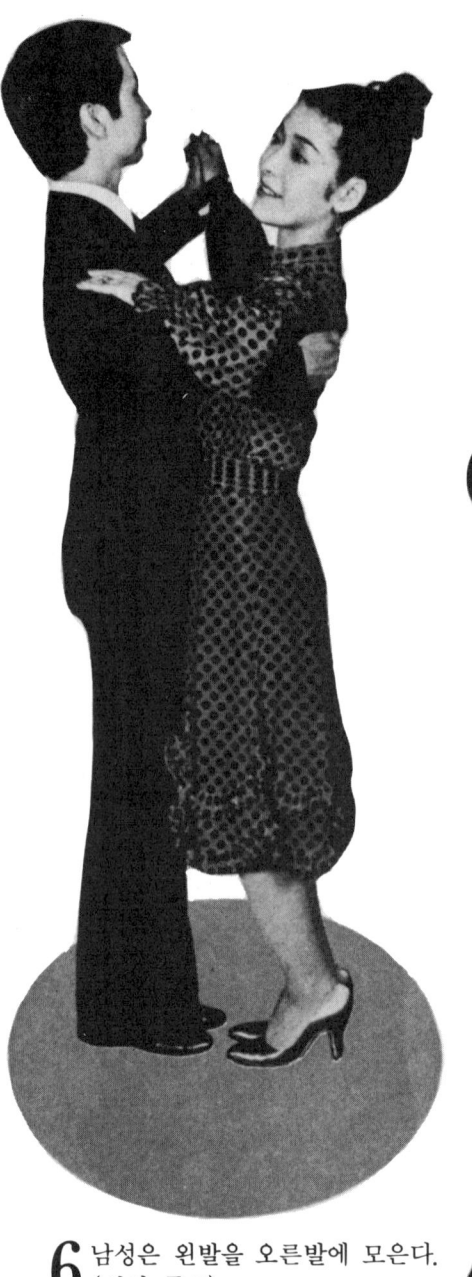

7 남성은 오른발 후퇴 (왼쪽으로 3/8 회전을 시작한다.)
여성은 왼발 전진 (왼쪽으로 1/4 회전을 시작한다.)

6 남성은 왼발을 오른발에 모은다. (회전 종료)
여성은 오른발을 왼발에 모은다. (회전 종료)

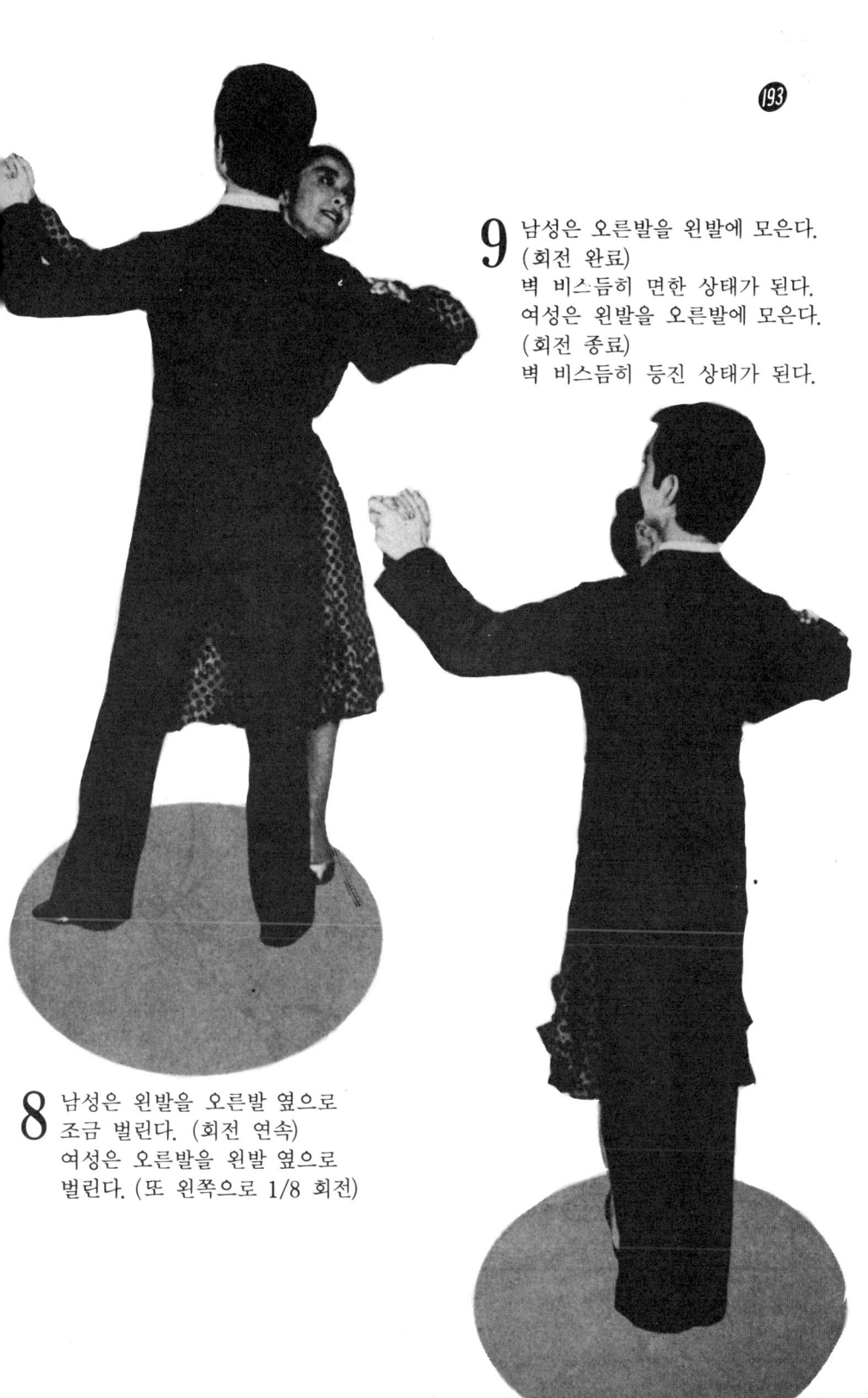

9 남성은 오른발을 왼발에 모은다.
(회전 완료)
벽 비스듬히 면한 상태가 된다.
여성은 왼발을 오른발에 모은다.
(회전 종료)
벽 비스듬히 등진 상태가 된다.

8 남성은 왼발을 오른발 옆으로 조금 벌린다. (회전 연속)
여성은 오른발을 왼발 옆으로 벌린다. (또 왼쪽으로 1/8 회전)

크로즈드 체인지 리버스 턴

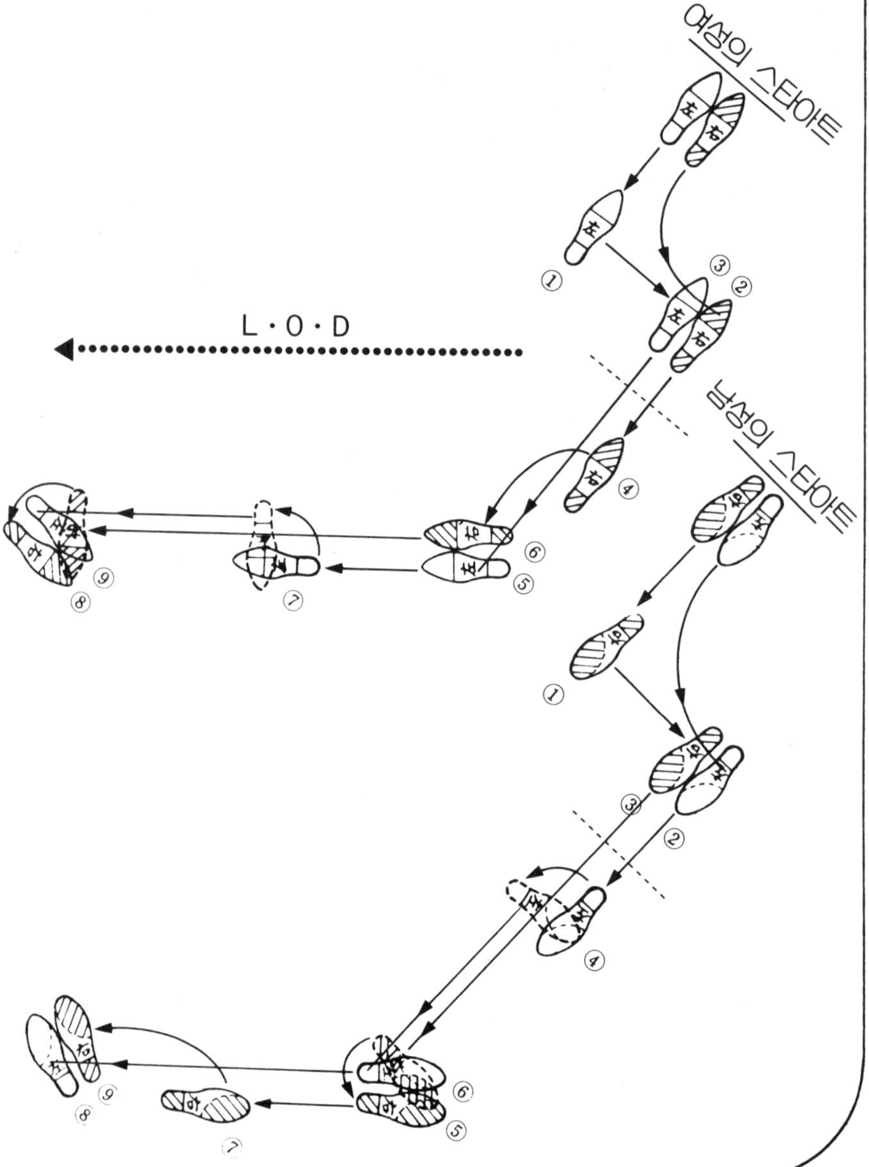

8 *Waltz*

코너 체인지

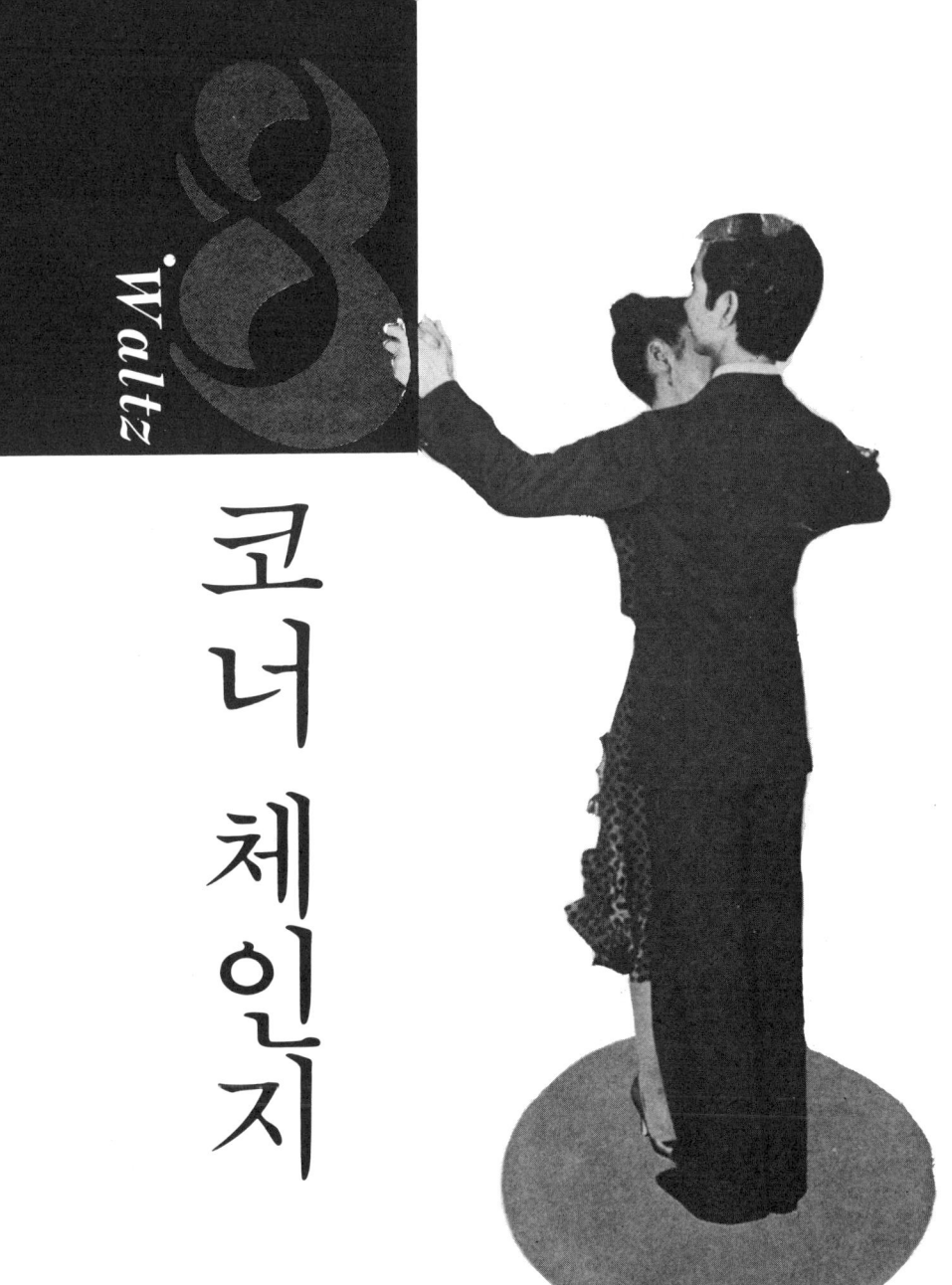

스타아트
남성은 벽 비스듬히 면하여
여성은 벽을 비스듬히 등지고
시작한다.

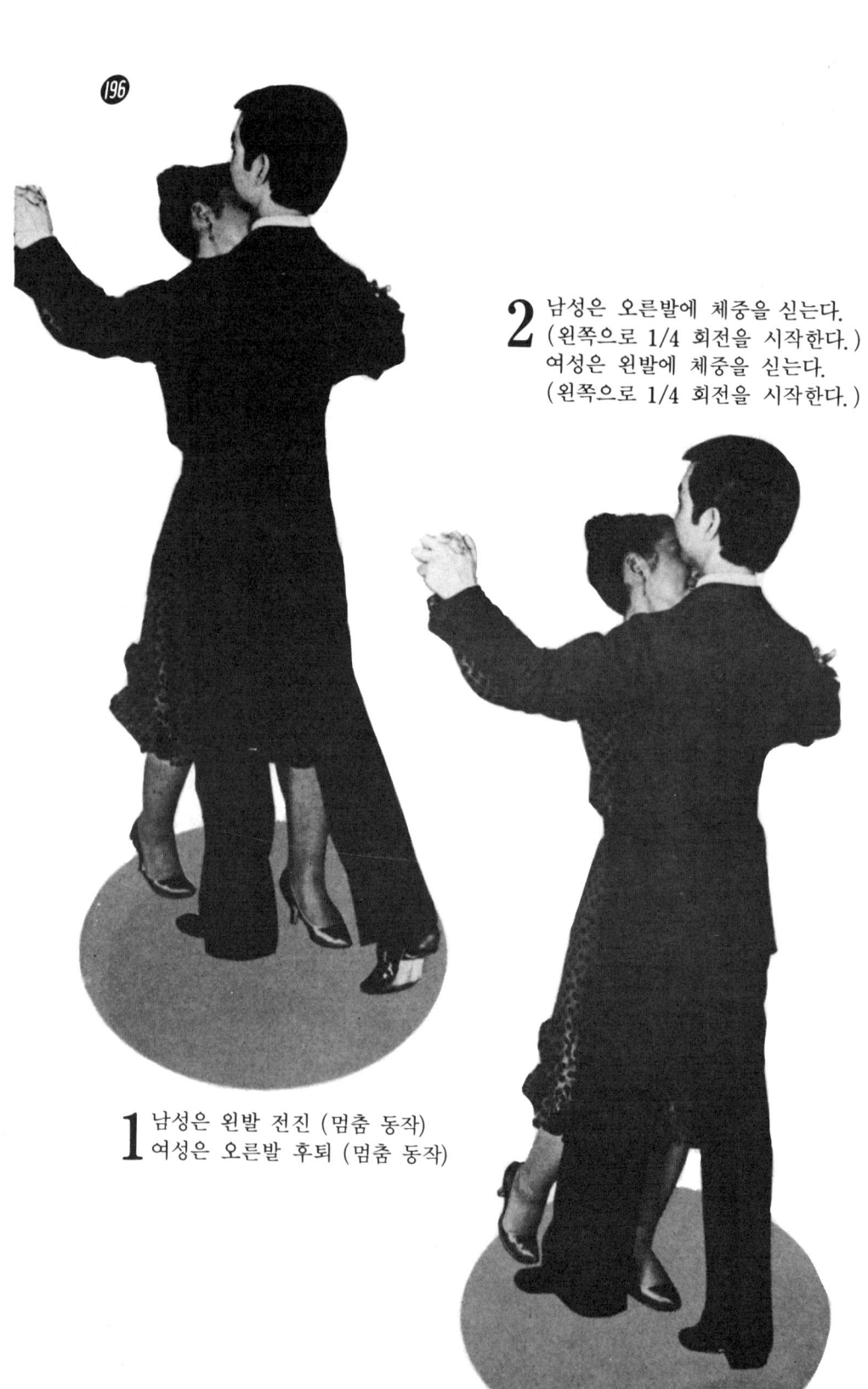

2 남성은 오른발에 체중을 싣는다.
(왼쪽으로 1/4 회전을 시작한다.)
여성은 왼발에 체중을 싣는다.
(왼쪽으로 1/4 회전을 시작한다.)

1 남성은 왼발 전진 (멈춤 동작)
여성은 오른발 후퇴 (멈춤 동작)

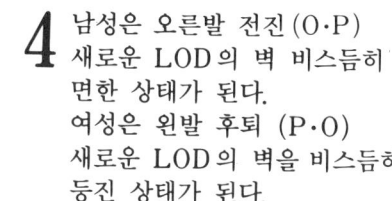

4 남성은 오른발 전진(O·P)
새로운 LOD의 벽 비스듬히
면한 상태가 된다.
여성은 왼발 후퇴 (P·O)
새로운 LOD의 벽을 비스듬히
등진 상태가 된다.

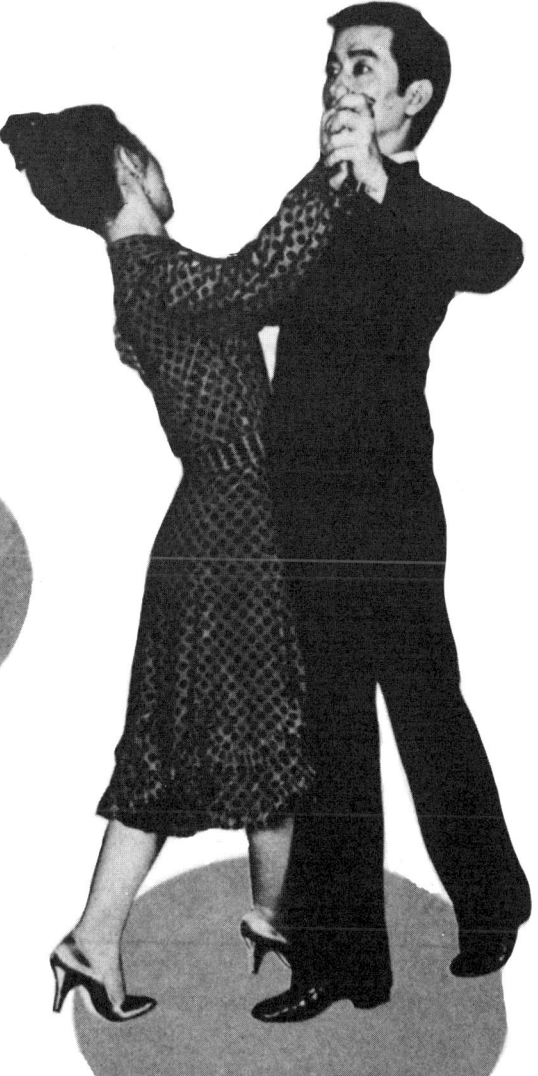

3 남성은 왼발을 오른발 옆으로
조금 벌린다. (회전 종료)
여성은 오른발을 왼발 옆으로
벌린다. (회전 종료)

코너 체인지

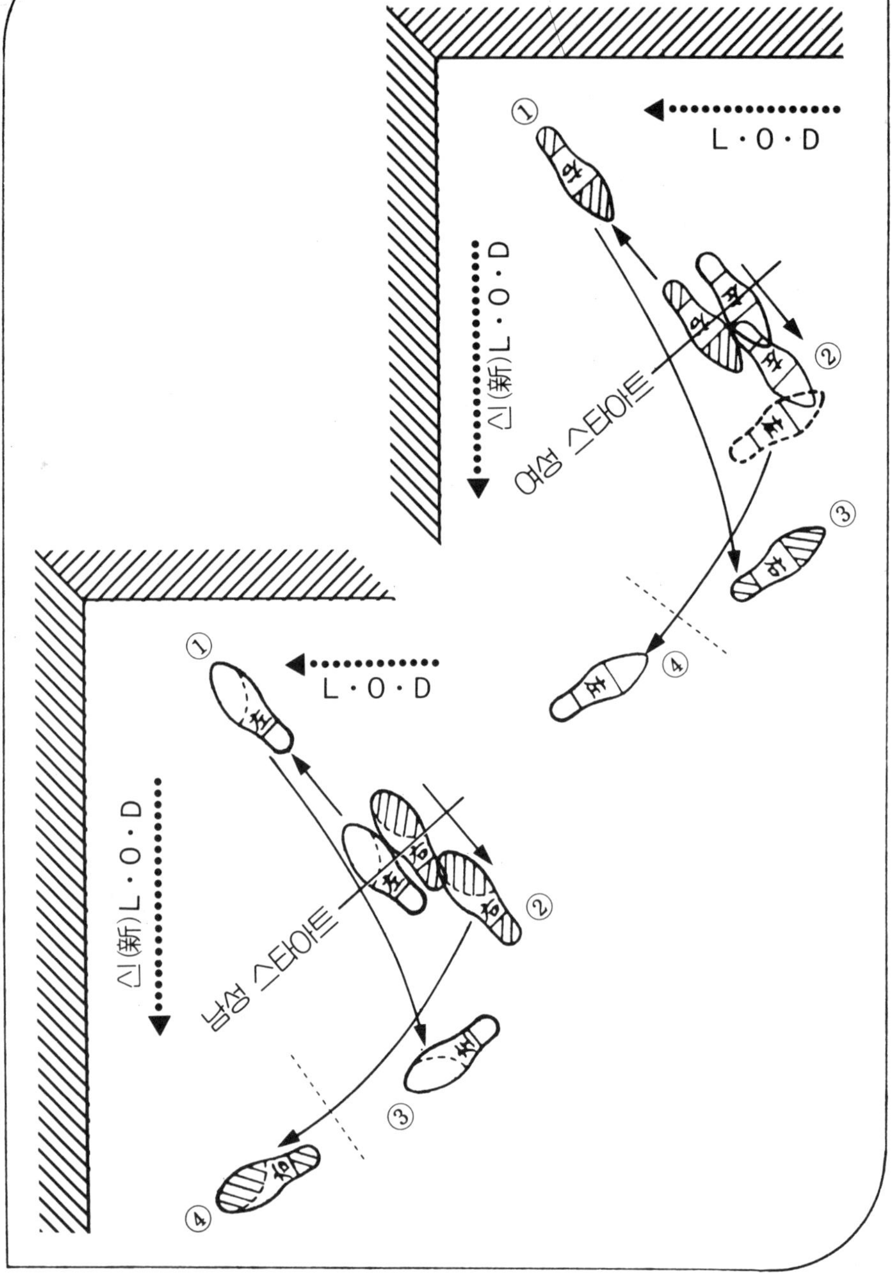

탱고
Tango

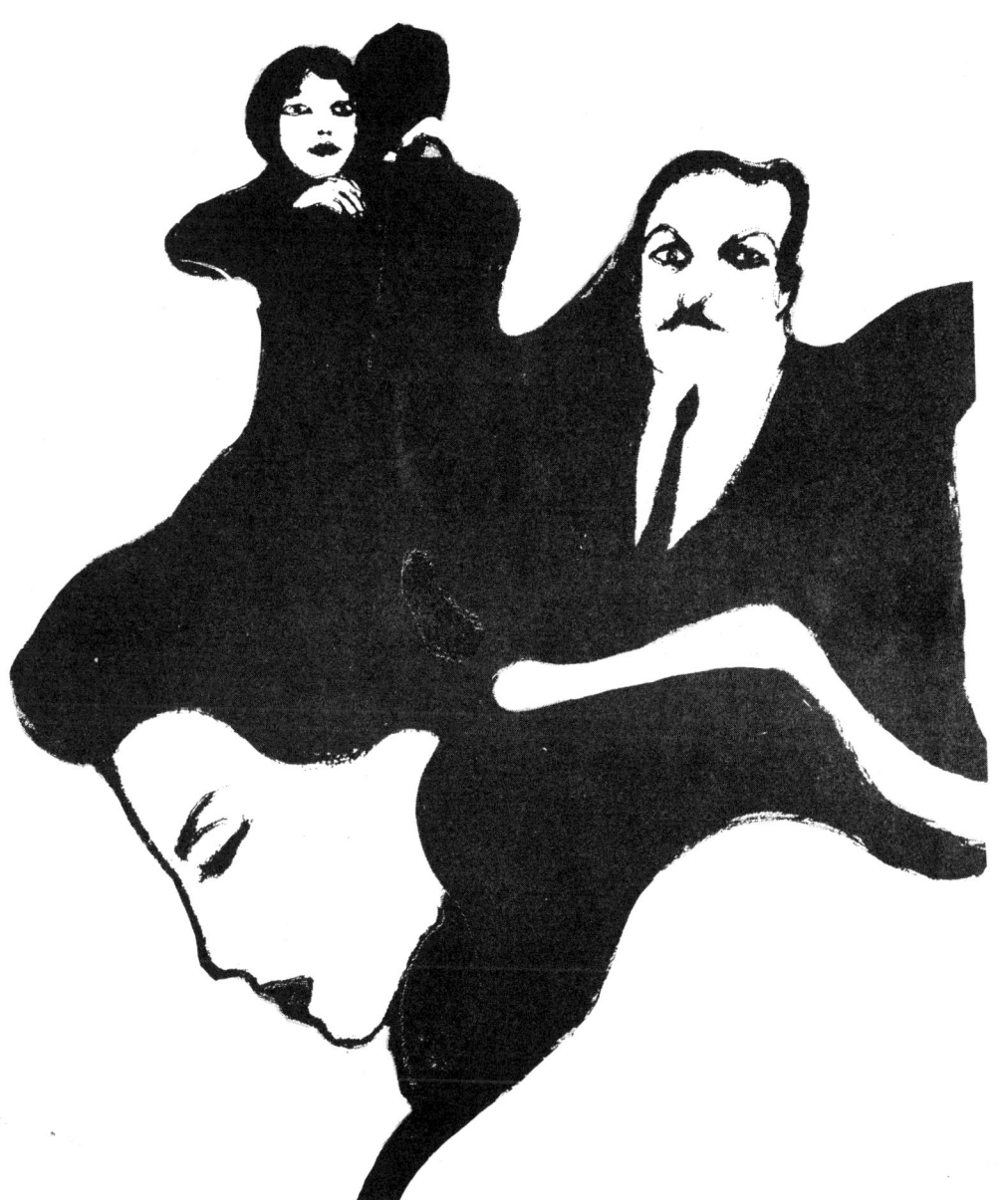

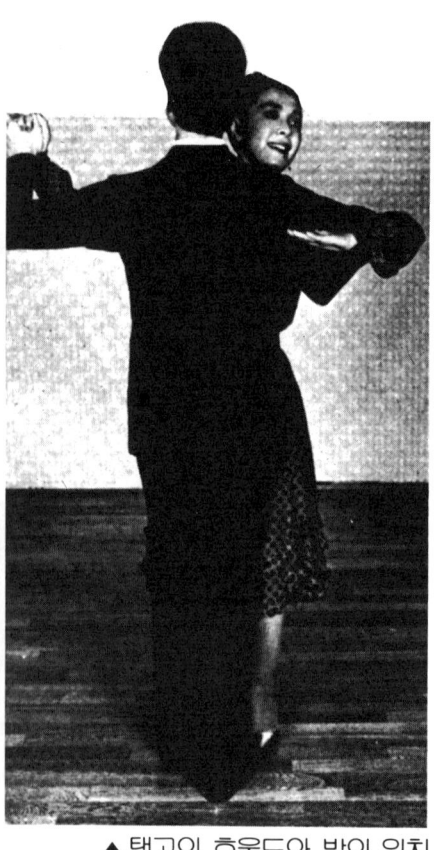

▲ 탱고의 호울드와 발의 위치

탱고란…

　탱고란 정렬적이고 리드미컬한 아르헨티나·탱고와 그 아르헨티나·탱고가 유럽에 들어와 우아한 곡조로 어렌지된 콘티넨탈·탱고가 있다.

　현재 사교 댄스로써 추어지고 있는 탱고는 콘티넨탈·탱고로 기술은 비교적 쉬워 초보자에게 적합한 춤이라고 말해지고 있다.

　음악은 1분 간에 약 33 소절 전후의 템포로 연주된다. 리듬은 4분의 2박자이다.

　또 탱고는 수많은 룰·댄스 중에서도 독특한 특징을 갖는 춤이다. 우선 호울드가 다르다.

　왼쪽 페이지의 사진으로도 알 수 있듯이, 여성은 다른 룰·댄스 때보다도 남성의 오른쪽에 가까이 위치하고 왼손을 남성의 오른쪽 어깨 아래에 가볍게 댄다. 또 남성은 오른손을 보통 호울드 때보다도 여성의 등에 깊이 감아 넣는다. 마주잡은 손(남성은 왼손, 여성은 오른손)은 팔꿈치부터 조금 예각으로 구부려 머리 위로 향한다. 발의 위치는 남성의 경우 오른발의 발끝을 왼발 옆에 놓고 두발을 붙인다. 여성은 왼발을 조금 앞으로 내고 왼쪽 힐을 오른발 옆에 두고 두발을 붙인다. 이것이 호울드이다. 또 탱고의 스텝에서는 발을 모으는 경우 모두 이와 같은 모양이 된다. 또 탱고에는 프롬나아드 포지션이 많이 사용된다. 이것은 남성의 오른쪽과 여성의 왼쪽을 대고 서로의 상체의 반대쪽을 열어 V자형을 만드는 것이다. 얼굴은 전진 방향으로 향하는데 손의 포지션은 변함이 없다.

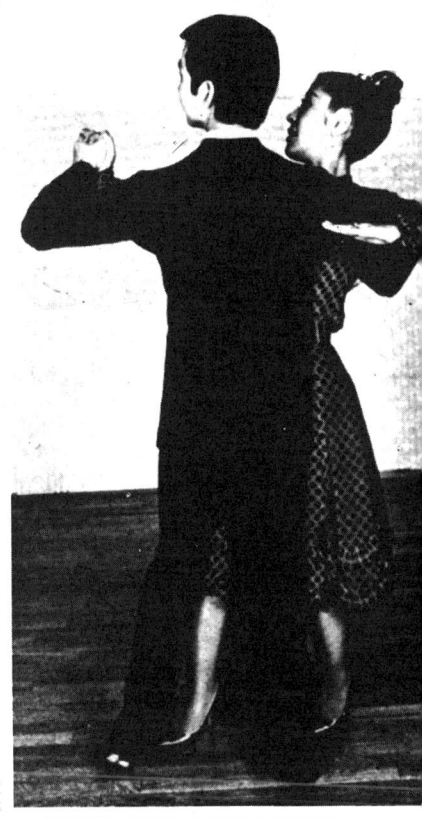

▲탱고의 프롬나아드 포지션

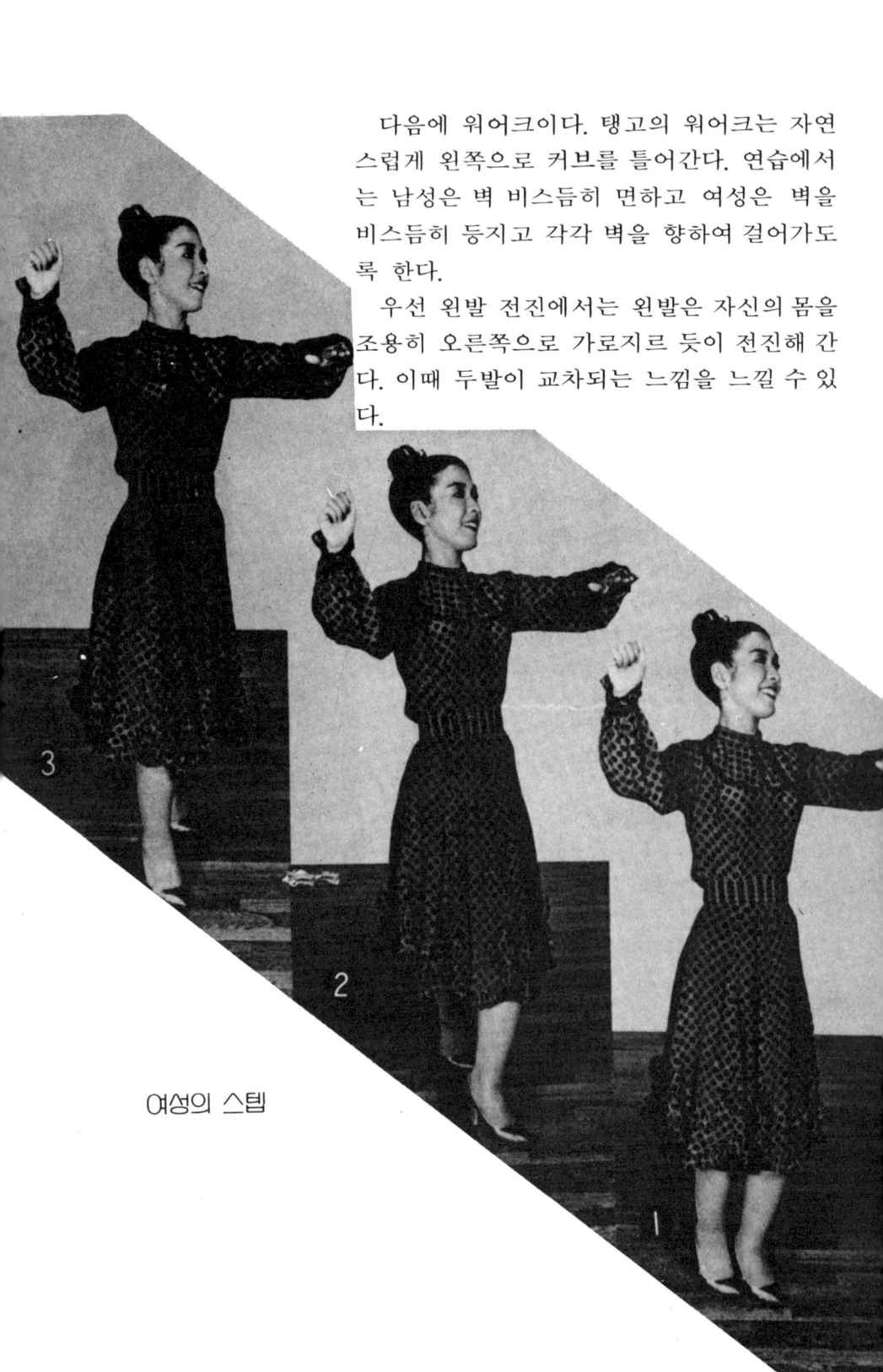

다음에 워어크이다. 탱고의 워어크는 자연스럽게 왼쪽으로 커브를 틀어간다. 연습에서는 남성은 벽 비스듬히 면하고 여성은 벽을 비스듬히 등지고 각각 벽을 향하여 걸어가도록 한다.

우선 왼발 전진에서는 왼발은 자신의 몸을 조용히 오른쪽으로 가로지르 듯이 전진해 간다. 이때 두발이 교차되는 느낌을 느낄 수 있다.

여성의 스텝

다음에 오른발 전진의 경우는 몸을 가로지르는 것이 아니고 왼발과 동일한 방향으로 다리를 벌리는 듯한 느낌으로 스텝을 밟는다. 한편 오른발 후퇴는 오른발이 자신의 몸을 조금 왼쪽으로 가로질러 후퇴하고 왼발 후퇴에서는 오른발과 같은 방향으로 다리를 벌리는 느낌으로 스텝을 밟는다. 아래의 사진을 참조하여 잘 연습하기 바란다.

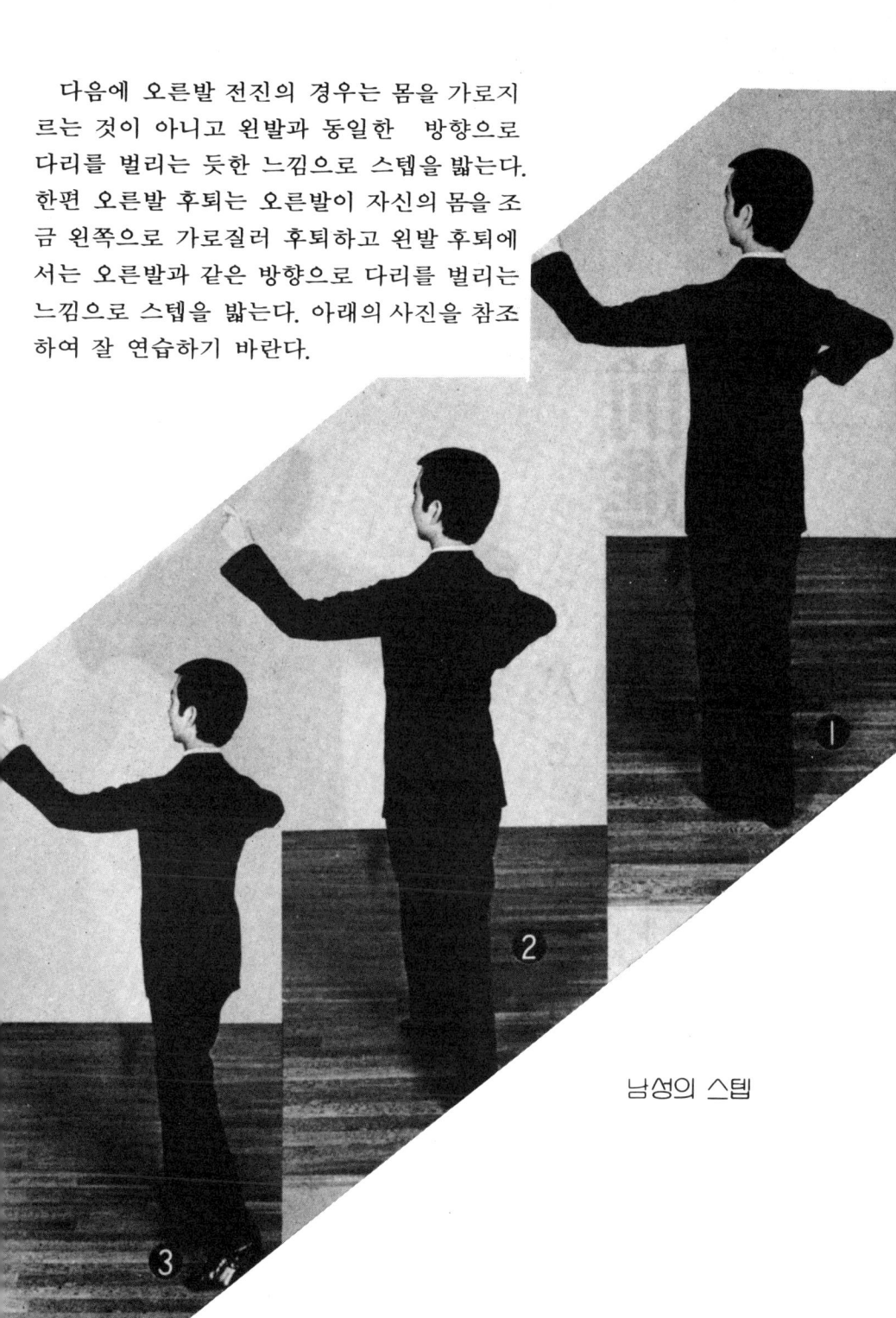

남성의 스텝

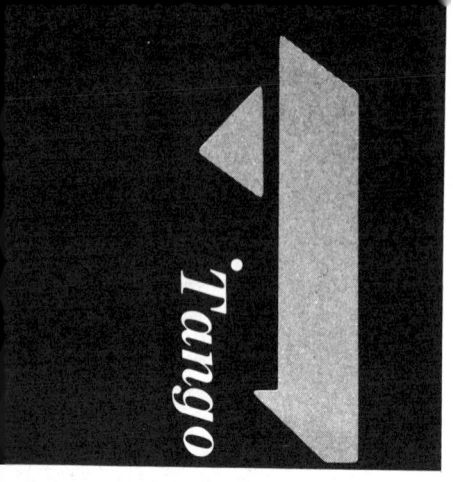

1. Tango

전진 워어크

스타아트
남성은 벽에 면하여
여성은 벽을 등지고 시작한다.

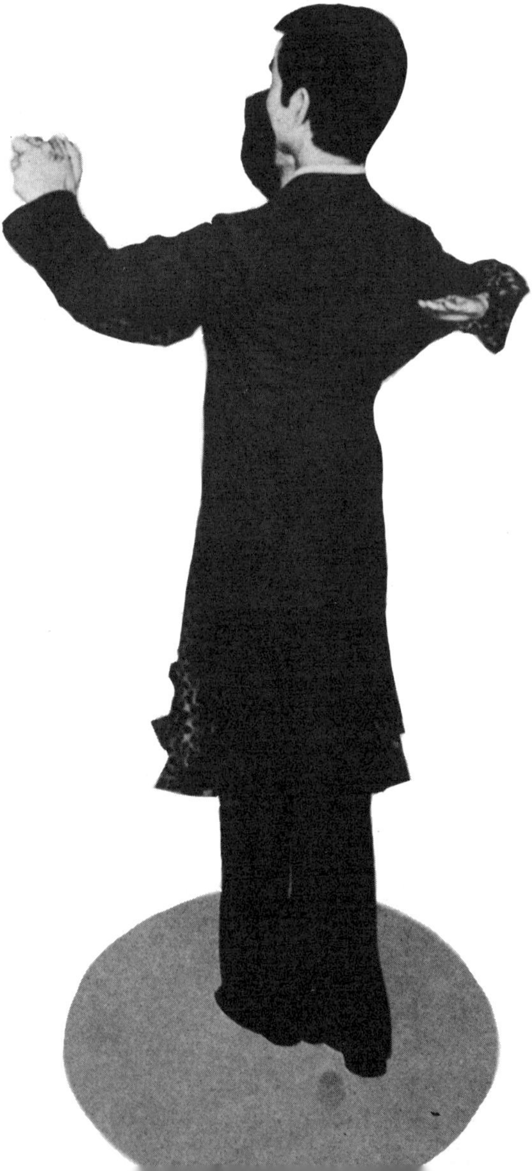

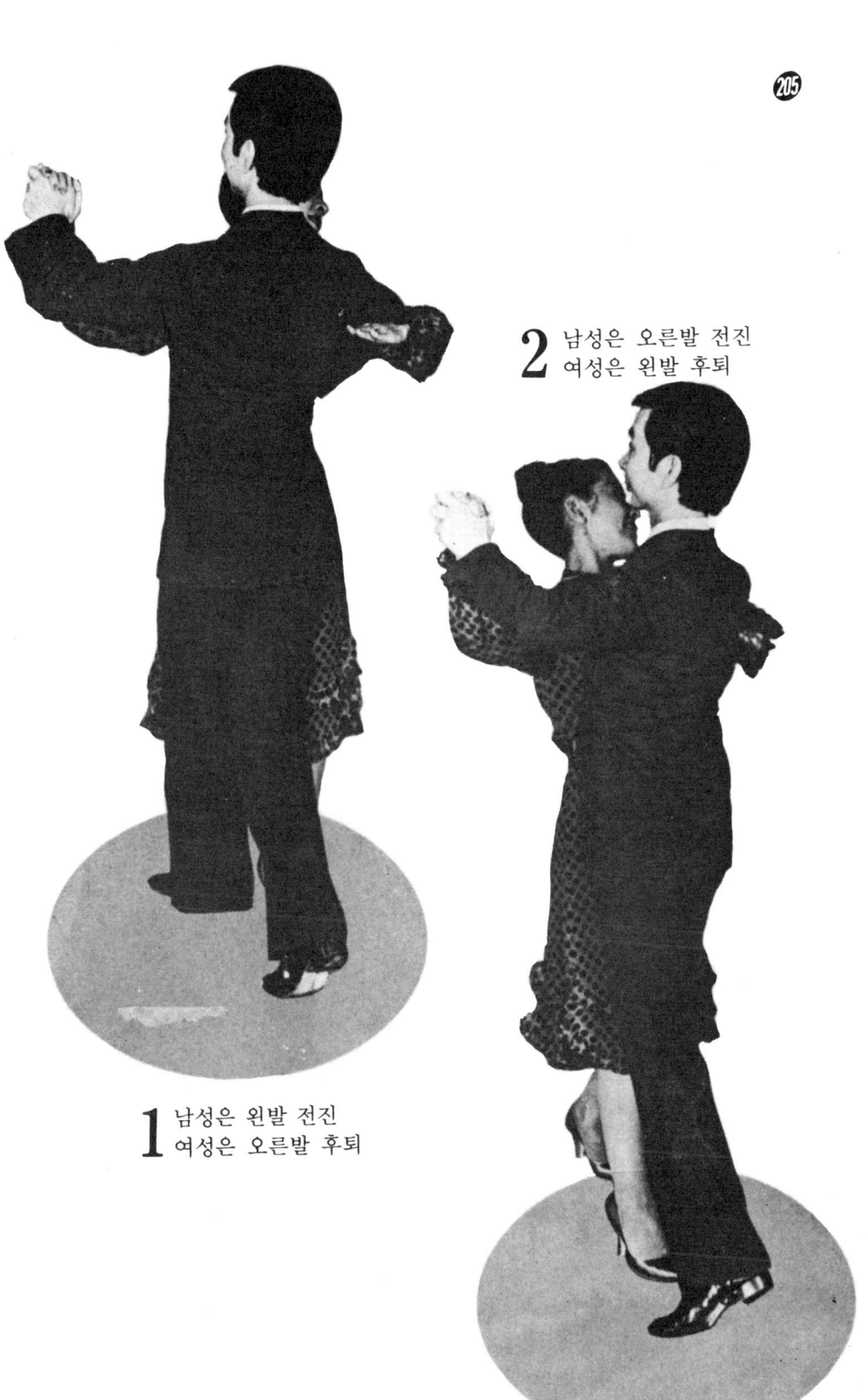

2 남성은 오른발 전진
여성은 왼발 후퇴

1 남성은 왼발 전진
여성은 오른발 후퇴

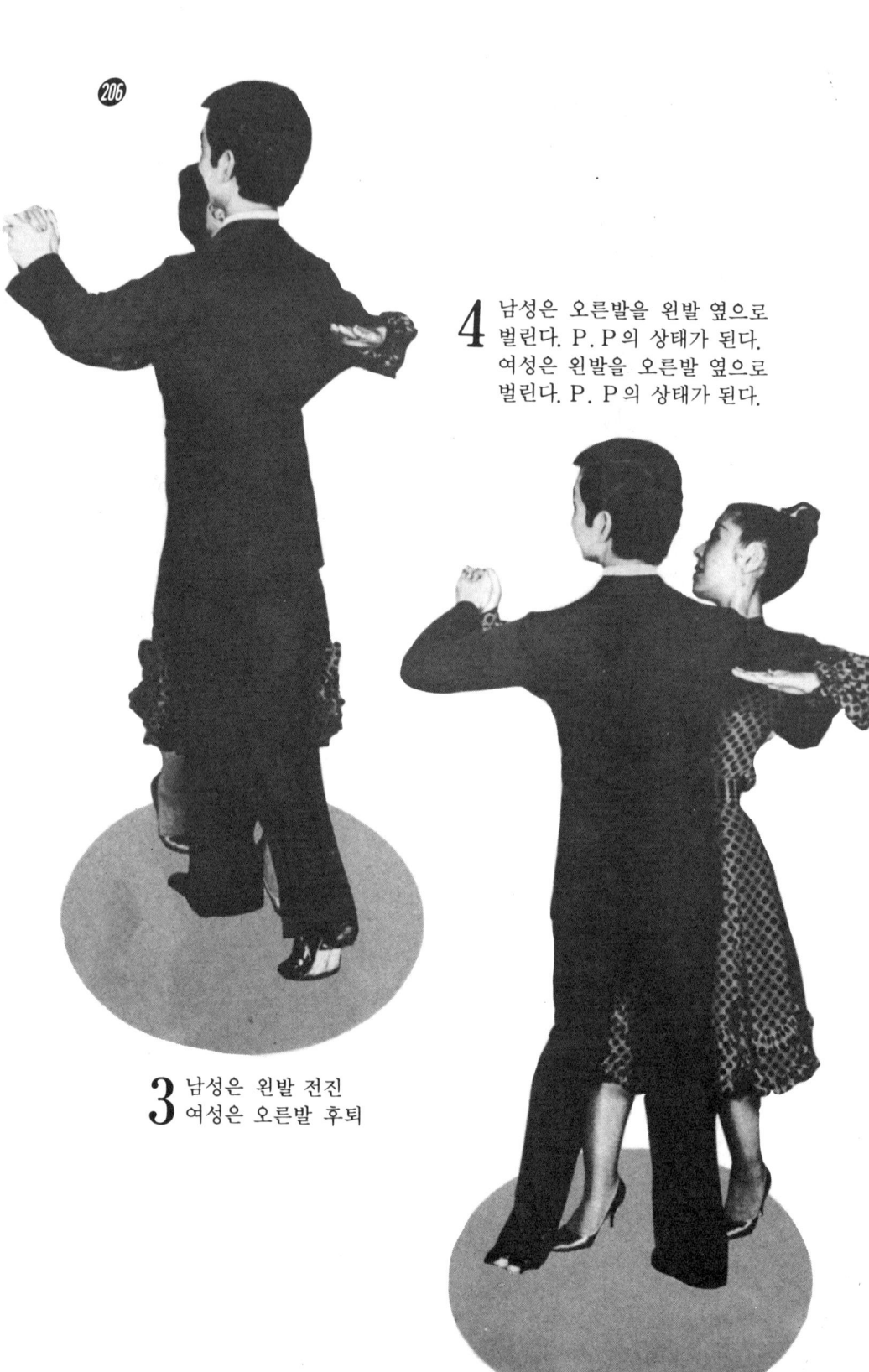

4 남성은 오른발을 왼발 옆으로 벌린다. P.P의 상태가 된다.
여성은 왼발을 오른발 옆으로 벌린다. P.P의 상태가 된다.

3 남성은 왼발 전진
여성은 오른발 후퇴

전진 워어크

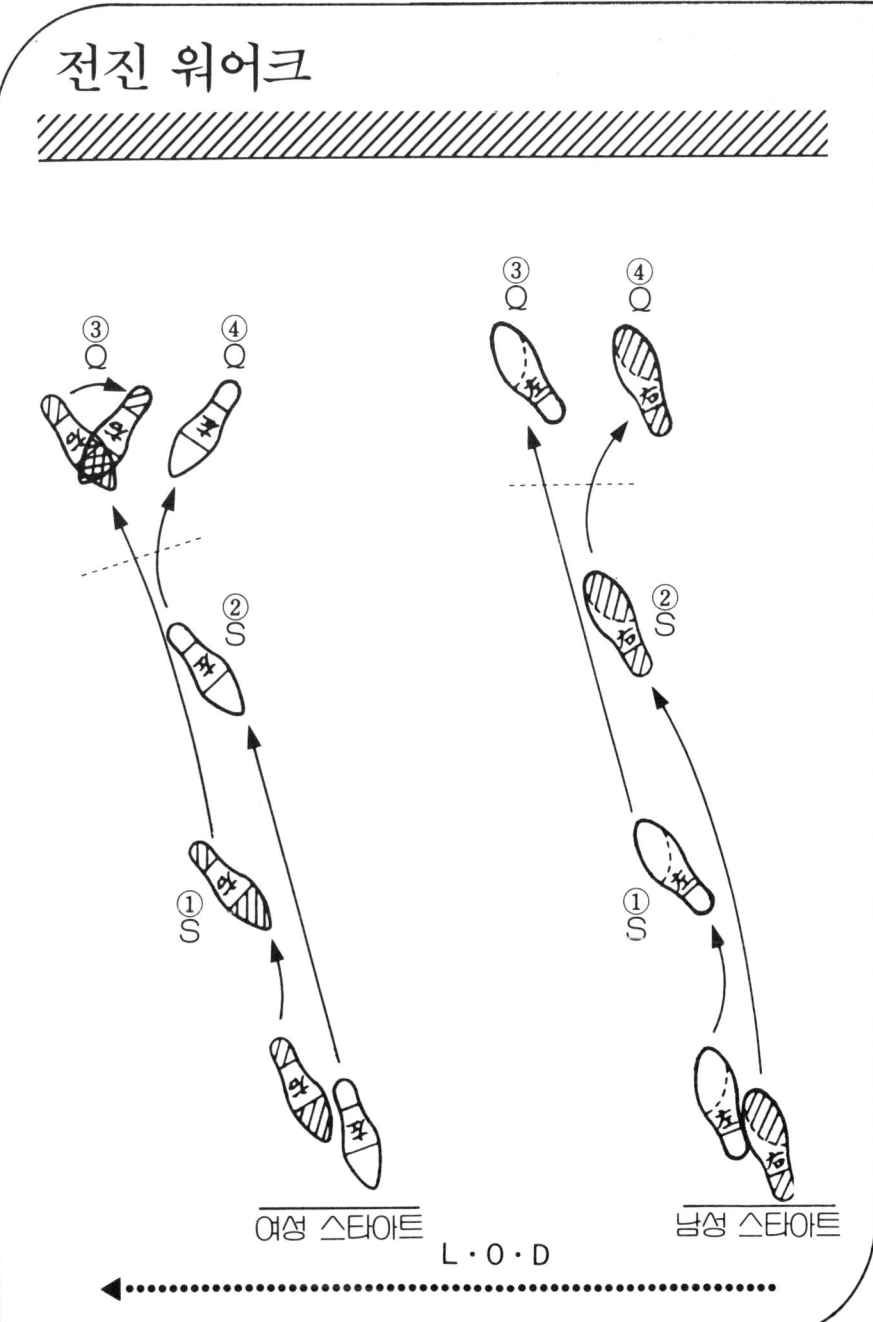

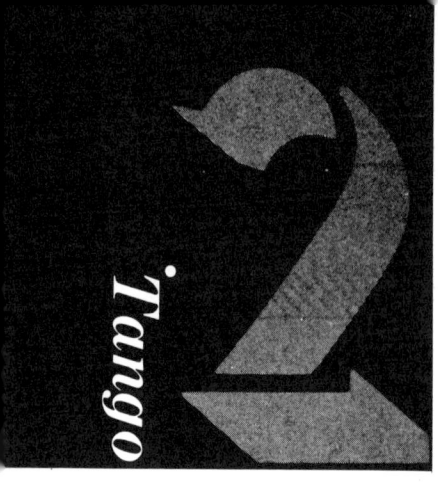

2. Tango

크로즈드 프롬나아드

스타아트
프롬나아드 포지션으로 남성은 벽에 면하여, 여성은 남성에 맞추어 시작한다.

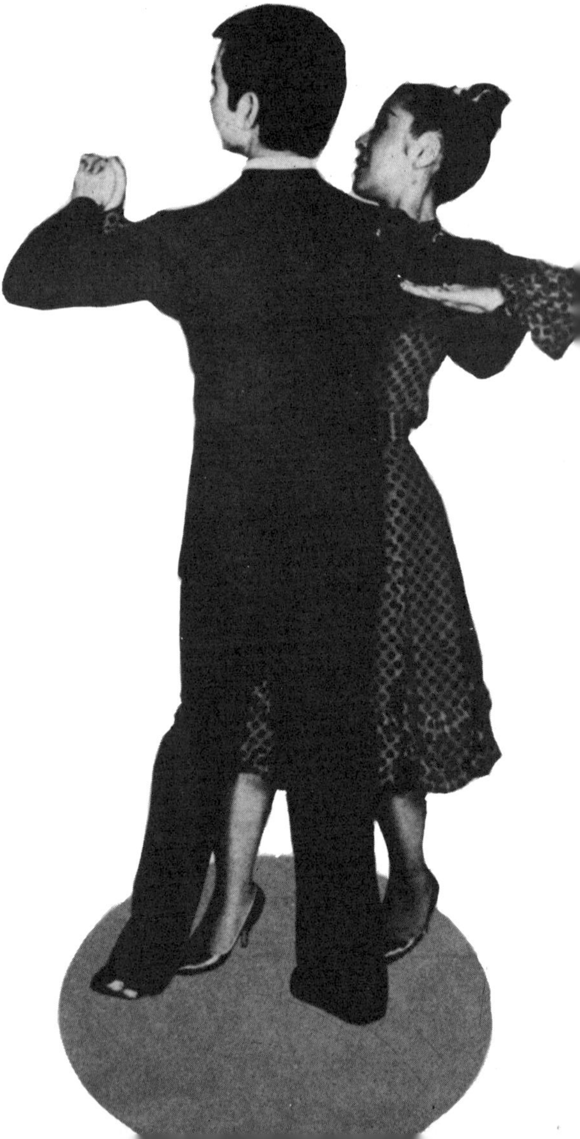

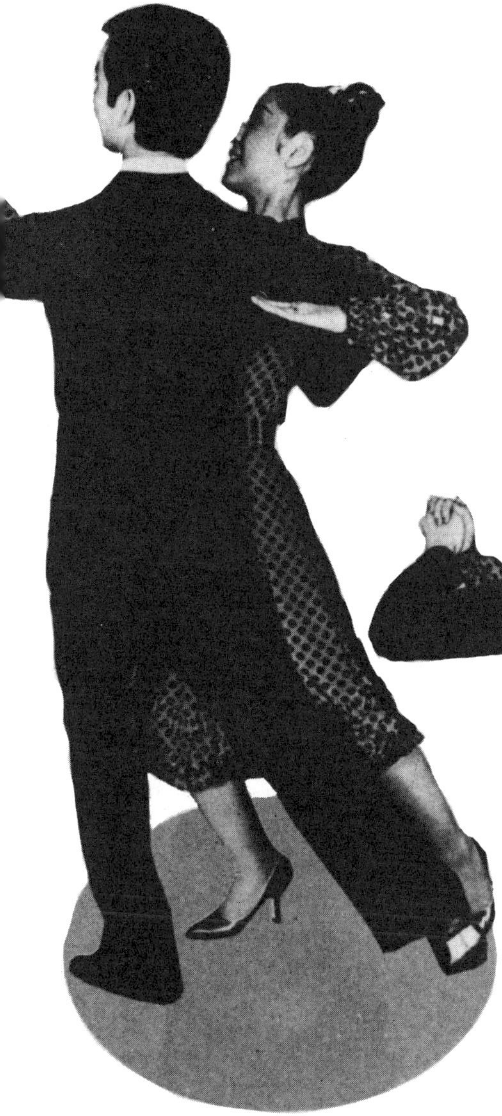

2 남성은 오른발을 왼발 옆으로
교차시켜 전진.
여성은 왼발을 오른발 옆으로
교차시켜 전진.

1 남성은 왼발을 옆으로 벌린다.
여성은 오른발을 옆으로 벌린다.

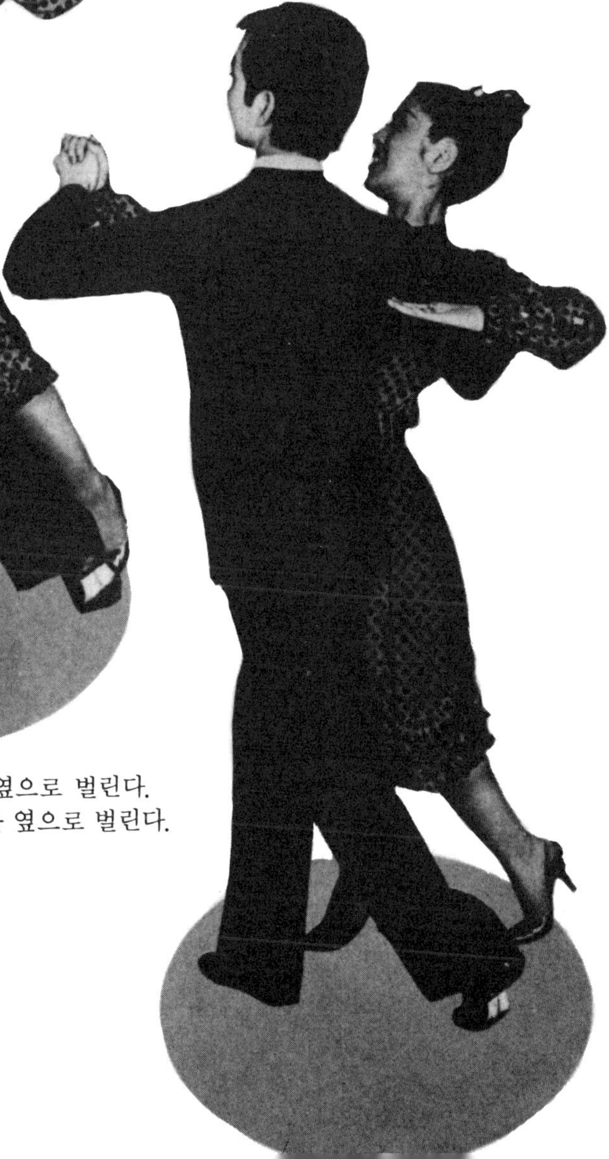

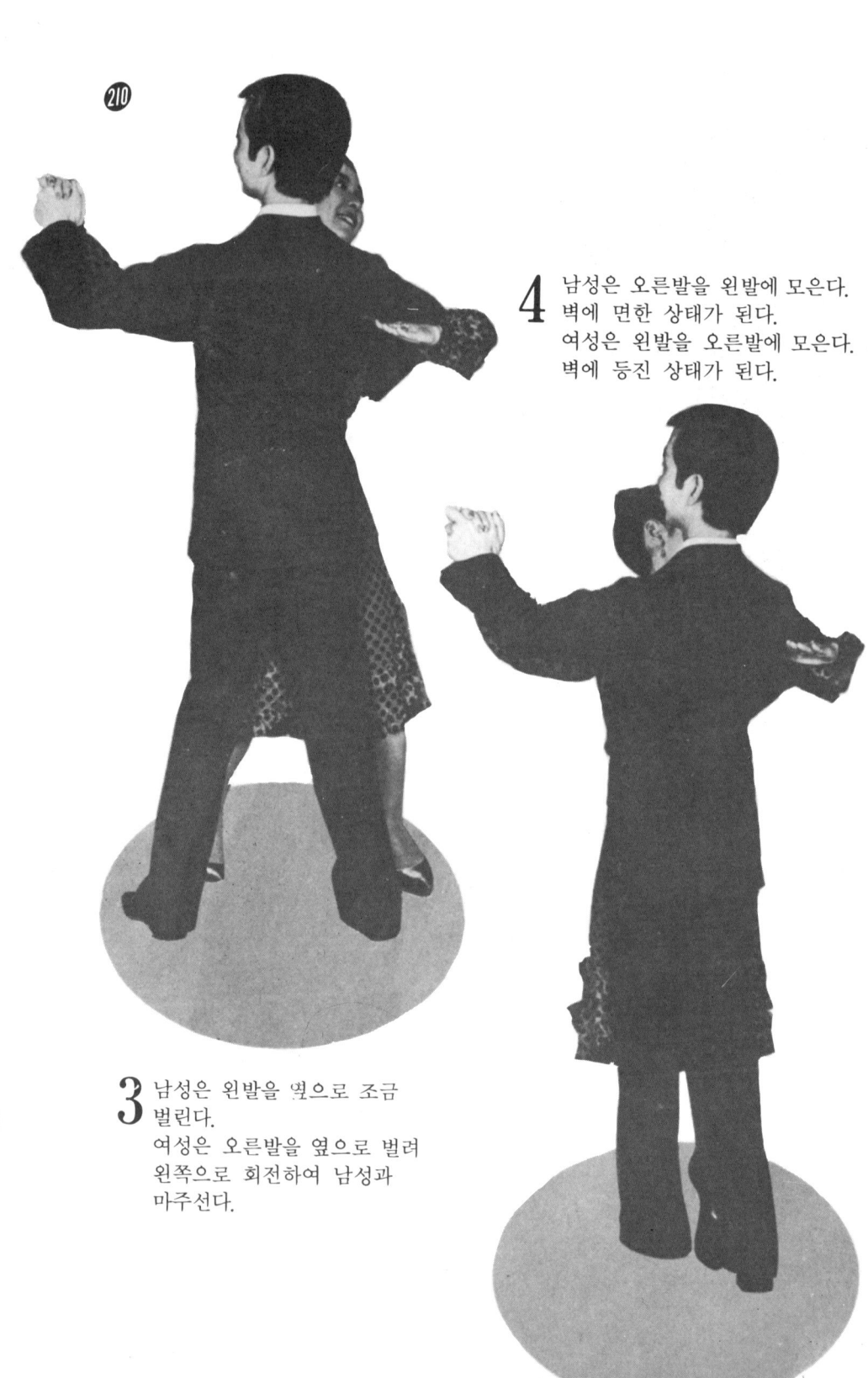

4 남성은 오른발을 왼발에 모은다.
벽에 면한 상태가 된다.
여성은 왼발을 오른발에 모은다.
벽에 등진 상태가 된다.

3 남성은 왼발을 옆으로 조금 벌린다.
여성은 오른발을 옆으로 벌려 왼쪽으로 회전하여 남성과 마주선다.

크로즈드 프롬나드

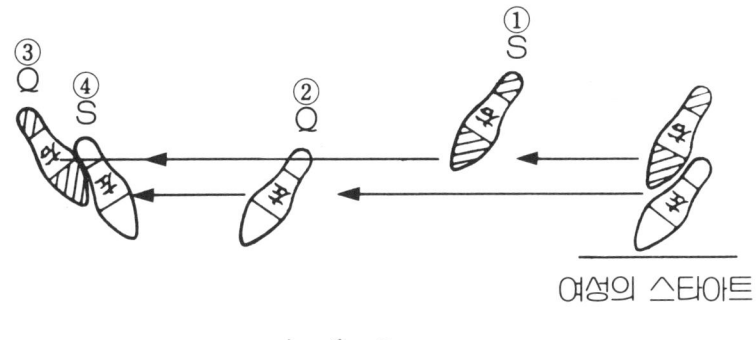

여성의 스타아트

L·O·D

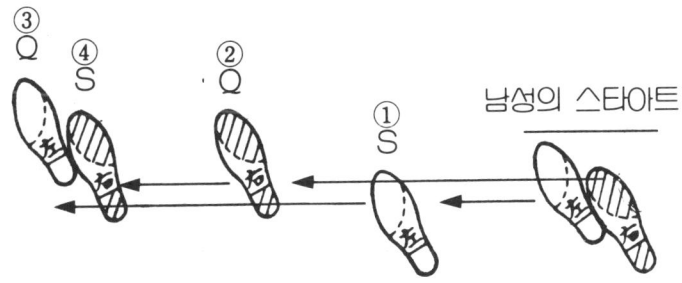

남성의 스타아트

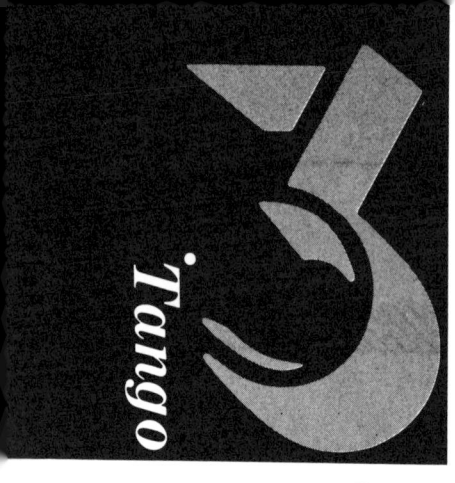

3. Tango

백 콜테 No 1

스타아트
남성은 벽에 면하여
여성은 벽을 등지고 시작한다.

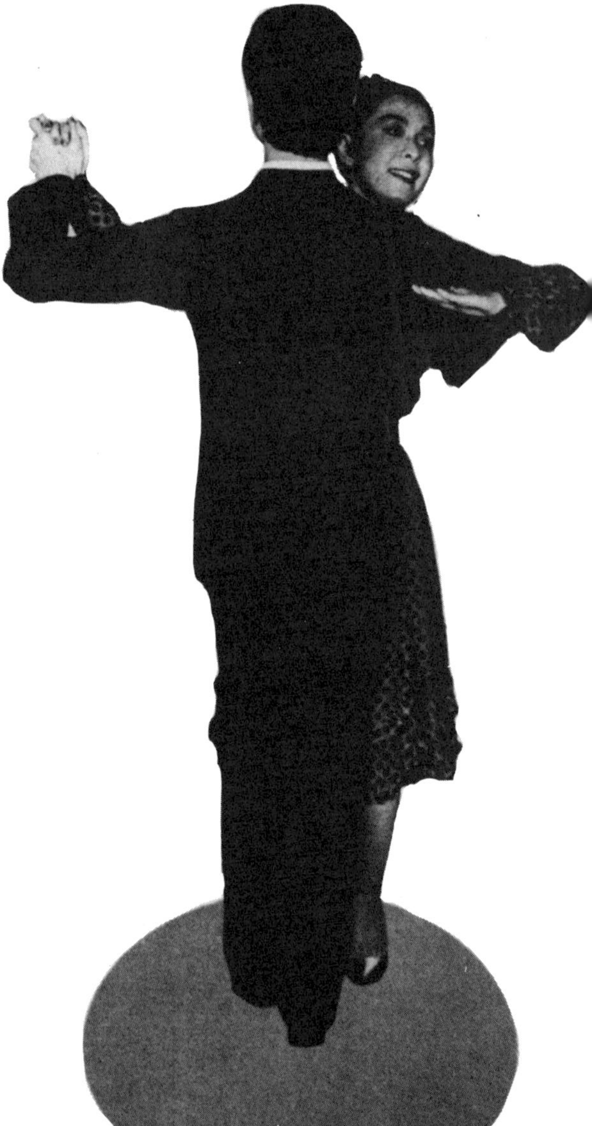

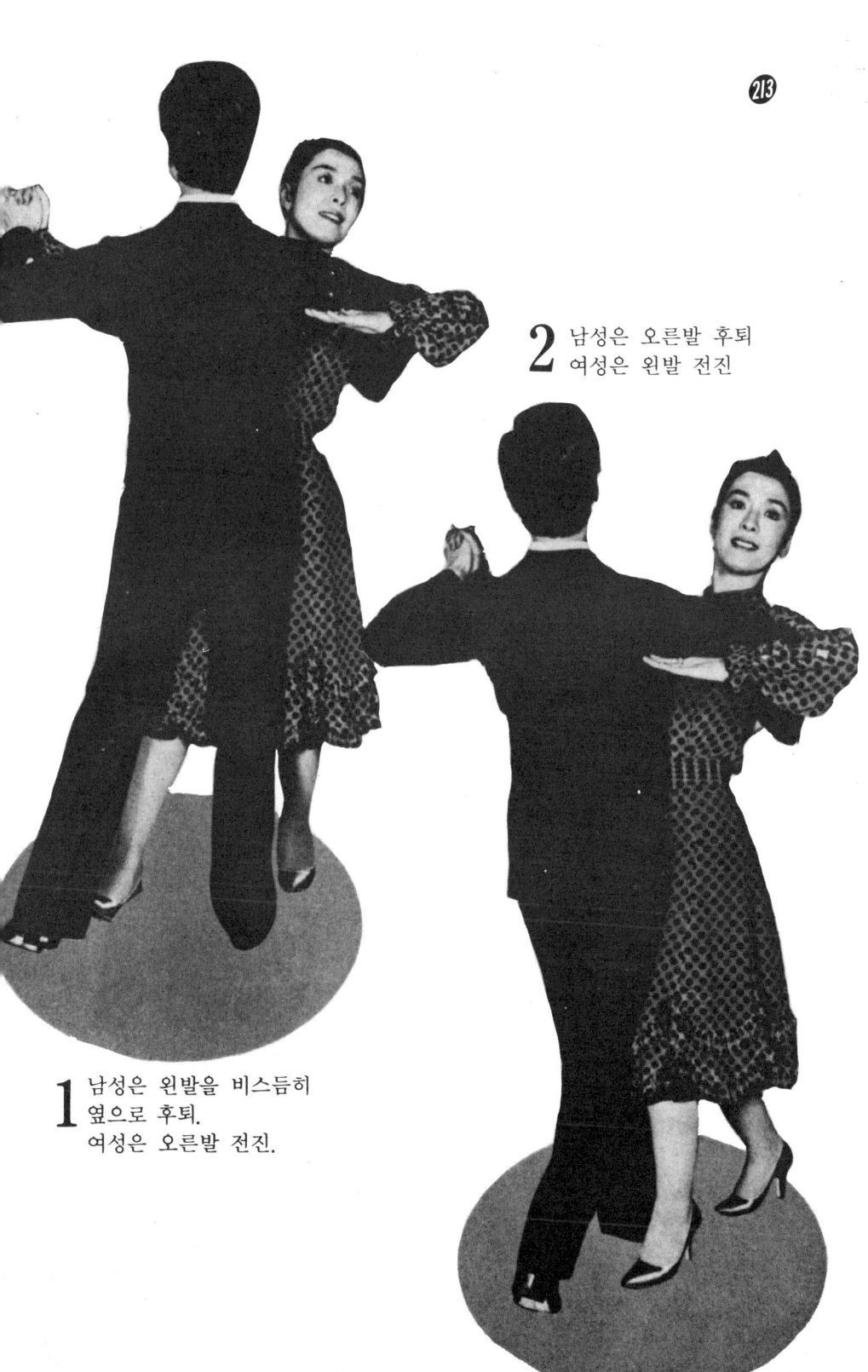

2 남성은 오른발 후퇴
여성은 왼발 전진

1 남성은 왼발을 비스듬히
옆으로 후퇴.
여성은 오른발 전진.

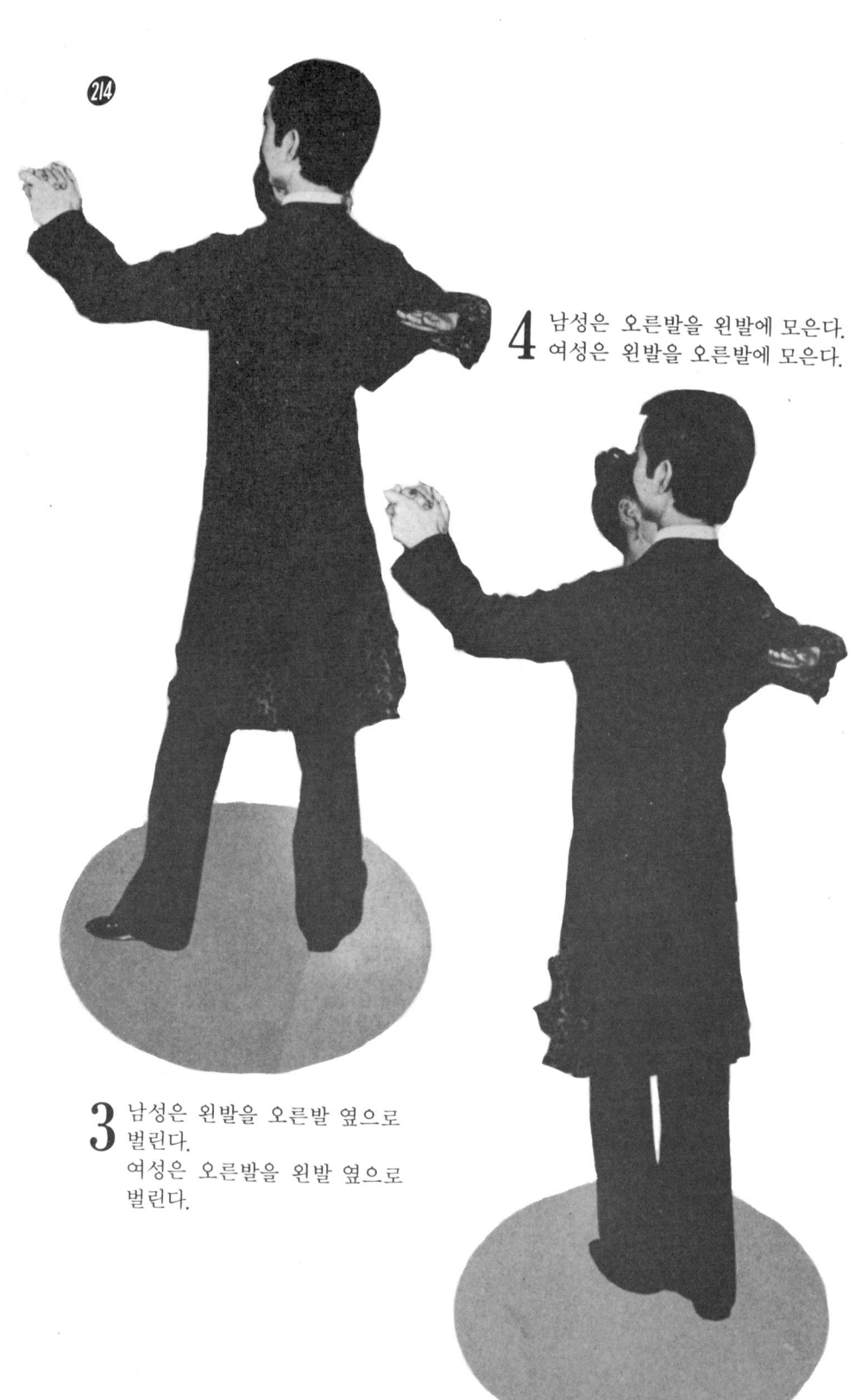

4 남성은 오른발을 왼발에 모은다.
여성은 왼발을 오른발에 모은다.

3 남성은 왼발을 오른발 옆으로 벌린다.
여성은 오른발을 왼발 옆으로 벌린다.

백 콜테 No. 1

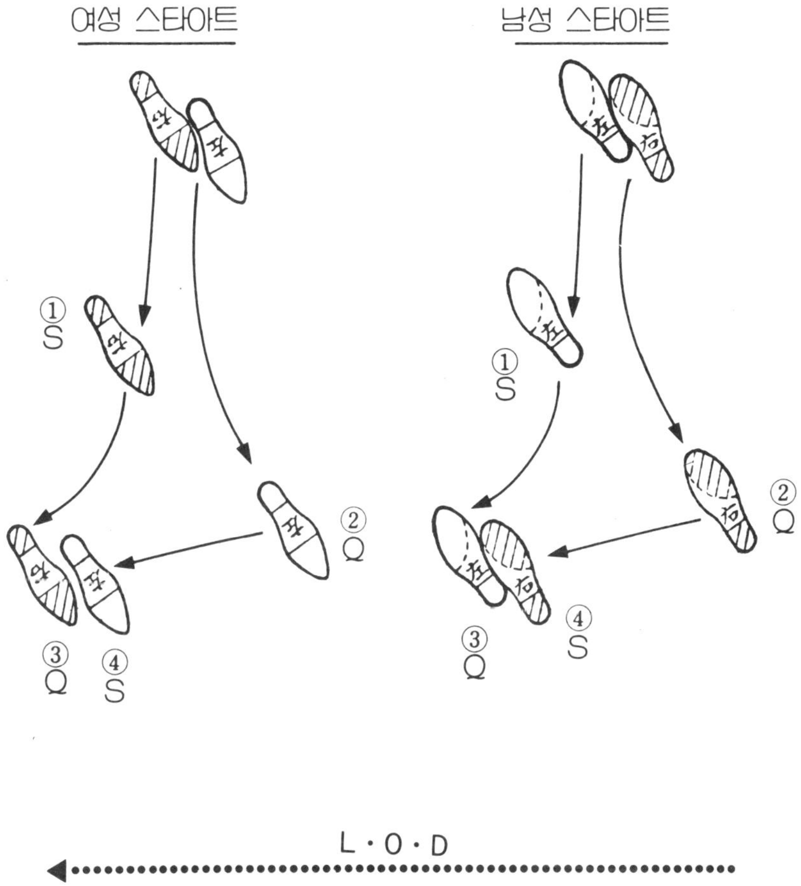

여성 스타아트   남성 스타아트

L·O·D

4 Tango

백 콜테 No 2

스타아트
남성은 벽에 면하고
여성은 벽을 등지고 시작한다.

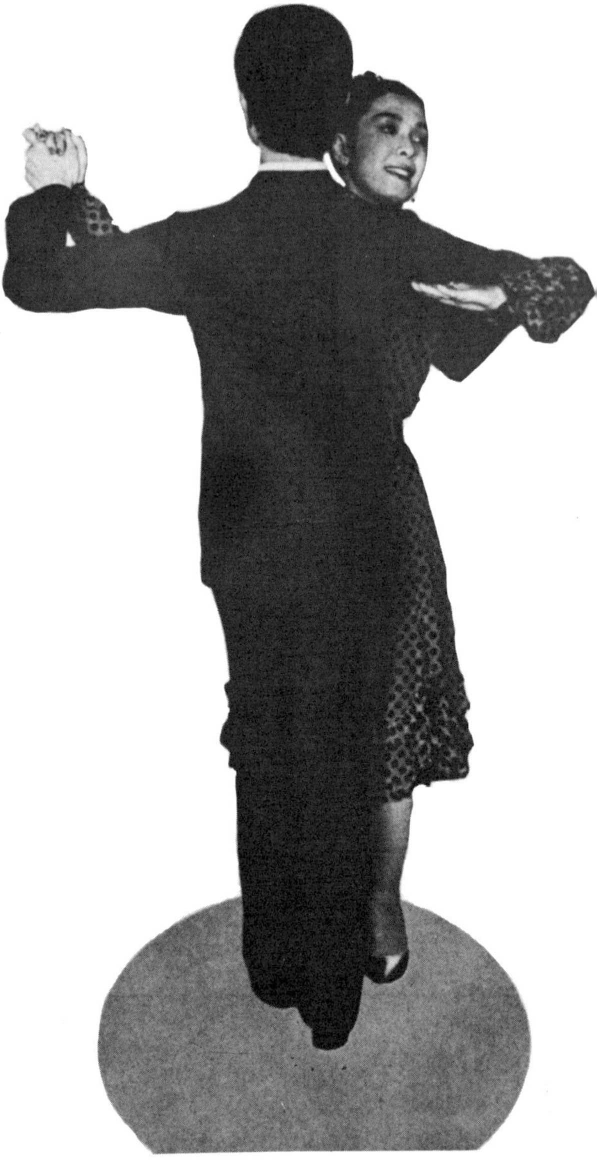

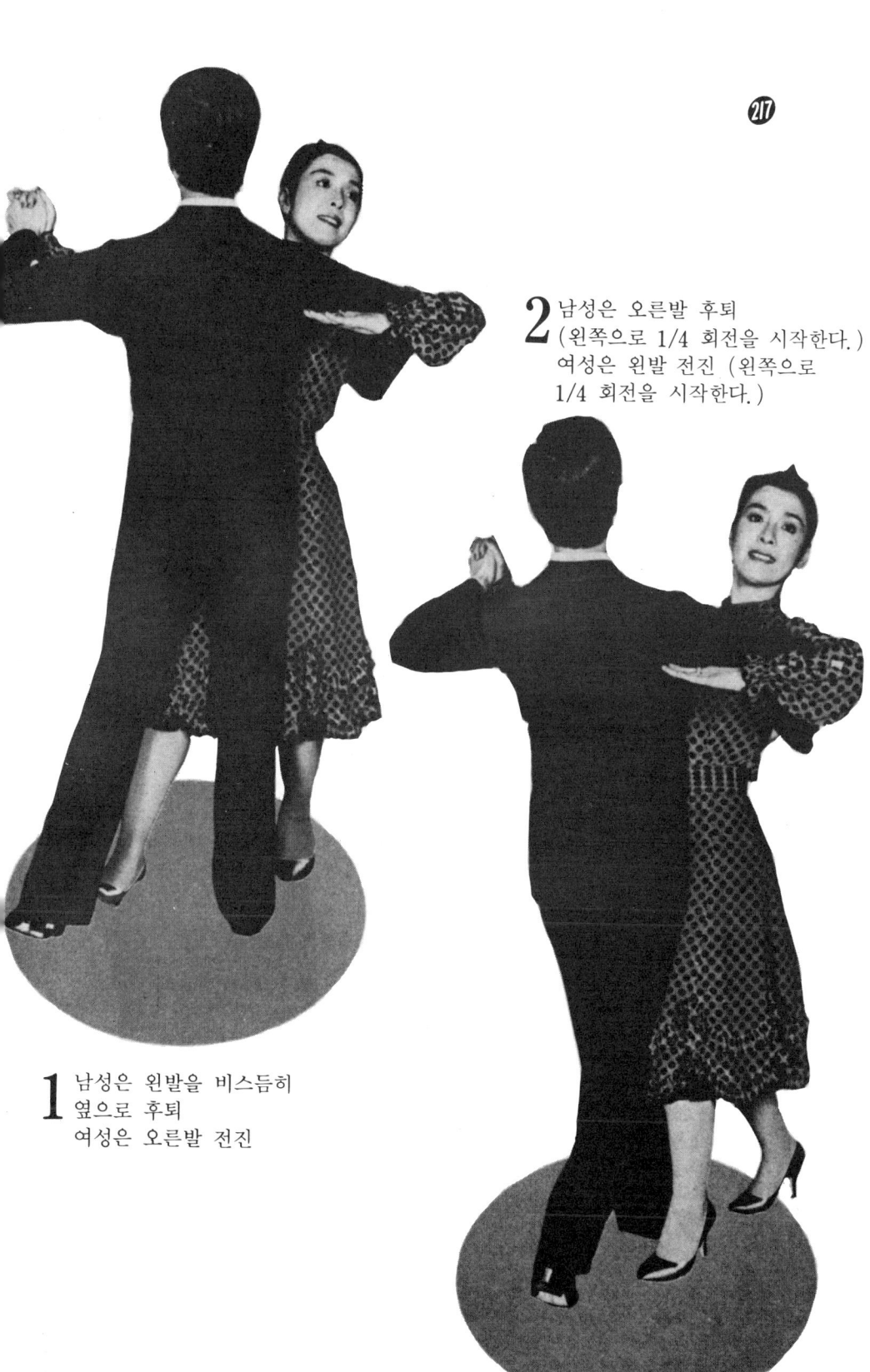

2 남성은 오른발 후퇴
(왼쪽으로 1/4 회전을 시작한다.)
여성은 왼발 전진 (왼쪽으로
1/4 회전을 시작한다.)

1 남성은 왼발을 비스듬히
옆으로 후퇴
여성은 오른발 전진

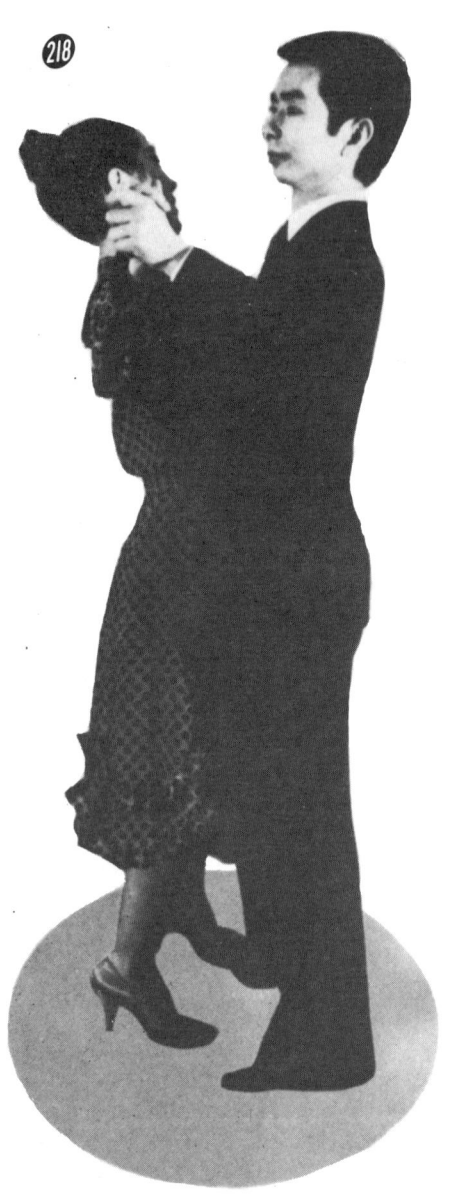

4 남성은 오른발을 왼발에 모은다.
신(新) LOD 의 벽에 면한
상태가 된다.
여성은 왼발을 오른발에 모은다.
신(新) LOD 의 벽을 등진
상태가 된다.

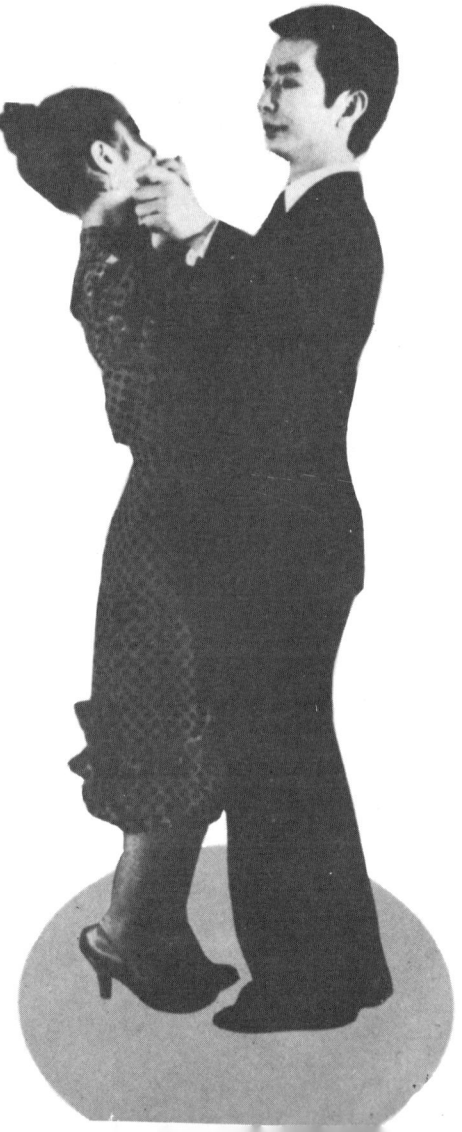

3 남성은 왼발을 오른발 옆으로
벌린다. (회전 종료)
여성은 오른발을 왼발 옆으로
벌린다. (회전 종료)

백 콜테 No. 2

여성 스타아트

① S
② Q
③ Q
④ S

남성 스타아트

① S
② Q
③ Q
④ S

L·O·D

댄스 용어 해설

여기에서는 댄스에서 사용하는 전문 용어를 간단히 설명하겠다. 본문에 사용된 단어는 물론이고 그 외에도 약간의 용어를 첨가했다. 그 경우에는 ＊마크를 붙여 두었다.

아웃사이드 파트너 (Outside Partner) : 왼발 전진의 경우에 파트너의 오른쪽 밖으로 스텝하는 동작으로, O·P 라고 생략하여 쓴다. 반대말→ 파트너 아웃사이드.

에멜가메이션 (Amalgamation) ＊ : 두 종류 이상의 휘거를 조합한 경우.

엘·오·디 (L·O·D) : 라인 어브 댄스의 약자.

오픈 포지션 (Open Position) : 상체의 한쪽이 또는 전부를 떨어뜨리고 마주서는 것. 반대말→크로즈드 포지션.

쿼터 턴스 (Quarter Turns) : 오른쪽으로 1/4 회전하고 다음에 왼쪽으로 1/4 회전하는 휘거.

크로즈드 포지션 (Closed Position) : 크로즈드 호울드와 같은 것으로 남녀가 어깨선을 평행하게 하여 마주하고 두 팔로 호울드하는 자세. 반대말→ 오픈 포지션.

컨트레리·바디·무브먼트 (Contrary Body Movement) ＊ : 회전 스텝에 동반되는 동작으로 전진 또는 후퇴하는 발과 반대쪽의 상체(어깨와 허리)를 발이 움직이는 방향으로 회전시키는 것. C·B·M 이라고 생략해서 쓴다.

컨트레리·바디·무브먼트·포지션 (Contrary Body Movement Position) : 파트너의 바깥쪽으로 스텝을 밟을 때 필요한 동작으로, 한쪽 발을 상체의 앞이나 뒤로 가로질러 스텝을 내디디는 자세. C·B·M·P 라고 생략해서 쓴다.

스텝 (Step) : 한발 한발의 움직임.

스핀 (Spin) ＊ : 피봇트 뒤에 체중을 얹은 발의 보울로 계속 회전을 하는 것.

타임 (Time) : 음악의 1소절 안의 박자수. 2/4, 3/4, 4/4 등으로 표시한다.

템포 (Tempo) : 음악을 연주하는 속도. 1분간의 소절수로 표시한다.

내츄럴 턴 (Natural Turn) : 오른쪽으로 도는 것. 반대말→리버스 턴.

파트너·아웃사이드 (Partner Outside) : 아웃사이드·파트너와 일련의 동작으로 왼발 후퇴 때에 파트너를 오른쪽 밖으로 하여 스텝을 밟는 것. P·O 라고 생략하여 쓴다. 반대말→아웃사이드·파트너.

피봇트 (Pivot) ＊ : 한쪽발로 전진이나 후퇴하였을 때 다른 한쪽 발을 C·B·M·P 로 유지하면서 체중을 옮긴 발로 회전하는 것.

휘거 (Figure) : 2보 이상의 스텝으로 만들어진 운동.

후트웍 (Foot Wark) : 1보, 1보의 스텝의 발의 사용 방법.

프리·댄스 (Free Dance) : 이 책에 있어서의 라틴·댄스.

댄스 용어 해설

프롬나아드 포지션(Promenade Position) : 남성의 오른쪽 상체와 여성의 왼쪽 상체를 대고 반대쪽을 떼어 V자 모양으로 호울드 하는 것. P·P라고 생략하여 쓴다.

호울드(Hold) : 춤출 때의 남녀의 잡는 방법.

포이즈(Poise) : 하반신과 상체의 밸런스를 바르개 유지하는 자세.

라인·어브·댄스(Line of Dance) : 룰·댄스에 있어서 댄스의 진행 방향(실내를 왼쪽으로 도는 것)을 실내에 가상한 선. L·O·D로 생략하여 사용한다.

리듬(Rhythm) : 음악의 강약이나 고저 등의 규칙적인 배열.

룰·댄스(Rule Dance) : 이 책에 있어서의 모던·댄스.

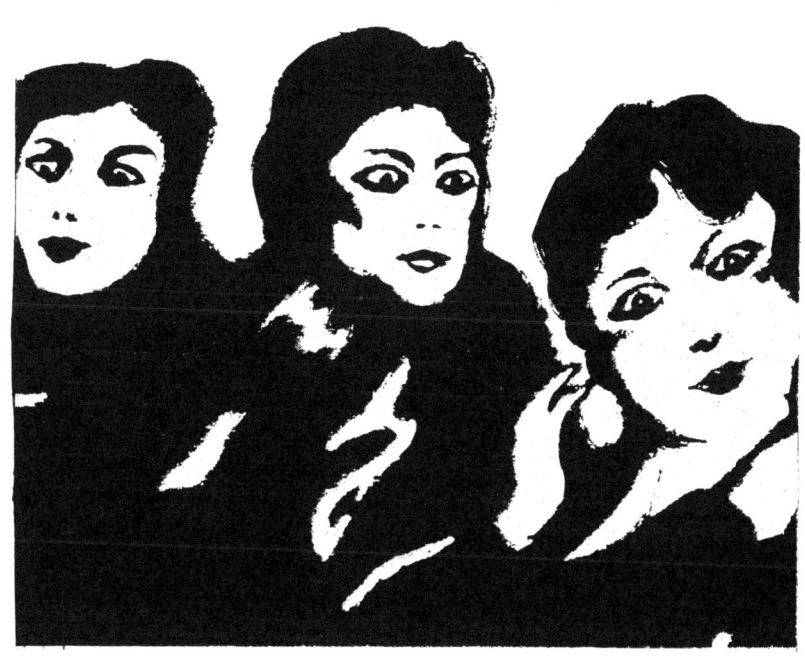

현대인의 건강과 행복을 추구하는

최신판「현대레저시리즈」

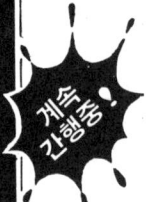
계속간행중

각박한 시대 속에서도 여유있게 삽시다!!

현대브레이크댄스
*완벽한 사진 해설로 엮어진 최신 아메리칸 브레이크 댄스의 모든 것을 보여주는 가이드!

현대카메라교본
*현대인의 필수 상식, 멋진 사진을 찍는 법, 현대 카메라 기술의 모든 것!

현대지압마사지법
*쌓이는 스트레스와 피로를 시원하게 풀어주고, 성인병·현대병 치료에 특효 처방법!

현대단전호흡법
*죽음의 병인 암(癌)까지도 치료하는 중국 3천년의 호흡건강법의 모든 것!

현대수영교본
*초보에서부터 시작하여 올림픽 메달리스트가 될 수 있는 수영 기법의 최고 가이드!

현대요트교본
*젊음과 패기로 도전하는 인생의 승부, 바다와 낭만, 상쾌하고 멋진 요트 셀링의 모든것!

현대쿵후교본
*부드러움 속에 강함이 있다는 중국무술의 대명사 통후 권법의 모든 것! 사진 해설판!

현대창술입문
*불의의 재난과 위기에서 자신을 구하는 비전의 무예, 현대 창검술의 모든 것!

현대봉술교본
*만년필 한 개로 열 명의 적을 퇴치한다! 첨단과학 시대의 가공할 원시무기인 봉술!

현대피겨스케이트교본
*환상의 스케이트, 남녀노소 누구나 즐길수 있는 얼음판의 기예(技芸), 스케이트!

현대스키입문
*눈밭을 달리는 환상적인 스키어! 당신도 일류 스키어가 될 수 있다.! 사진 해설판!

현대탁구교본
*정확한 판단력과 올바른 자세, 순간적인 감지력과 민첩성을 길러주는 실내 스포츠!

현대등산교본
*산이 있는 한 인생은 외롭지 않다. 젊음의 상징, 록 클라이밍의 모든 것! 사진 해설판!

*이상 전국 각 서점에서 지금 구입하실 수 있습니다.

太乙出版社

■ 주문 및 연락처
서울 중구 신당6동 52-107 (동아빌딩 내)

전화 : 2237-5577
팩스 : 2233-6166

판권본사소유

현대 사교댄스 교본

2023년 11월 20일 재판
2023년 11월 30일 발행

지은이 | 현대레저연구회
펴낸이 | 최　원　준

펴낸곳 | 태 을 출 판 사
서울특별시 중구 다산로 38길 59(동아빌딩내)
등　록 | 1973. 1. 10(제1-10호)

ⓒ 2009. TAE-EUL publishing Co.,printed in Korea
※잘못된 책은 구입하신 곳에서 교환해 드립니다.

■ 주문 및 연락처
우편번호 04584
서울특별시 중구 다산로 38길 59(동아빌딩내)
전화 : (02)2237-5577　팩스 : (02)2233-6166

ISBN 978-89-493-0513-4　　13680